SOIGNEZ-VOUS FACILEMENT PAR L'HOMÉOPATHIE

PIERRE CHÉLY

SOIGNEZ-VOUS FACILEMENT PAR L'HOMÉOPATHIE

Préface du Dr Isabelle Pfeiffer
Illustrations de l'auteur

DELACHAUX ET NIESTLÉ

Si vous désirez être tenu au courant des publications de l'éditeur de cet ouvrage, il vous suffit d'envoyer votre adresse, en mentionnant le pays, aux éditions :

DELACHAUX ET NIESTLÉ
Service promotion
79, route d'Oron
CH 1000 Lausanne 21

Vous recevrez régulièrement, sans engagement de votre part, nos catalogues et une information de toutes les nouveautés que vous trouverez chez votre libraire.

ISBN 2-603-00733-5

"Lorsqu'il s'agit d'un art sauveur de la vie,
négliger d'apprendre est un crime..."

(Samuel HAHNEMANN)

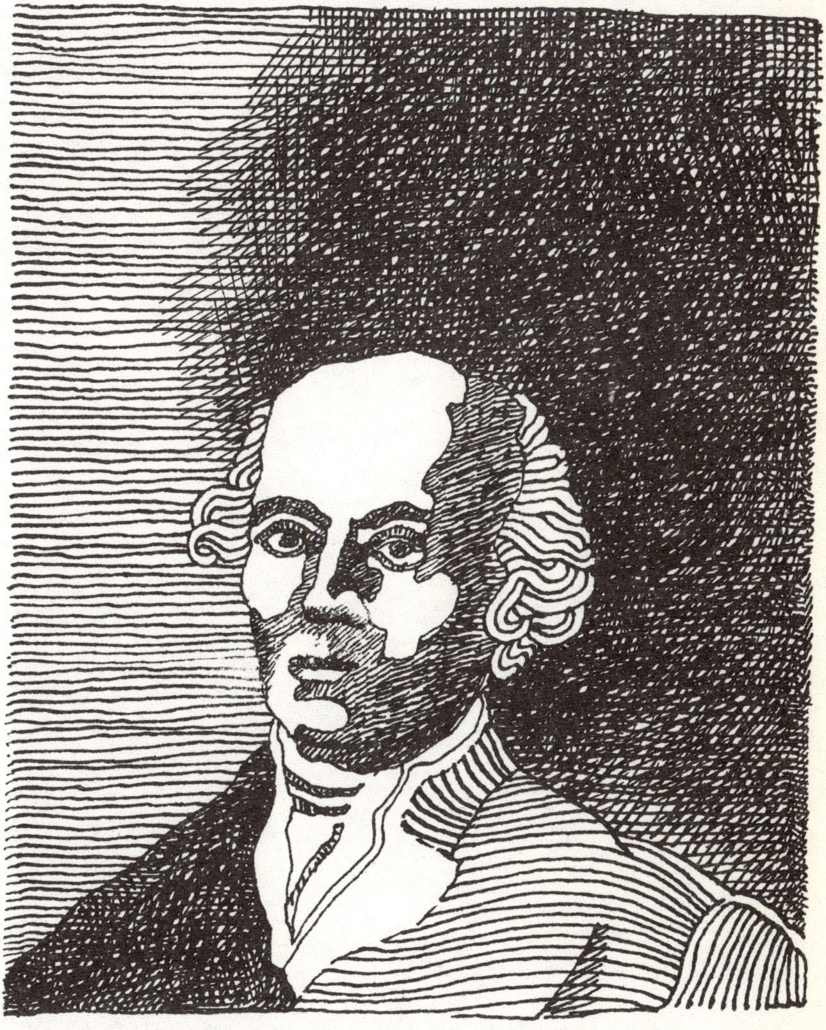

HAHNEMANN, fondateur de l'HOMÉOPATHIE, thérapeute de génie et visionnaire, écrivait en 1832

"Le peuple seul croit encore à l'inertie de la matière, qui peut être amenée à faire sortir de son intérieur des forces d'une énergie surprenante...".

(appendice de la IVe édition de l'ORGANON DE L'ART DE GUÉRIR - 1832)

Préface

Tout homéopathe est avide de confronter son expérience et ses recherches avec celles de ses confrères, car la connaissance de l'homéopathie s'acquiert tout au long d'une vie, tant nos remèdes sont riches de nuances, comme s'acquiert le sens clinique par l'examen sans cesse renouvelé de chaque patient.

La passion de l'étude qu'ont su faire croître en moi mes maîtres homéopathes, je la retrouvai chez Pierre CHÉLY, travaillant inlassablement depuis trente ans, comparant et répertoriant au travers de chaque publication les pathogénésies des remèdes homéopathiques, grands et petits, accumulant ainsi des travaux considérables dont il nous livre aujourd'hui une petite partie sous forme d'un traité symptomatique.

Pour mes confrères et pour moi-même, parce que je sais le sérieux du travail qu'il sous-tend, cet ouvrage a valeur d'un répertoire, non exhaustif, mais outil de travail privilégié des homéopathes. Pour le non-médecin, ce livre est une introduction claire et précise à l'homéopathie et un guide pour le traitement des mille et un petits maux quotidiens pour lesquels, dit Pierre CHÉLY, on ne dérange pas son médecin ou en attendant de le consulter.

Je souhaite que ceux qui feront connaissance avec l'homéopathie grâce à cet ouvrage, découvrent un véritable art de se soigner dans le respect de leurs capacités vitales et dans le but de recouvrer un réel état de santé meilleur.

Docteur Isabelle PFEIFFER

Avant-propos

L'Homéopathie ne saurait être un ensemble de "recettes". Seul un médecin spécialisé dans cet art est susceptible d'entreprendre un traitement en profondeur, en analysant finement l'ensemble des symptômes significatifs d'un malade et découvrir ainsi les remèdes conduisant à ces guérisons prestigieuses qui ont fait le succès de cette médecine.

Toutefois, l'homéopathie peut apporter son précieux concours en vue d'éliminer les petites affections journalières pour lesquelles on ne saurait déranger son docteur.

Cet ouvrage, rédigé dans un langage simple et accessible à tous, est en mesure de répondre à cette aspiration.

Introduction

Pour parvenir à la guérison du malade, c'est-à-dire le retour à l'équilibre initial de l'organisme, la médecine classique ou allopathie utilise la *Loi des Contraires*. Ainsi, mis en présence d'une forte fièvre, un médecin allopathe prescrira-t-il un remède qui luttera contre l'élévation thermique en la ramenant à la normale. (*)

Ce principe, qui se réfère au simple bon sens, avait été énoncé par Hippocrate, quatre siècles avant Jésus-Christ, en des termes bien connus : "CONTRARIA CONTRARIIS CURANTUR" (Les Contraires se soignent par les Contraires). Mais le Père de la Médecine avait aussi émis une autre théorie : "SIMILIA SIMILIBUS CURENTUR" (Que l'on traite les Semblables par les Semblables), plus subtile dans son application, qui ne fit guère recette et demeura, au cours des siècles, dans un oubli relatif.

L'utilisation de cette autre possibilité thérapeutique demeura très discrète et il semble que l'ésotérisme seul lui offrit refuge durant les premiers siècles. Il fallut attendre le Moyen Age pour que de grands alchimistes tels Bütler et Van Helmont redécouvrent sa puissance d'action.

Mais c'est un contemporain de Nostradamus, Paracelse (1493-1541), alchimiste lui aussi et thérapeute de génie, qui s'insurgera contre Galien, adepte de la médecine des Contraires, allant jusqu'à brûler les œuvres de ce dernier sur une place publique. Ce visionnaire affirmait que le fonctionnement défectueux des organes devait être corrigé par la prise de remèdes en corrélation avec ceux-ci. Homéopathe avant la lettre, il utilisait les Semblables et ne prescrivait que de très faibles doses de médicaments.

Paracelse mourut et l'histoire médicale reprit son cours, s'enlisant dans de nombreuses théories telles le mécanisme, l'animisme, le vitalisme qui enthousiasmaient puis rapidement décevaient les esprits en quête de vérité thérapeutique.

Vint le siècle de Molière avec sa dérision pour une médecine qui cachait mal sa pauvreté curative sous le couvert du verbiage en privilégiant la saignée agrémentée de drogues incontrôlées.

C'est alors qu'en 1790, un médecin saxon de Leipzig, Samuel Hahnemann, déçu par les médications peu efficaces de son époque, reprit les théories de la Médecine par les Semblables et établit les bases d'une nouvelle doctrine thérapeutique : l'Homéopathie était née !...

Pour mieux comprendre sa démarche, son existence mérite d'être rappelée ici.

Samuel Hahnemann vit le jour le 10 Avril 1755 à MEISSEN, dans le duché de Saxe. Son père, décorateur de porcelaine réputé, obtient son entrée à l'Ecole des Jeunes Nobles de St Afra, à Meissen, grâce à l'octroi d'une bourse royale.

(*) Pour reprendre l'exemple cité ci-dessus, un homéopathe, adepte de la *Loi de Similitude*, confronté au même problème, prescrirait à faible dose diluée et dynamisée, une substance, qui, à doses pondérables ou infinitésimales mais répétitives, aurait provoqué chez une personne saine et sensible une fièvre comparable en ses modalités.

Samuel y fait des études brillantes, bien qu'il souffre de la modestie de sa condition sociale. Il se réfugie fréquemment dans la bibliothèque de l'école et s'intéresse à l'ésotérisme en lisant de vieux ouvrages. Les grands alchimistes qu'il y découvre l'impressionneront toujours.

A l'Université de Leipzig, il choisit la médecine comme discipline et, pour subvenir à ses besoins, donne des leçons de français tout en effectuant des traductions en allemand d'ouvrages médicaux anglais.

En 1779, il obtient son titre de docteur et s'installe dans une petite ville. C'est à Dessau en 1781, qu'il rencontre Henriette, la belle-fille de l'apothicaire de l'endroit. Il l'épouse et le jeune couple ira s'établir à Gommern, petit bourg qui ne possède ni apothicaire, ni barbier. Hahnemann prend donc l'habitude de préparer lui-même les médicaments qu'il prescrit, ce qui lui procurera tout au long de sa vie l'hostilité des pharmaciens.

Découragé par le peu d'efficacité des traitements en usage, il doute de sa vocation de médecin et effectue des recherches sur le chauffage par la houille, l'analyse du vin, la falsification des médicaments. Son épouse l'encourage toutefois à poursuivre dans la voie qu'il avait initialement choisie.

Conscient de la faiblesse des moyens thérapeutiques mis à sa disposition, il estime qu'il dupe ses patients. Le scandale éclate : lors d'une consultation, il ouvre les portes de son cabinet et renvoie ses malades ébahis en leur avouant qu'il est incapable de les guérir !

Hahnemann passe alors par une période mystique. Au cours d'une grave maladie d'un de ses enfants, réalisant cruellement son impuissance à le guérir, il en appelle à Dieu "qui a dû disposer un moyen sûr de guérison"... Comme une réponse, il éprouve sur le moment le sentiment profond que c'est lui qui a été choisi pour apporter au monde "un autre moyen de guérir". Par la suite, on reprochera souvent à Hahnemann cette certitude affirmée d'avoir été investi d'une mission divine, conférant ainsi à l'homéopathie l'aura d'une "médecine révélée"...

En attendant, il renonce à la médecine classique qu'il juge décevante et se consacre exclusivement aux traductions pour faire vivre les siens.

Un jour, son éditeur lui remet un ouvrage d'un médecin écossais, Cullen, sur les vertus du quinquina. Et à ce sujet, lors de la traduction d'un ouvrage du même auteur, Hahnemann avait été frappé par l'anecdote rapportée : "un jeune irlandais, Bütler, avait été enlevé par des corsaires au cours d'un voyage en mer et vendu à Alger à un alchimiste arabe qui détenait un secret merveilleux de guérison sous la forme d'une pierre curative. Bütler, réussissant à s'enfuir, avait dérobé ce précieux produit et, revenu en Angleterre, opérait des guérisons merveilleuses par l'usage de dilutions de ce dernier, le Lapillum, qu'il trempait dans de l'huile ou de l'eau". Van Helmont, autre alchimiste réputé, au courant de ces pratiques, affirmait qu'il n'y avait là rien de diabolique. (N'est-ce pas là le premier balbutiement de l'homéopathie ?...).

Mais Hahnemann, en désaccord partiel avec Cullen, décide d'expérimenter sur lui-même l'action du quinquina et découvre que ce remède procure les symptômes qu'il aurait la réputation de guérir. Il renouvelle l'expérience, vérifie le principe avec d'autres substances sur ses proches, et énonce bientôt la loi qui deviendra la pierre angulaire de l'homéopathie :

"Pour guérir une maladie, il faut administrer un remède qui donnerait au malade — s'il était bien portant — la maladie dont il souffre".

Travaillant sans relâche, il établit progressivement toutes les règles de cette nouvelle médecine. Après bien des épreuves et des vicissitudes professionnelles, Hahnemann, âgé de 80 ans, dont les mérites sont enfin reconnus, s'établit en France, à Paris, en 1835. Estimé et honoré par la société aristocratique de son temps (la plupart des Cours royales d'Europe se soignent par l'homéopathie) mais violemment combattu par les tenants de la médecine classique, il meurt à Paris le 2 Juillet 1843.

En 1898, ses cendres sont transférées au Cimetière du Père Lachaise où il repose aux côtés des restes de Mélanie, sa seconde épouse.

Avec beaucoup de clairvoyance, Hahnemann était persuadé que "si l'homéopathie arrivait en France, elle était sauvée !"... Le développement actuel et incessant de cette médecine dans notre pays confirme sa prémonition et explique la raison de cet ouvrage.

Quelques principes fondamentaux
Conseils pratiques

LA LOI DE SIMILITUDE

Pour soigner un malade, il suffit de lui administrer à petite dose (diluée et *dynamisée*) une substance qui, absorbée à dose pondérable (ou à doses infinitésimales répétées) par un sujet sain et sensible provoquerait sur sa personne les mêmes symptômes que ceux découverts chez ce malade.

Si cette substance détermine expérimentalement la quasi-majorité des symptômes observés chez le malade, le remède qui en sera tiré prendra le nom de simillimum du cas présenté et rétablira théoriquement le malade dans son intégralité physique et psychique, mais si les symptômes analogues sont moins nombreux, ce remède ne sera qu'un simile du cas et n'apportera qu'une guérison partielle.

ORIGINE DES REMÈDES HOMÉOPATHIQUES

Les substances expérimentées proviennent des trois règnes : animal-végétal-minéral. Depuis peu de temps, on prospecte aussi les forces telluriques et cosmiques : fer magnétique, rayons X, Gamma, Infra-Rouge, U.V., rayons de lune et de soleil (granules imprégnés à partir d'une petite quantité d'eau largement irradiée par ces rayons). Les ressources organiques sont sollicitées par l'isothérapie (technique dérivée de l'homéopathie) qui utilise les propres sécrétions du malade (sang-sueur-selles-urines-humeurs diverses) pour confectionner des remèdes destinés au malade dont provient la souche ou à d'autres malades (en ce dernier cas, il s'agit d'hétéro-isothérapie).

Dans ces dernières thérapeutiques, il faut remarquer qu'on utilise l'agent morbide identique au mal et non plus son semblable.

Les nosodes, ou biothérapiques, ou "stock-isopathique" sont des remèdes préparés comme ceux homéopathiques purs, à l'aide de substances morbides (tels LUESINUM à partir de chancre syphilitique, PYROGENIUM à partir de viande putréfiée). Leur emploi peut être spécifique à la maladie à traiter ou s'inscrire dans le cadre de la Loi de Similitude, puisque des expérimentations sur des personnes saines ont été effectuées par l'administration de ces produits, sous examen attentif.

CONFECTION DES REMÈDES HOMÉOPATHIQUES

Il existe plusieurs procédés de confection des remèdes homéopathiques. Les plus usités portent le nom de dilutions hahnemanniennes et de dilutions korsakoviennes. (Korsakov était un grand homéopathe russe, non-médecin, Conseiller du Tsar qu'il accompagnait et soignait, même durant ses campagnes militaires).

Les différentes solutions servent à imbiber les granules ou les globules que l'on fera ensuite sécher et qui porteront alors le nom de leur palier d'origine.

PROCÉDÉ D'HAHNEMANN

Pour obtenir des dilutions hahnemanniennes : décimales - centésimales : 3 CH, 4 CH, 5 CH, 7 CH, 9 CH, 12 CH, 15 CH, 30 CH (paliers les plus usités).

— On dispose un nombre égal de flacons au chiffre de la dilution désirée.
— On prend 1 gramme de Teinture-Mère (T.M.) — c'est-à-dire la substance de base dissoute dans de l'alcool — et on mélange à 9 grammes ou à 99 grammes de solvant (eau + alcool le plus souvent) selon qu'on désire obtenir une dilution décimale ou centésimale.
— On soumet le flacon à de nombreuses et violentes secousses.
— On prélève 1 gramme du mélange de ce flacon et on l'incorpore à 9 ou à 99 grammes de solvant d'un autre flacon.
— Ce 2e flacon sera lui aussi soumis à de nombreuses secousses et l'on prélèvera 1 gramme de ce dernier mélange que l'on incorporera à 9 ou 99 grammes de solvant d'un troisième flacon, etc...
Au terme de la préparation, le 1er flacon contiendra une dilution 1 D (ou 1 X) ou 1 CH (première décimale ou première centésimale), le 2e flacon contiendra la 2e décimale ou la 2e centésimale (2 D (ou 2 X) ou 2 CH).
— Ainsi de suite...

PROCÉDÉ DE KORSAKOV

Pour obtenir des dilutions korsakoviennes. Ces préparations magistrales sont délivrées en tubes granules : 6 K, 30 K, 200 K, 1.000 K, 10.000 K et en doses globules : 200 K, 1.000 K (ou MK), 10.000 K (ou XMK), 50.000 K (ou LMK) et 100.000 K (ou CMK), à partir des souches habituelles. En auto-médication, n'utiliser que les dilutions 6 K, 30 K, 200 K. **Réserver les paliers élevés de dilution à la prescription médicale.**

Comme pour les dilutions hahnemaniennes, les opérations sont effectuées mécaniquement à l'aide d'appareils appelés "dynamiseurs", sur le principe suivant:
— Un seul récipient sert aux opérations successives.
— On fait tomber une goutte de teinture-mère dans 99 gouttes de solvant.
— On soumet le flacon à de nombreuses et violentes succussions.
— On vide le flacon,en estimant que le liquide resté sur les parois du récipient suffira à réensemencer la préparation suivante.
— On remplit à nouveau le flacon avec 99 volumes de liquide.
— On secoue à nouveau et ainsi de suite...

Cette méthode, dite aussi "du flacon unique", bien que mathématiquement imprécise, est d'une grande efficacité dans son emploi, car elle possède des carac téristiques particulières, à savoir un nombre élevé de dynamisations et la présence de tous les paliers successifs de dilutions, ce qui lui confère une action plus intense et plus profonde dans l'organisme.

D'autres procédés existent ; par exemple celui de la fluxion continue reposant sur le principe que l'atténuation s'opère par le brassage d'un mélange alimenté par un filet continu d'eau.

Il faut citer aussi le procédé mixte : à partir de granules de dilutions hahnemanniennes dissous dans un solvant, on ensemence un flacon qui servira à préparer des dilutions korsakoviennes.

On estime généralement que les dilutions réalisées en flacon unique sont plus actives que celles résultant de flacons séparés, bien qu'imprécises mathématiquement. N'oublions pas que la médecine est un art !...

PROCÉDÉ MIXTE IMAGINÉ PAR L'AUTEUR

(procédé cité pour l'étranger, pour les pays où la législation le permettrait).

— Un seul flacon sert aux opérations successives.
— Le solvant est de l'eau neutre et pure (genre Evian) additionnée de quelques gouttes d'alcool neutre et pur à 45° (bon alcool à fruits).
— On remplit aux 2/3 un flacon de 30 cm^3 avec le solvant.
— On y fait dissoudre 15 granules d'un remède obtenu par dilution hahnemannienne (choisir les hautes, moyennes ou basses dilutions suivant la sphère d'action désirée).
— Après complète dissolution des granules, infliger deux cents violentes secousses à ce flacon en le tenant de manière oblique, en allant de la gauche vers la droite.
— Commencer à donner au malade plusieurs fois par jour quelques gouttes du produit dans un fond de verre d'eau, en ayant soin de secouer énergiquement une dizaine de fois le flacon à chaque usage, afin, comme le recommandait Hahnemann, de modifier légèrement le palier d'action à chaque nouvelle prise (ce qui n'est pas respecté dans les granules hahnemanniens habituels).
— Lorsqu'il ne reste plus que la moitié du volume initial du liquide dans le flacon, ajouter un nouveau volume de solvant qui corresponde au tiers du flacon. Agiter deux cents fois comme précédemment et donner quelques gouttes de ce nouveau mélange au malade, diluées dans un fond de verre d'eau.
— Ainsi de suite.
— Ces opérations doivent s'étaler sur une longue période et doivent convenir au traitement des maladies chroniques. Toutefois, surtout pour les hautes dilutions, il convient de se montrer prudent dans la poursuite de ce procédé, notamment en espaçant les prises et en le cessant dès le résultat obtenu.

Nota : Ce procédé peut être adapté aux dilutions korsakoviennes.

REMARQUE

A l'inverse du procédé de Korsakov qui exige de vider sans cesse le flacon et de le remplir à nouveau à chaque opération, il convient ici de perpétuer son contenu d'une manière régulière par le remplacement du solvant utilisé portant l'empreinte du remède identique dans son essence, mais renouvelé constamment dans une puissance grandissante, grâce au phénomène d'atténuation (ajout du solvant) et à celui de la dynamisation (succussions primaires à chaque nouveau palier et secondaires à l'intérieur de chaque palier).

CORRESPONDANCE THÉRAPEUTIQUE* ENTRE LES DEUX PROCÉDÉS : HAHNEMANN ET KORSAKOV

		Dilutions Hahnemanniennes centésimales	Dilutions Hahnemanniennes décimales	Dilutions Korsakoviennes décimales
BASSES DILUTIONS niveau lésionnel	zone para-allopathique		1 X ou 1 D	1 X
		1 CH	2 X ou 2 D	2 X
			3 X ou 3 D	3 X
		3 CH	6 X ou 6 D	3 K
MOYENNES DILUTIONS niveau fonctionnel		4 CH	8 X ou 8 D	6 K
			9 X ou 9 D	12 K
	zone conseillée en auto-médication	5 CH		30 K
		6 CH (peu usitée)		100 K ou CK
HAUTES DILUTIONS niveau sensoriel		7 CH		200 K ou CCK
		8 CH (peu usitée)		500 K ou DK
		9 CH		1 000 K ou MK
		12 CH		10 000 K ou XMK
		15 CH		
TRÈS HAUTES DILUTIONS psychisme	sur avis ou prescription médicale	18 CH		50 000 K ou 50 MK
		30 CH		100 000 K ou CMK
				500 000 K ou DMK
				1 000 000 K ou MMK

* Tous les auteurs ne sont pas d'accord sur les correspondances, surtout pour l'équivalence des hautes dilutions. Tous les paliers intermédiaires existent, mais l'usage ne retient que les graduations de 3 en 3 à partir de la 9 CH.

PRÉSENTATION DES REMÈDES HOMÉOPATHIQUES

Les remèdes homéopathiques se présentent sous les formes suivantes :

1) *Granules :* contenus dans un tube d'environ 7 cm de long et d'1,5 cm de diamètre. Un tube contient 80 granules environ. Un granule est une petite sphère blanche de lactose d'environ 4 mm de diamètre. Le bouchon-doseur adapté au tube permet de recueillir 2, 3 ou 4 granules à déposer sur la langue à chaque prise.

2) *Globules :* contenus dans un tube d'environ 4 cm de long et d'1 cm de diamètre. Un tube contient 200 globules environ. Le globule est plus petit que le granule, ''gros comme une tête d'épingle'', de composition identique. Le tube de globules porte le nom de ''dose'' *et tout son contenu doit être absorbé en une seule fois* (laisser fondre dans la bouche). Une dose peut être remplacée par 8 à 10 granules d'un tube (efficacité comparable).

3) *Trituration :* Poudre blanche de lactose (ressemble à du ''sucre glace''). Cette poudre est réservée aux basses dilutions (dilutions décimales) et sert aussi au malaxage des substances minérales et à fournir ainsi les atténuations des remèdes qui ne se dissolvent pas dans l'eau ou l'alcool, comme la plupart des substances animales ou végétales.
A partir d'un certain nombre de triturations, on parvient à fondre cette poudre chargée du médicament dans un solvant et l'on peut continuer alors par les dilutions alcooliques habituelles.
La trituration est délivrée en flacon-poudre avec une petite cuillère appelée ''mesurette''.
On prend en général 1 à 2 mesurettes de poudre que l'on dépose directement sur la langue.

4) *Gouttes :* La substance médicamenteuse est en suspension dans un liquide alcoolisé ; comme la trituration, on utilise habituellement les gouttes pour les basses dilutions. La capacité courante des flacons de gouttes est de 30 ou 60 ml.
Un bouchon-verseur permet de compter les gouttes que l'on prendra dans un fond de verre d'eau neutre et pure (genre Evian). La dose habituelle est de 10 gouttes par prise. Il faut toujours secouer *violemment* le flacon et laisser reposer le liquide quelques secondes avant usage.

REMARQUE : Les gouttes servent aussi de support au remède homéopathique pour sa prise *par olfaction* ; cette méthode très prisée par Hahnemann pour les personnes hypersensibles (qui devaient donc se contenter *de respirer un granule* dissous dans 4 grammes d'alcool à 40° une fois par jour !) est peu divulguée par les homéopathes déjà en butte à bien des moqueries...

5) *Autres présentations :* suppositoires, cachets, ovules, pommades, liniments, ampoules buvables ou injectables, etc... Ces diverses présentations sont moins usitées et exécutées sur prescription médicale, ou font l'objet de spécialités de certains laboratoires homéopathiques.

Il faut signaler qu'il existe aussi des "comprimés" homéopathiques à base de plusieurs remèdes. Ce sont d'excellentes spécialités. Se renseigner auprès de son pharmacien.

UTILISATION DES REMÈDES HOMÉOPATHIQUES

Tous les remèdes portent un nom latin (ce qui facilite l'universalité de leur emploi). A la suite de ce nom, on trouve une indication le plus souvent chiffrée.

Par exemple :

— ARNICA MONTANA *T.M.*
(Il s'agit de la Teinture-Mère d'ARNICA ou teinture de la substance de base servant à préparer les dilutions successives).
— ARNICA MONTANA *3 X* ou *3 D*
(ARNICA à la 3e dilution décimale - hahnemannienne ou korsakovienne).
— ARNICA MONTANA *4 CH* ou *4 K*
(ARNICA à la 4e dilution centésimale hahnemannienne (CH) ou korsakovienne (K)).
— CHELIDONIUM *COMPOSÉ*
(Pas de chiffre habituel après le nom du remède : CHELIDONIUM, mais le mot "COMPOSÉ" ce qui signifie qu'il s'agit d'un regroupement de plusieurs remèdes possédant chacun une hauteur "x" de dilution, composition qui prend le nom du remède le plus important, ici CHELIDONIUM.
Seulement quelques remèdes possèdent une formule composée. (mais ces remèdes sont aussi délivrés en "CH". Exemple : CHELIDONIUM 4 CH).

Dans cet ouvrage, les remèdes réputés pour posséder une action pharmacologique profonde (exemple : THUYA - LYCOPODIUM - LACHESIS) ont été évités, leur prescription (*) relevant strictement d'un médecin homéopathe. La matière médicale homéopathique est d'une telle richesse que l'on peut s'abstenir de les utiliser pour soigner des maux courants.

De même certains remèdes pouvant susciter des réactions passagères dans un organisme mal préparé ont été écartés. Des remèdes puissants tels PHOSPHORUS et SULFUR ont avantage à être remplacés dans le domaine de l'auto-médication par PHOSPHORUS TRIIODATUS et SULFUR IODATUM, l'iode adoucissant l'action primitive de ces remèdes sans amoindrir notablement leur action spécifique.

En outre, sauf cas exceptionnels, la plage de dilution conseillée s'étend de la 4e CH à la 15e CH, la prescription en-deçà et au-delà devant être réservée au domaine du praticien spécialisé.

Les remèdes homéopathiques sont fragiles. Eviter de les toucher avec les doigts. Les éloigner des violentes odeurs (le camphre et l'éther annihilent leur action). Ne pas consommer régulièrement de la menthe durant un traitement homéopathique. Ne pas abuser de l'alcool et du tabac, du café et du thé, toutes ces choses étant permises avec modération, mais éloigner la prise d'un remède d'une cigarette ou d'un verre de vin... L'usage d'un dentifrice homéopathique n'est pas indispensable, bien qu'il facilite évidemment l'action des remèdes.

Il est conseillé, sauf avis médical contraire, de ne pas mélanger les médecines, bien que sur le plan théorique leur sphère d'action soit différente.

Il est impératif de ne pas continuer à prendre un remède homéopathique au-delà de quelques jours *lorsque le résultat désiré a été obtenu*.

Le résultat d'un remède peut survenir quelques minutes après sa prise (exemple : CUPRUM 5 CH dans les crampes) souvent quelques heures, parfois quelques jours.

D'une manière *habituelle*, un remède qui n'apporte pas de soulagement quelques heures après son absorption dans les *cas aigus* et quelques jours dans les *cas chroniques* ne vous était pas destiné et doit donc être abandonné.

(Signalons toutefois que quelques rares remèdes ont une action très lente et doivent être administrés pendant plusieurs semaines avant qu'un résultat notable soit enregistré, mais leur usage n'est pas signalé dans cet ouvrage).

MÉTHODE Des GUIDI. Face à un symptôme douloureux qui "ne passe pas" (notoirement bénin évidemment, sinon appeler d'urgence un médecin), on peut procéder de deux façons :

1) "couvrir le cas" par plusieurs autres remèdes également indiqués (réserver au moins 7 minutes entre deux remèdes). Contrôler dans le tableau des relations des remèdes qu'il n'existe pas d'incompatibilité entre eux.

2) Si l'on est "sûr" du remède choisi (le malade vous dit qu'il sent un léger mieux), on peut employer la méthode Des GUIDI :

   Faire fondre une dizaine de granules dans un fond de verre d'eau (genre Evian) battre violemment le mélange à l'aide d'une petite cuillère et en donner une cuillère à café toutes les 7 minutes au malade en agitant énergiquement le mélange à chaque fois.

(*) surtout les hautes dilutions de ces remèdes.

FRÉQUENCE INDICATIVE DES PRISES DES REMÈDES HOMÉOPATHIQUES

Ceci constitue une règle de prudence, mais chaque praticien possède sa posologie particulière qui peut différer un peu de celle conseillée dans ce tableau.

Hauteur de la dilution	Nombre de granules	URGENCES (Cas aigus)	HABITUELLEMENT (Cas chroniques)
4 CH	2 ou 3 granules	2 à 4 fois par jour	1 à 2 fois par jour
5 CH	2 ou 3 granules 5 granules	1 fois par jour (parfois 2 à 3 fois par jour)	1 fois tous les 2 jours
7 CH	2 ou 3 granules 5 ou 8 granules ou 1 dose	1 fois par jour (parfois 2 à 3 fois par jour)	1 fois tous les 5 ou 7 jours
9 CH	2 ou 3 granules 5 ou 8 granules ou 1 dose	1 fois par jour (parfois 2 à 3 fois par jour)	1 fois tous les 5 ou 7 jours
12 CH	2 ou 3 ou 5 granules 5 ou 8 granules ou 1 dose	1 fois par jour	1 fois tous les 7 jours
15 CH	5 granules 8 granules ou 1 dose	1 fois par jour	1 fois tous les 15 jours
18 CH	5 granules 8 granules ou 1 dose	1 fois tous les 7 jours	1 fois tous les 21 jours
30 CH	8 granules 8 granules ou 1 dose	dans un cas aigu	1 fois tous les mois (ou plus)

Toutefois en Homéopathie, il n'existe aucune règle bien précise. Tout dépend du sujet et du cas traité. Certains grands praticiens préconisent des 15 CH chaque jour. Mais en auto-médication, la prudence reste la règle. Avec l'habitude, vous arriverez facilement à trouver le rythme de prise adéquat...

LES AGGRAVATIONS PASSAGÈRES

Un remède bien indiqué peut provoquer une crise d'élimination passagère (éruptions, sueurs, émission d'urine abondante, diarrhée, maux de tête, etc...) dans un organisme sensible, mal préparé ou non-habitué à l'homéopathie.
En règle générale, cette crise d'élimination dure peu et son caractère est toujours bénin. Ne pas s'en inquiéter outre mesure.(*)

Pour y remédier ou la prévenir, les homéopathes utilisent parfois la technique du drainage ou prescrivent des remèdes antidotes.

(*) Nota : HYPERSENSIBILITÉ AUX REMÈDES : Certaines personnes présentent parfois des réactions exagérées aux remèdes homéopathiques ; le fait est rare, mais il existe. En ce cas, débuter le traitement par CUPRUM 9 CH 8 granules (méthode valable pour les remèdes allopathiques) ou débuter la prise des remèdes indiqués par la méthode d'olfaction (voir lexique homéopathique en fin d'ouvrage).

LE DRAINAGE

Certains remèdes homéopathiques ont une action élective sur un organe bien défini, ou une portion du corps humain. On appelle "tropisme d'un remède", cette attraction pour un secteur particulier de l'organisme. Les homéopathes utilisent cette faculté pour "nettoyer", "débarrasser des toxines" ces endroits en question, encombrés de déchets, que l'action profonde d'un autre remède homéopathique, spécifique au cas, risque de susciter.

Expliquons un peu mieux les choses.

Un remède bien indiqué entraînera un sursaut de l'énergie vitale du malade, produisant une décharge de "substances morbides" (le mot est vieillot, mais l'essentiel est de bien saisir la stratégie de cette autre médecine) dans l'organisme du sujet traité. Ces "toxines" indésirables vont avoir tendance à s'évacuer naturellement par les "émonctoires" habituels : sueurs, urines, selles, etc... A défaut d'un bon système de canalisation interne, elles vont se porter et s'accumuler aux "points sensibles", fragiles, de l'organisme. Chez un individu ce seront les reins, un autre le foie, un autre la peau (éruptions) etc...

Tout l'art de l'homéopathe sera donc de choisir un remède draineur (= nettoyeur) bien adapté à la personne, qui va activer l'élimination de ces déchets.

Le choix pourra se porter sur des draineurs d'action générale = SOLIDAGO - BERBERIS - PULSATILLA
ou des draineurs plus spécifiques suivant le cas considéré :
— pour la peau : FUMARIA - SAPONARIA
— pour le foie : CHELIDONIUM - CHINA - SEPIA - PODOPHYLLUM TARAXACUM - CARDUUS MARIANUS
— pour la rate : CEANOTHUS AMERICANUS - SPIRITUS QUERCUS GLANDIUM
— pour l'appareil pulmonaire : TUSSILAGO
— pour le système veineux : HAMAMELIS
— pour les nerfs : HYPERICUM
— pour l'appareil urinaire : BERBERIS - FORMICA RUFA - PAREIRA BRAVA
— pour l'appareil génital féminin : HELONIAS
— pour le rectum : ALOE SOCCOTRINA

Ces remèdes, d'action fugitive, sont habituellement prescrits par les médecins en très basse dilution.

Par sécurité, en auto-médication, ils agissent fort bien pris en 4 CH (3 granules une fois par jour) et couvrent ainsi — autre avantage — un laps de temps plus étendu.

Ils pourront donc être employés *préventivement* ou *conjointement* aux autres remèdes d'action plus spécifique et aideront leur travail en assurant une évacuation "harmonieuse" des toxines ou déchets libérés.

Les anciens homéopathes ajoutaient toujours un draineur à leur ordonnance. L'habitude s'est un peu perdue, certains praticiens estimant que tout remède est son propre draineur.

LES ANTIDOTES

Un remède homéopathique, même judicieusement choisi et agissant d'une manière bénéfique pour l'organisme, peut provoquer des petits troubles secondaires. Pour corriger ces inconvénients éventuels — car cela n'est pas systématique et dépend de la sensibilité du sujet — on emploie conjointement son remède antidote, si l'action du drainage n'a pas été entreprise ou se révèle insuffisante.

Il faut savoir :

— qu'il convient de choisir parmi les remèdes des antidotes proposés pour un médicament, celui qui correspond le mieux à l'état du sujet (voir, par exemple, s'il est aussi mentionné dans d'autres particularités du trouble) ;

— que CAMPHORA antidote presque tous les remèdes d'origine végétale ;

— que le remède antidote doit être pris *de préférence* à une dilution inférieure au remède que l'on désire antidoter :

  Par exemple : ALOE 9 CH sera antidoté par CAMPHORA 4 CH (ou CAMPHORA 5 CH) (ou CAMPHORA 7 CH)
  et absorbé avant ou après la prise d'ALOE 9 CH (de préférence avant) ;

— qu'en dehors d'une prescription médicale si l'on utilise LYCOPODIUM (éviter les hautes dilutions), il faut toujours prendre conjointement CHINA qui est son antidote privilégié (se méfier de LYCOPODIUM qui possède une grande puissance d'action pharmacologique) ;

— qu'en dehors d'une prescription médicale, si l'on utilise un remède en haute dilution (15 CH - 18 CH - 21 CH - 30 CH), il convient, par prudence, d'antidoter son action par la prise *du même remède* en 4 CH, une heure avant (8 granules environ) :

  Ainsi ARNICA 4 CH 8 granules et une heure après : ARNICA 15 CH 1 dose (ou 10 granules)

— qu'en l'absence d'antidote connu, on peut utiliser les possibilités offertes par cette loi :
  "Tout remède est son propre antidote, pris à une autre dilution" (plus faible ou plus forte)
  c'est-à-dire que, par exemple, CALADIUM 4 CH antidotera CALADIUM 15 CH.

  Cette faculté trouve son application dans la prise de remèdes en "échelle" dans le but d'une action profonde demandée à un médicament.

  Par exemple : ARNICA 9 CH 1 dose (ou 10 granules) le 1er jour
  ARNICA 12 CH 1 dose (ou 10 granules) le 2e jour
  ARNICA 15 CH 1 dose (ou 10 granules) le 3e jour.

— Pour *annuler* l'effet d'un remède pris par erreur (par exemple *une très haute dilution* d'un remède qui ne vous était pas destiné), il faut respirer fortement du camphre après l'absorption de la dose. (En ce cas, il s'agit de la *suppression d'action* du remède et non de la *correction d'action* comme par un antidote).

— Ne pas s'inquiéter toutefois d'un remède absorbé alors qu'il n'était pas indiqué (surtout en basses ou moyennes dilutions : 4 - 5 - 7 - 9 CH) ; les auteurs s'accordent à dire qu'il "passera" dans l'organisme sans avoir aucun effet fâcheux.

— Par contre, se méfier d'un remède non indiqué pris régulièrement pendant une longue période. S'il possède une action pharmacologique profonde (LACHESIS - LYCOPODIUM - PHOSPHORUS - THUYA, etc...), il peut avoir une action nuisible bien que sournoise.

En outre se souvenir qu'un même remède pris longtemps et souvent (sans faire des pauses) peut produire une "pathogénésie", c'est-à-dire une maladie artificielle spécifique à ce remède, signifiée curieusement par tous les symptômes que ce remède est censé guérir. Cette éventualité théorique ne se vérifie pas toujours car la personne doit être "sensible" au remède. (C'est ainsi que l'on découvre en homéopathie les vertus d'un remède).

En règle générale les basses dilutions sont indiquées dans les troubles lésionnels, les moyennes dilutions dans les troubles fonctionnels et les hautes dilutions dans les troubles sensoriels (mentaux ou psychiques). Ainsi plus on s'élève, plus l'atténuation et la déconcentration sont grandes, mais plus l'action du remède est profonde et durable.

LES INCOMPATIBLES

Autrefois, les homéopathes prenaient grand soin de ne pas prescrire ensemble des remèdes incompatibles. Actuellement les prescripteurs s'en soucient beaucoup moins ; certains jugent même négligeables les effets secondaires éventuels de ces incompatibilités et parviennent néanmoins aux résultats escomptés.

Il est toutefois prudent d'en tenir compte *sans exagération* en auto-médication.

Que risque-t-on en prenant ensemble (ou dans la même journée) des remèdes incompatibles ?

— Une annulation pure et simple de leur action respective.
— De petits troubles passagers dans la plus mauvaise hypothèse (maux de tête - diarrhées - nausées - vertiges, etc...).

Par contre l'action simultanée de deux remèdes réputés incompatibles peut relever, dans certains cas, d'une stratégie thérapeutique.

Ne pas s'étonner donc que des médecins homéopathes chevronnés prescrivent conjointement des remèdes incompatibles. (Anecdote classique d'un Maître Homéopathe qui enseignait l'incompatibilité absolue d'IGNATIA et de NUX VOMICA et les inscrivait pourtant sur une même ordonnance !...).

On trouvera dans les pages suivantes le tableau de correspondance des remèdes.

Par exemple ACTEA RACEMOSA a pour antidotes ACONITUM et BAPTISIA et pour incompatibles *connus* LACHESIS et PULSATILLA.

LE CONTRÔLE DU CHOIX DU REMÈDE : "LES POINTS DE WEIHE"

Il existe un moyen peu connu du grand public permettant de *vérifier* et *contrôler* que le remède choisi est bien celui qui convient au cas présenté. C'est celui du recours à la notion du "point de Weihe" qui rend également service lorsque le prescripteur hésite entre plusieurs remèdes qui pourraient être indiqués en fonction des symptômes relevés.

En effet, de très nombreux remèdes homéopathiques possèdent "leur point de Weihe" (parfois plusieurs), c'est-à-dire un endroit précis repérable sur le corps humain et spécifique à un remède. Il s'agit d'une zone réduite de quelques millimètres carrés susceptible, suivant la définition devenue classique, "d'être recouverte par la pulpe d'un doigt", procurant ainsi une sensibilité douloureuse particulière.

On trouvera en fin d'ouvrage la liste des remèdes possédant un point de Weihe *connu* et les schémas anatomiques descriptifs en mesure de les situer.

HISTORIQUE

Vers la fin du XIXe siècle, alors qu'il pratiquait une auscultation systématique et minutieuse de ses patients, en plus de l'interrogatoire habituel très poussé sur leur mode de vie, le Docteur allemand Weihe remarqua qu'à chaque remède indiqué de façon majeure correspondait, sur le corps, *un point douloureux à la recherche*, et toujours situé au même endroit. Il approfondit cette "signature" du remède réclamé par l'organisme malade et eut l'idée de procéder à une contre-expérience : une personne en bonne santé absorba à doses répétitives un remède homéopathique et, au terme d'un certain laps de temps, ressentit à la pression du doigt un point douloureux à l'endroit même où l'aurait identifié un malade dont *l'ensemble des symptômes* aurait sans discussion possible nécessité le remède choisi pour l'expérience.

Il faut remarquer que lorsque le Docteur Weihe découvrit cette méthode qui permet de mieux cerner le remède homéopathique convenant au cas présenté, l'acupuncture était inconnue en Europe, car elle ne sera introduite en France, par le Capitaine Dabry, qu'en 1863. Toutefois, un des frères du Docteur Weihe, jésuite missionnaire en Chine put l'informer de cette médecine particulière extrême-orientale, ce qui lui donna l'idée d'orienter ses recherches dans cette direction.

Les travaux du Docteur Weihe ont été poursuivis par Goerhung, son élève. De grands homéopathes, les Docteurs de la Fuÿe, Ferreyrolles, Dano, Chiron, Rouy, Lesser, Kubasda, Nebel, Bonnet-Lemaire et plus près de nous Fortier-Bernoville et Voisin se sont intéressés à cette méthode originale pour conforter leur diagnostic.

Cette "vérification du remède", bien qu'elle garde toute sa valeur, est tombée en désuétude, un peu par ignorance, mais surtout, croyons-nous, du fait de la difficulté pour le praticien de mémoriser quelques 300 points ; bien sûr, des tableaux schématiques existent (rares et peu complets — ceux que nous proposons résultant d'une importante compilation —) mais, ordinairement, les praticiens répugnent, en présence de leur clientèle, à consulter tableaux ou ouvrages de référence, estimant à tort que la confiance en leur savoir en demeurerait ébranlée. Autrefois, pourtant, certains grands homéopathes ne prescrivaient un remède qu'après avoir contrôlé soigneusement son point de Weihe !

PRÉCAUTIONS D'EMPLOI

Les remèdes homéopathiques, à partir de la 4e CH (dans le sens 5 CH, 7 CH, 9 CH, etc...) sont dépourvus de toute toxicité. (Réserver donc l'emploi des basses dilutions sur indication médicale car jusqu'à 3 CH inclusivement, il peut y avoir le risque de cumulation d'une substance toxique dans l'organisme lorsqu'un remède non indiqué est pris trop longtemps. Toutefois, certains remèdes à faible puissance pharmacologique sont inoffensifs (demander conseil à son pharmacien).

Le danger ne peut provenir que d'autres causes :

— emploi prolongé sans nécessité thérapeutique d'un même remède (on suscite alors une maladie artificielle),
— abandon ou non-utilisation dans certains cas graves de la médecine classique au profit de l'homéopathie, a fortiori en des mains inexpertes !
— les remèdes homéopathiques d'action profonde (les remèdes dits constitutionnels notamment) provoquent un sursaut de l'organisme. S'en méfier chez des sujets aux forces amoindries : vieillards, malades lésionnels avancés : tuberculose-cancer-leucémie, malades dépressifs à tendance suicidaire : l'abandon des tranquillisants classiques doit être progressif et suivi attentivement par le médecin homéopathe qui devra choisir judicieusement les remèdes indiqués,
— mauvaise utilisation du "génie mécanique" de certains remèdes. Ainsi LYCOPUS VIRGINICUS qui ralentit les battements cardiaques serait contre-indiqué dans un cas de bradycardie.

IMPORTANT Il va sans dire que l'auto-médication doit être absolument évitée dans ces différents cas.

Le traitement homéopathique

L'AUTO-MÉDICATION

Il ne peut s'agir que d'une "Homéopathie de confort" ou de "dépannage". On utilise les ressources thérapeutiques des remèdes homéopathiques pour soigner les petites affections journalières. Un remède bien choisi soulage en quelques minutes car, contrairement à l'idée répandue, l'homéopathie agit très rapidement dans les cas aigus.

Le choix judicieux du remède est indispensable. On parvient à l'acquérir par l'expérience, les conseils de son médecin homéopathe et l'utilisation fréquente de guides qui conduisent très souvent à des résultats encourageants.

L'auto-médication en homéopathie comme en allopathie doit rester prudente et ne doit pas dispenser de faire appel au médecin en cas de troubles alarmants ou chroniques, à plus forte raison chez les enfants. C'est une question de bon sens et cet ouvrage ne doit être utilisé que pour des affections bénignes pour lesquelles on ne dérange pas son docteur.

LA PRESCRIPTION MÉDICALE

Indispensable pour un traitement homéopathique véritable.

Comment procède le médecin homéopathe pour découvrir le ou les remèdes dont le malade est justiciable ?

Au cours d'un long interrogatoire et d'un examen médical attentif, ce médecin va relever un certain nombre de symptômes particuliers et très personnalisés (origine supposée des premiers troubles, traits marquants du caractère, habitudes de vie, réactions personnelles à la douleur, etc...).

Chaque symptôme évoque ses remèdes possibles. Il suffira donc au praticien de découvrir le remède *commun* à tous ces symptômes (celui qui "revient" toujours) et de le prescrire seul ou associé à d'autres indiqués également.

Pour aider le médecin dans sa démarche, il existe des recueils spécialisés très volumineux :

- LES RÉPERTOIRES qui recensent tous les symptômes connus et positionnent en regard les nombreux remèdes qu'ils évoquent, d'une manière hiérarchisée.

- LES MATIÈRES MÉDICALES qui énumèrent tous les symptômes découverts expérimentalement provoqués par les substances les plus diverses. Chacune de ces substances étudiées est donc devenue un remède homéopathique.

REMARQUES SUR L'UTILITÉ D'UN RECUEIL DE CONSEILS "PASSE-PARTOUT" EN MÉDECINE HOMÉOPATHIQUE

L'homéopathie est une médecine personnalisée par excellence et, paradoxalement, vous allez à la découverte d'un recueil de conseils "passe-partout" ! Comment cela est-il conciliable ? La raison en est simple. Une contusion restera une contusion quel que soit le terrain du sujet contusionné et tout homéopathe prescrira ARNICA, cette plante qui, absorbée en expérimentation, reproduit tous les symptômes que l'on observe après un traumatisme. (Un médecin allopathe qui prescrit une pommade à base d'ARNICA sur une contusion réagit alors en homéopathe !).

Il faut donc distinguer les maux que l'on peut qualifier d'inhérents à toute existence, et pour le traitement desquels on retrouve les mêmes remèdes (TRAITEMENTS-TYPES) avec la possibilité toutefois de nuancer le choix des remèdes en fonction des symptômes spécifiques (PARTICULARITÉS SYMPTOMATIQUES) et les maladies singulières qui affectent profondément un organisme et pour la résolution desquelles la consultation d'un médecin homéopathe est nécessaire.

Il s'agit ici de l'aspect "dépannage" de cette médecine ou encore de ce que l'on peut appeler "l'Homéopathie-confort". Pour bénéficier des bienfaits majeurs de cette thérapeutique, il est indispensable de s'adresser à un médecin homéopathe, de le consulter régulièrement et surtout de lui rester fidèle, car mieux il vous connaîtra et plus il saura découvrir les grands remèdes parfois difficiles à cerner qui vous sont propres.

La publication de guides médicaux homéopathiques remonte aux premiers temps de l'Homéopathie. Ils se sont vite imposés, compte tenu du petit nombre de praticiens disponibles et du vif désir de certains adeptes d'utiliser néanmoins cette méthode. Actuellement, malgré les progrès de cette médecine, il faut souvent patienter de longs jours (parfois des semaines) avant d'obtenir un rendez-vous et les petites douleurs n'attendent pas (les plus malignes survenant la nuit, le dimanche ou durant les congés du mois d'août !)

Autre avantage, les remèdes homéopathiques ne sont pas toxiques et évitent la prise sans conseil médical de médicaments plus agressifs !

L'homéopathie permet en effet une action salvatrice qui, de toute manière, ne nuira pas s'il convient de traiter différemment le patient.

Recueil de traitements-type pouvant être personnalisés grâce aux indications des particularités symptomatiques

Dans cet ouvrage, on entend par traitement-type un ensemble de remèdes et une posologie applicables et efficaces dans la grande majorité des cas. Néanmoins, il convient d'affiner et de personnaliser ces conseils en choisissant parmi les particularités symptomatiques les remèdes convenant plus spécifiquement au cas présenté.

Si l'on hésite entre deux remèdes, on pourra consulter la matière médicale située en fin d'ouvrage (dictionnaire des principaux médicaments homéopathiques) et l'on retiendra celui dont la définition correspond le plus à la personnalité du malade. On pourra également "couvrir le cas" et les prendre à la suite l'un de l'autre, à sept minutes au moins d'intervalle après s'être assuré grâce au tableau des relations des remèdes qu'il n'existe pas d'incompatibilités entre eux. *Se souvenir néanmoins que le grand art consiste à obtenir les meilleurs résultats avec le moins de remèdes possibles !...*

IMPORTANT : Avant d'utiliser les remèdes marqués d'un astérisque (*), se reporter en fin d'ouvrage, à la MATIÈRE MÉDICALE SIMPLIFIÉE où sont signalées, pour chaque remède, ses éventuelles précautions ou particularités d'emploi.

Abcès *Voir Eruptions*

Acide urique *Voir Excès*

Acné

Traitement-type :

Prendre les jours pairs :	EUGENIA JAMBOSA 4 CH ARNICA 4 CH	*3 granules le matin* *3 granules l'après-midi*
Prendre les jours impairs :	KALIUM BROMATUM 4 CH BELLADONA 4 CH	*3 granules le matin* *3 granules l'après-midi*
Le 5ᵉ jour, prendre :	PYROGENIUM 5 CH	*8 granules (ne prendre rien d'autre)*
Le 10ᵉ jour, prendre :	PULSATILLA 7 CH	*8 granules (ne prendre rien d'autre)*
Le 15ᵉ jour, prendre :	SULFUR IODATUM 7 CH (*)	*8 granules (ne prendre rien d'autre)*

Particularités symptomatiques :

En fonction des particularités suivantes, on pourra ajouter à raison de 3 granules par jour, l'un des remèdes suivants :

Personnes grasses et sédentaires avec troubles respiratoires (nez obstrué la nuit - toux - oppression) :	AMMONIUM CARBONICUM 5 CH
Sujets maigres et nerveux :	ARSENICUM BROMATUM 5 CH
Sujets gras, frileux et constipés :	GRAPHITES 5 CH
Sujets épuisés mentalement et physiquement :	SELENIUM 5 CH
Sujets lymphatiques :	BROMIUM 5 CH
Sujets amaigris avec douleurs articulaires ou osseuses :	SARSAPARILLA 5 CH
Sujets gras et flatulents :	RAPHANUS 5 CH

Autres particularités :

Acné punctiforme du front et du dos :	SULFUR IODATUM 5 CH (*)	*5 granules par jour*
Eruption acnéïforme entre les seins :	ASTERIAS RUBENS 5 CH	*3 granules 2 fois par jour*
Acné juvénile :	PRUNUS SPINOSA 4 CH	*3 granules 2 fois par jour*
Acné juvénile (nez - bouche et menton) :	ASTERIAS RUBENS 5 CH	*3 granules 2 fois par jour*
Acné chez les jeunes filles au moment de la puberté :	SANGUINARIA 4 CH	*3 granules 2 fois par jour*
Acné rosacée avec couperose :	CARBO ANIMALIS 5 CH	*3 granules 2 fois par jour*
Acné avec grosses pustules :	ANTIMONIUM TARTARICUM 4 CH	*3 granules 2 fois par jour*
Acné sur le front :	KREOSOTUM 5 CH	*3 granules 2 fois par jour*

Aérophagie

Traitement-type :

Tous les jours :	ASA FOETIDA 4 CH	*3 granules 2 fois par jour*
On peut ajouter :	CARBO VEGETABILIS 4 CH	*3 granules les jours pairs*
	et KALIUM CARBONICUM 5 CH	*3 granules les jours impairs*
Le 7e jour, prendre :	IGNATIA 7 CH	*8 granules (ne prendre rien d'autre ce jour-là)*
Le 15e jour, prendre :	ARGENTUM NITRICUM 9 CH	*8 granules (ne prendre rien d'autre ce jour-là)*
Le 21e jour, prendre :	NUX MOSCHATA 9 CH	*8 granules (ne prendre rien d'autre ce jour-là)*

Particularités symptomatiques :

En fonction des particularités suivantes, on pourra ajouter à raison de 3 granules par jour, l'un des remèdes suivants :

Sujet nerveux, surtout une femme :	ACTEA RACEMOSA 5 CH
Sujet impressionnable :	AMBRA GRISEA 5 CH
Faiblesse générale - flatulence :	KALIUM CARBONICUM 5 CH
Nervosisme - inquiétude sans motif - bouffées de chaleur :	VALERIANA 5 CH

Agglutination des paupières

Traitement-type :

Prendre les jours pairs :	PULSATILLA 5 CH	*3 granules le matin*
	BORAX 4 CH	*3 granules l'après-midi*
Prendre les jours impairs :	ARGENTUM NITRICUM 5 CH	*3 granules le matin*
	GRAPHITES 5 CH	*3 granules l'après-midi*
Le 5e jour, prendre :	CALCAREA CARBONICA 7 CH	*8 granules (ne prendre rien d'autre)*
Le 10e jour, prendre :	STAPHYSAGRIA 7 CH	*8 granules (ne prendre rien d'autre)*

Particularités symptomatiques :

En fonction des particularités suivantes, on pourra ajouter à raison de 3 granules par jour, l'un des remèdes suivants :

Caractère triste et mélancolique - faiblesse de mémoire et distraction - vue trouble le matin :	BOVISTA 5 CH
Paupières brûlantes et bouffies :	KALIUM BICHROMICUM 5 CH

Agoraphobie

Comme pour tout trouble profond, nécessité de consulter un médecin homéopathe qui devra découvrir le remède spécifique répondant à la situation particulière à l'origine du déséquilibre. Néanmoins, les conseils ci-dessous aideront à supporter cette angoisse caractéristique.

Traitement-type :

Prendre tous les jours :	PHOSPHORICUM ACIDUM COMPOSÉ	*3 granules*
Ajouter les jours pairs :	ARNICA 5 CH	*3 granules le matin*
	ARGENTUM NITRICUM 5 CH	*3 granules l'après-midi*
Ajouter les jours impairs :	ACONITUM NAPELLUS 5 CH (*)	*3 granules le matin*
	GELSEMIUM 5 CH	*3 granules l'après-midi*
Le 7ᵉ jour, prendre :	ACONITUM NAPELLUS 9 CH (*)	*8 granules (ne prendre rien d'autre)*
Le 15ᵉ jour, prendre :	IGNATIA 9 CH	*8 granules (ne prendre rien d'autre)*
Le 21ᵉ jour, prendre :	ARGENTUM NITRICUM 9 CH	*8 granules (ne prendre rien d'autre)*
Le 30ᵉ jour, prendre :	GELSEMIUM 9 CH	*3 granules (ne prendre rien d'autre)*

Aigreurs d'estomac *Voir Pyrosis*

Alcool *(Abus d')*

Traitement-type :

Pour éviter les complications d'un repas de fête qui risque d'être trop arrosé, on peut prendre préventivement :

La veille :	NUX VOMICA 5 CH	*3 granules*
Le matin :	NUX VOMICA 7 CH	*8 granules*
	(ou NUX VOMICA 9 CH	*8 granules si habitué à l'homéopathie)*
Une heure avant le repas :	PAULLINIA SORBILIS 5 CH	*5 granules (renouveler éventuellement)*

On peut aussi essayer cette autre formule :

	CARBO VEGETABILIS 5 CH	*5 granules (avant l'absorption d'une boisson alcoolisée).*

Particularités symptomatiques :

Mal de tête après absorption de vin (surtout champagne et vin blanc) :	ZINCUM METALLICUM 7 CH	*5 granules*
(Ne pas prendre :	ZINCUM METALLICUM le même jour que NUX VOMICA :	*ils sont incompatibles).*
	ETHYLICUM 5 CH	*5 granules (combat aussi les mauvais effets du vin blanc)*
	PAULLINIA SORBILIS	*(agissant plutôt pour ceux du vin rouge)*
Troubles après un repas (nourriture + alcool) :	SOLIDAGO 4 CH	*3 granules 2 fois par jour*
	NUX VOMICA 7 CH	*5 granules le même jour*

On peut ajouter également :	CHELIDONIUM COMPOSÉ	*3 granules 2 fois par jour*
Mal de tête des ivrognes, ou suite à une débauche :	AGARICUS MUSCARIUS 9 CH	*5 granules*

Allergies *Voir aussi Œdèmes*

Traitement-type :

Prendre :	APIS MELLIFICA 4 CH	*3 granules 2 à 3 fois par jour*
Ajouter ce premier jour :	SERUM EQUI 5 CH	*5 granules 1 fois par jour*
Ajouter 1 heure après :	KALIUM IODATUM 5 CH	*3 granules*
	URTICA URENS 5 CH	*3 granules*
Le lendemain :	APIS MELLIFICA 5 CH	*3 granules le matin*
	HISTAMINUM 7 CH	*5 granules l'après-midi*

Particularités symptomatiques :

Allergie aux fraises :	FRAGARIA 7 CH	*5 granules*
et 1/2 heure après :	URTICA URENS 5 CH	*5 granules*

Aménorrhée (arrêt des règles)

Traitement-type :

Suite à une frayeur :	ACONITUM 4 CH (*)	*3 granules 2 fois par jour*
et	OPIUM 5 CH	*3 granules 1 fois par jour*
Suite à un coup de froid sec :	ACONITUM 4 CH (*)	*3 granules 2 fois par jour*
Suite à un froid humide :	DULCAMARA 4 CH	*3 granules 2 fois par jour*
Suite à un refroidissement produit en étant échauffée ou lors d'un temps chaud :	BRYONIA 5 CH	*3 granules 2 fois par jour*
Suite à un bain froid ou après avoir mis les mains dans l'eau froide :	ANTIMONIUM CRUDUM 5 CH	*3 granules 2 fois par jour*
Suite à pieds mouillés :	PULSATILLA 4 CH	*3 granules 2 fois par jour*
On peut ajouter :		
Femme brune :	SEPIA 7 CH	*5 granules 1 fois*
Femme blonde :	PULSATILLA 7 CH	*5 granules 1 fois*
Femme faible et nerveuse :	GOSSYPIUM 7 CH	*5 granules 1 fois*
Jeunes filles à la puberté :	SENECIO 7 CH	*5 granules 1 fois*

Particularités symptomatiques :

On pourra aussi choisir un remède complémentaire en fonction des particularités ci-après :

Les règles s'arrêtent un jour pour reparaître :	PULSATILLA 5 CH	*3 granules 2 fois par jour*

Règles intermittentes, s'arrêtent puis reprennent pendant plusieurs jours :	KREOSOTUM 5 CH	*3 granules 2 fois par jour*
Les règles s'interrompent le second jour :	CYCLAMEN 5 CH	*3 granules 2 fois par jour*
Aménorrhée provoquée par une colère ou une contrariété :	COLOCYNTHIS 5 CH	*3 granules 2 fois par jour*
Aménorrhée à la suite d'une émotion violente, accompagnée de troubles nerveux :	ACTEA RACEMOSA 5 CH	*3 granules 2 fois par jour*
Arrêt des règles brusque en mettant les mains dans l'eau froide avec maux de tête, bouffées de chaleur, nausées, vertiges :	LAC DEFLORATUM 5 CH	*3 granules 2 fois par jour*

Anémie *Voir Asthénie*

Angine *Voir à Mal de gorge*

Angine de poitrine *Voir à Cœur - Troubles cardiaques*

Angoisses

Traitement-type :

Prendre tous les jours :	PHOSPHORICUM ACIDUM COMPOSÉ	*3 granules*
Quand l'angoisse se produit, *ou préventivement* (lorsqu'on redoute une circonstance déclenchante), prendre :	ACONITUM NAPELLUS 7 CH (*)	*5 granules*
(si habitué à l'homéopathie, on peut prendre :	9 CH ou 12 CH)	

Particularités symptomatiques :

Si l'angoisse se produit la nuit entre minuit et 3 heures du matin, prendre :	ARSENICUM ALBUM 7 CH	*5 granules (1 seule fois)*
(Si habitué, on peut monter :	9 CH ou 12 CH ou 15 CH	*5 granules)*
On peut ajouter à quelques heures d'intervalle :	KALIUM BROMATUM 5 CH	*5 granules*
	IGNATIA 7 CH	*5 granules*
	PHYSOSTIGMA 5 CH	*5 granules*
Si angoisse au réveil, prendre :	PRIONURUS AUSTRALIS 5 CH	*5 granules*
Si angoisse par la solitude le soir ou en se réveillant en pleine nuit :	DROSERA 15 CH (*)	*8 granules*
Si angoisse avec peur de tomber fou :	AMBRA GRISEA 9 CH	*5 granules*

Angoisses

Si, pour échapper à l'angoisse, on se voit contraint de rester immobile :	BRYONIA 9 CH	*5 granules*
Si l'angoisse détermine un violent désir de fuite :	GELSEMIUM 9 CH	*5 granules*
Si angoisse intense avec peur panique de l'obscurité :	STRAMONIUM 9 CH	*5 granules*
Si réveil en pleine nuit avec la peur de mourir étouffé (parfois la personne dit que "c'est un crachat qui l'étrangle") :	GRINDELIA 5 CH	*5 granules*
Si angoisse avec peur de la mort :	ACONITUM NAPELLUS 9 CH (*)	*5 granules*
Si angoisse provoquée par un violent orage :	RHODODENDRON 7 CH	*5 granules*
Si angoisse avec peur de mourir empoisonné :	RHUS TOXICODENDRON 7 CH	*5 granules*

Anorexie *Voir Faim*

Anxiété

Traitement-type :

Prendre tous les jours :	PHOSPHORICUM ACIDUM COMPOSÉ	*3 granules*
Prendre les jours pairs :	ACONITUM NAPELLUS 5 CH (*)	*3 granules le matin*
	GELSEMIUM 5 CH	*3 granules l'après-midi*
Prendre les jours impairs :	ARSENICUM ALBUM 5 CH	*3 granules le matin*
	ALLIUM CEPA 5 CH (*)	*3 granules l'après-midi*
On peut ajouter :	CALCAREA CARBONICA 7 CH	*8 granules toutes les semaines*
	IGNATIA 5 CH	*3 granules par jour*
	KALIUM BROMATUM 5 CH	*3 granules par jour*
	AMBRA GRISEA 5 CH	*3 granules par jour*

Particularités symptomatiques :

Anxiété qui oblige le sujet à changer constamment de position :	IODUM 5 CH	*3 granules par jour*
Anxiété, se plaint constamment de son sort, la solitude lui est pénible :	BISMUTHUM 9 CH	*3 granules par jour)*
Plein d'appréhension, s'inquiète au sujet de sa santé, est anxieux pour tout, craint la solitude, est effrayé par le moindre bruit :	KALIUM CARBONICUM 15 CH	*8 granules par semaine*
Anxieux et taciturne	NUX VOMICA 12 CH	*8 granules pas semaine*
Craint les mauvais présages, a peur d'échouer dans les affaires :	PSORINUM 9 CH	*8 granules par semaine (ne pas dépasser quelques semaines si le remède agit bien, passer de la même manière en 12 CH puis 15 CH)*

Aphonie

Traitement-type :

Prendre :	ARUM TRIPHYLLUM COMPOSE	*3 granules 3 fois par jour*
Ajouter :	POPULUS CANDICANS 4 CH	*5 granules 1 fois par jour le matin*
	ARNICA 5 CH	*5 granules l'après-midi*

Particularités symptomatiques :

On peut ajouter également suivant l'origine supposée de l'aphonie :

Après frayeur :	OPIUM 5 CH	*5 granules 1 fois par jour*
Après émotion :	HELIOTROPE 5 CH	*5 granules 1 fois par jour*
Après peur (moins forte que frayeur) :	GELSEMIUM 5 CH	*5 granules par jour*
Pendant les règles :	HELIOTROPE 5 CH	*5 granules par jour*
Pendant une conférence (chanteurs, orateurs) :	FERRUM PICRICUM 5 CH	*5 granules par jour le matin*
	ARGENTUM METALLICUM 5 CH	*5 granules l'après-midi*
Aphonie produite par temps sec :	BROMIUM 5 CH	*5 granules le matin*
	CAUSTICUM 5 CH	*5 granules l'après-midi*
Aphonie produite par temps humide :	DULCAMARA 5 CH	*5 granules le matin*
	MANGANUM 5 CH	*5 granules l'après-midi*
Aphonie après refroidissement :	IPECA 5 CH	*3 granules 2 fois par jour*
Aphonie et enrouement (chanteurs, orateurs) :	ERYSIMUM 4 CH	*3 granules 3 fois par jour*
Aphonie et enrouement en relation avec un coryza (rhume de cerveau) :	KALIUM CARBONICUM 5 CH	*3 granules 2 fois par jour*
Enrouement aggravé le soir à l'humidité de l'air :	CARBO VEGETABILIS 5 CH	*3 granules 2 fois par jour*
Enrouement chez les chanteurs épuisés moralement et physiquement :	SELENIUM 5 CH	*3 granules 2 fois par jour*
Enrouement chronique :	STILLINGIA 5 CH	*5 granules par jour*

Aphtes

Traitement-type :

Prendre :	BORAX 5 CH	*3 granules 2 fois par jour alternés*
avec :	NITRICUM ACIDUM 5 CH	*3 granules 2 fois par jour*
On peut ajouter :	MERCURIUS SOLUBILIS 7 CH	*5 granules en une seule fois (renouveler s'il y a lieu 1 semaine après)*

Aphtes

Particularités symptomatiques :

On pourra ajouter également en choisissant d'après la localisation des aphtes le remède indiqué :

Bord de la langue et face interne des joues :	SPONGIA 5 CH	*3 granules par jour*
Aphtes sur la langue :	CHAMOMILLA 5 CH	*3 granules par jour*
Aphtes des gencives, de la langue et de la face interne des joues :	MERCURIUS SOLUBILIS	*(cité plus haut)*
Aphtes sur les côtés de la langue et au palais :	NITRICUM ACIDUM 5 CH	*(cité plus haut)*
Aphtes douloureuses à l'intérieur de la joue droite, ce qui empêche de mastiquer de ce côté :	PHYTOLACCA 5 CH	*3 granules par jour*

Asthénie

En dehors d'un symptôme passager, consulter un médecin.

Traitement-type :

Prendre tous les jours :	PHOSPHORICUM ACIDUM COMPOSE	*3 granules*
Le 1er jour prendre, en plus :	ARNICA 9 CH	*8 granules (renouveler s'il y a lieu 1 semaine après)*
Prendre ensuite les jours pairs :	CHINA 4 CH (*)	*3 granules le matin*
	CALCAREA PHOSPHORICA 5 CH	*3 granules l'après-midi*
Et les jours impairs :	FERRUM METALLICUM 5 CH	*3 granules le matin*
	RUTA GRAVEOLENS 5 CH	*3 granules l'après-midi*

Asthme *Voir aussi à Malaises*

Important :

En cas de symptômes alarmants, appeler d'urgence un médecin.

Traitement-type :

Crise d'asthme : prendre tout de suite :	CUPRUM METALLICUM 7 CH	*8 granules*
Ensuite (10 minutes après) :	IPECA 4 CH SAMBUCUS NIGRA 4 CH MOSCHUS 4 CH	*Alterner ces remèdes toutes les 5 minutes (3 granules)*

Particularités symptomatiques :

Si la crise d'asthme se produit vers 1 heure du matin, ajouter :	ARSENICUM ALBUM 5 CH	*5 granules*
Si la crise d'asthme se produit vers 4 heures du matin (le malade s'asseoit dans le lit et se plie en deux) ajouter :	KALIUM CARBONICUM 5 CH	*5 granules*
Si la crise d'asthme se déclare en mangeant :	KALIUM PHOSPHORICUM 5 CH	*5 granules*
On peut essayer aussi :		
Sensation de constriction de la poitrine avec palpitations et anxiété :	HYDROCYANICUM ACIDUM 5 CH	*5 granules*
Le malade ne peut dormir, car il ne peut respirer que par la bouche, son nez étant obstrué :	AMMONIUM CARBONICUM 5 CH	*5 granules*

Ballonnements abdominaux *Voir Aérophagie*

Battements Sensation de "battements" dans le corps

Important : ■ Ces remèdes ne sont mentionnés qu'à titre indicatif. Consulter un médecin face à la gravité ou à la permanence de ces symptômes, *notamment en cas de congestion.*

■ Il ne s'agit pas ici de la sensation de "battements" ou de pulsations ressentie dans une plaie, une piqûre, une blessure infectées.

Particularités symptomatiques :

Battements artériels dans la tête avec congestion intense :	GLONOÏN 5 CH	*5 granules*
	VERATRUM VIRIDE 5 CH (*)	*5 granules*
Battements à la tête et à la poitrine avec bouffées de chaleur :	SANGUINARIA 5 CH	*5 granules*
Mal de tête avec battements dans le cerveau et les carotides :	BELLADONA 5 CH	*5 granules*
Douleurs battantes dans la nuque et le dos :	PULSATILLA 5 CH	*5 granules*
Battements au creux épigrastrique :	ASA FOETIDA 5 CH	*5 granules*
	OLEANDER 5 CH	*5 granules*
Douleur battante au sommet du poumon gauche irradiant à l'omoplate gauche :	MYRTUS COMMUNIS 5 CH	*5 granules*
Le cœur semble battre dans la gorge :	PHYSOSTIGMA 5 CH	*5 granules*
Douleur battante dans le bas du dos :	AESCULUS HIPPOCASTANUM 5 CH	*5 granules*
Battements artériels à travers tout le corps :		
avec palpitations et bouffées de chaleur :	AMYL NITROSUM 5 CH	*5 granules*
surtout à la cuisse droite :	VERATRUM VIRIDE 5 CH (*)	*5 granules*
Battements ressentis par la malade dans son utérus :	AESCULUS HIPPOCASTANUM 5 CH	*5 granules*
Elancements dans le gland :	MEZEREUM 5 CH	*5 granules*

On peut renouveler si besoin est ces remèdes 1 à 2 fois dans la même journée.

Bouche Problèmes de la bouche

Particularités symptomatiques :

■ BOUCHE SÈCHE - sans soif

Extrême sécheresse de la bouche, avec absence de soif :	NUX MOSCHATA 5 CH	*3 granules 1 à 2 fois par jour*

Bouche sèche sans soif, la langue est rouge, chaude, comme échaudée :	APIS MELLIFICA 5 CH	*3 granules 1 à 2 fois par jour*
Bouche sèche sans soif au réveil, langue blanche avec goût amer :	PARIS QUADRIFOLIA 5 CH	*3 granules 1 à 2 fois par jour*
Bouche sèche sans soif, langue recouverte d'un enduit blanc-jaunâtre :	COCCULUS 5 CH	*3 granules 1 à 2 fois par jour*
Bouche sèche sans soif, langue blanche ou jaune, mauvaise haleine :	PULSATILLA 5 CH	*3 granules 1 à 2 fois par jour*

■ **BOUCHE SÈCHE - avec soif**

Bouche sèche avec soif inextinguible. Tout a un goût amer, sauf l'eau :	ACONITUM NAPELLUS 5 CH (*)	*3 granules 1 à 2 fois par jour*
Bouche sèche avec soif inextinguible. Désire boire du lait :	RHUS TOXICODENDRON 5 CH	*3 granules 1 à 2 fois par jour*
Sécheresse de la bouche avec soif vive de grandes quantités d'eau : à longs intervalles :	BRYONIA 5 CH	*3 granules 1 à 2 fois par jour*
à courts intervalles :	NATRUM MURIATICUM 5 CH (*)	*3 granules 1 à 2 fois par jour*
Sécheresse de la bouche avec soif d'eau froide (petites quantités, peu mais souvent) :	CHINA 5 CH (*)	*3 granules 1 à 2 fois par jour*

■ **APHTES** *Voir à Aphtes*

■ **DENTITION** *Voir à Dentition*

Voir aussi Névralgies pour Névralgies dentaires

■ **GENCIVES**

• Les gencives saignent facilement :

Avec gonflement douloureux des gencives :	AMBRA GRISEA 4 CH	*3 granules 1 à 2 fois par jour*
Avec haleine horriblement fétide :	MERCURIUS VIVUS 4 CH	*3 granules 1 à 2 fois par jour*
Les dents font mal à la mastication :	CARBO VEGETABILIS 4 CH	*3 granules 1 à 2 fois par jour*
Avec dents cariées et haleine fétide :	KREOSOTUM 4 CH	*3 granules 1 à 2 fois par jour*
Avec une sensation de meurtrissure et de brûlure :	ARSENICUM ALBUM 4 CH	*3 granules 1 à 2 fois par jour*

• Douleurs des gencives (gingivites) :

Douleur des gencives avec aphtes :	BORAX 4 CH	*3 granules 1 à 2 fois par jour*
Gencives douloureuses, gonflées et livides :	KREOSOTUM 4 CH	*3 granules 1 à 2 fois par jour*

Gencives enflées et douloureuses :	NUX VOMICA 4 CH	*3 granules 1 à 2 fois par jour*
Gencives rouges, enflées, douloureuses :	BELLADONA 4 CH	*3 granules 1 à 2 fois par jour*
Gencives sensibles, paraissent "spongieuses" :	STAPHYSAGRIA 4 CH	*3 granules 1 à 2 fois par jour*
Gencives congestionnées, saignent facilement, douloureuses :	PHOSPHORUS TRIIODATUS 4 CH	*3 granules 1 fois par jour*
Gencives avec inflammation, douleurs pires la nuit :	MERCURIUS SOLUBILIS 4 CH	*3 granules 2 fois par jour*

■ **GOÛT** *Voir à Haleine*

■ **HALEINE** *Voir à Haleine*

■ **LANGUE**

Sensation comme si la langue avait été échaudée :	AESCULUS HIPPOCASTANUM 4 CH	*3 granules 1 à 2 fois par jour*
Douleur à la racine de la langue et dans le maxillaire inférieur :	ARANEA DIADEMA 5 CH	*3 granules 1 à 2 fois par jour*
Picotements à l'extrémité de la langue :	AGARICUS MUSCARIUS 5 CH	*3 granules 1 à 2 fois par jour*
Sensation d'un cheveu sur la langue :	ALLIUM SATIVUM 4 CH	*3 granules 1 à 2 fois par jour*
Vésicules brûlantes à la pointe de la langue :	AMMONIUM MURIATICUM 5 CH	*3 granules 1 à 2 fois par jour*
La langue est sèche et racornie comme une lanière de cuir :	MURIATICUM ACIDUM 5 CH	*3 granules 1 à 2 fois par jour*

■ **LÈVRES**

Lèvres gercées avec petites peaux :	SULFURICUM ACIDUM 4 CH	*3 granules 1 à 2 fois par jour*
Lèvres crevassées et brûlantes :	ARUM TRIPHYLLUM 5 CH	*3 granules 1 à 2 fois par jour*
Eruption jaune miel à la commissure des lèvres :	GRAPHITES 5 CH	*3 granules 1 à 2 fois par jour*
Ulcération brûlante aux commissures des lèvres :	BOVISTA 5 CH	*3 granules 1 à 2 fois par jour*
Se mordille constamment les lèvres, jusqu'au sang :	ARUM TRIPHYLLUM 5 CH	*3 granules 1 à 2 fois par jour*

Bouffées de chaleur

Bouffées de chaleur de la ménopause :	SANGUINARIA 4 CH	*3 granules 1 à 2 fois par jour*
Bouffées de chaleur constantes :	SULFURICUM ACIDUM 5 CH	*3 granules par jour*
Bouffées de chaleur avec anxiété :	SEPIA 5 CH	*3 granules par jour*
Bouffées de chaleur des jeunes gens :	FERRUM METALLICUM 5 CH	*3 granules par jour*
Bouffées de chaleur sans origine supposée :	SANGUINARIA 4 CH	*3 granules 1 à 2 fois par jour*
Bouffées de chaleur chez sujets nerveux :	VALERIANA 5 CH	*3 granules 1 à 2 fois par jour*

Boule dans la gorge (sensation de) *Voir à Corps étranger*

Bourdonnement d'oreilles *Voir à Ouïe*

Bronchite *Voir à Toux*

Bruit - Problèmes de bruit *Voir à Ouïe*

Brûlures par accident *Voir à Plaies*

Brûlure - Sensation de brûlure dans le corps

Nota : Si la localisation de sa douleur ne correspond pas à une décrite ci-dessous, prendre :

	ARSENICUM ALBUM 5 CH	*3 granules par jour*
On peut ajouter :	CAPSICUM ANNUUM 4 CH	*3 granules 2 fois par jour*

S'assurer en cas de symptôme alarmant du caractère bénin de la douleur auprès de son docteur.

■ **DANS TOUT LE CORPS**

Chaleur brûlante ressentie dans tout le corps :	SELENIUM 5 CH	*3 granules 2 fois par jour*
Douleurs brûlantes dans tout le corps comme par des charbons ardents :	ARSENICUM ALBUM 5 CH	*3 granules 2 fois par jour*
ou :	SECALE CORNUTUM 5 CH	*3 granules 2 fois par jour*
ou :	TARENTULA CUBENSIS 5 CH	*3 granules 2 fois par jour*
Douleur brûlante dans tout le corps comme par de la chaux vive :	CAUSTICUM 5 CH	*3 granules 2 fois par jour*

■ **YEUX**

Larmoiement brûlant :	CAPSICUM 4 CH	*3 granules 2 fois par jour*
Brûlure des paupières avec démangeaison :	PULSATILLA 4 CH	*3 granules 2 fois par jour*
Brûlure des paupières avec œdème :	APIS MELLIFICA 4 CH	*3 granules 2 fois par jour*
Douleur brûlante des yeux :	SULFURICUM ACIDUM 4 CH	*3 granules 2 fois par jour*
Essayer aussi :	CANTHARIS 4 CH	*3 granules 2 fois par jour*

■ **NEZ**

Coryza brûlant dans le nez :	SANGUINARIA NITRICA 4 CH	*3 granules 2 fois par jour*
Brûlures dans le nez et les narines :	LEDUM PALUSTRE 4 CH	*3 granules 2 fois par jour*

■ **BOUCHE**

Gencives brûlantes et douloureuses :	RHUS TOXICODENDRON 4 CH	*3 granules 2 fois par jour*
Lèvres crevassées et brûlantes :	ARUM TRIPHYLLUM 4 CH	*3 granules 2 fois par jour*
Douleurs brûlantes dans le pharynx :	OLEANDER 5 CH	*3 granules 2 fois par jour*
Aphtes, vésicules brûlantes très douloureuses :	BORAX 4 CH	*3 granules 2 fois par jour*
Sensation de brûlure à la face interne de la lèvre inférieure :	ILLICIUM 5 CH	*3 granules 2 fois par jour*
Ulcérations brûlantes aux commissures des lèvres :	CANTHARIS 5 CH	*3 granules 2 fois par jour*
Vésicules brûlantes et douloureuses à la pointe de la langue :	AMMONIUM MURIATICUM 5 CH	*3 granules 2 fois par jour*
Douleur brûlante à la pointe de la langue :	RHUS RADICANS 5 CH	*3 granules 2 fois par jour*
Sensation comme si la langue était échaudée :	AESCULUS HIPPOCASTANUM 5 CH	*3 granules 2 fois par jour*
Brûlure et irritation de la langue :	RUMEX CRISPUS 5 CH	*3 granules 2 fois par jour*

■ **OREILLES**

Chaleur brûlante aux oreilles :	SANGUINARIA 4 CH	*3 granules 2 fois par jour*

■ **FACE**

Douleur brûlante dans les tempes :	MERCURIUS SOLUBILIS 5 CH	*3 granules par jour (ne pas dépasser quelques jours)*

Voir également Bouffées de chaleur

■ POITRINE

Sensation de brûlure à la poitrine qui descend vers l'abdomen :	SANGUINARIA 5 CH	*3 granules 2 fois par jour*
Douleur brûlante dans la poitrine avec toux :	KALIUM NITRICUM 5 CH	*3 granules 2 fois par jour*
Douleur brûlante au sommet du poumon gauche irradiant à l'omoplate gauche :	MYRTUS COMMUNIS 5 CH	*3 granules par jour*
Douleurs brûlantes, piquantes, lancinantes, base du poumon droit :	KALIUM CARBONICUM 5 CH	*3 granules 2 fois par jour*
Douleurs brûlantes, piquantes, lancinantes, base du poumon gauche :	NATRUM SULFURICUM 9 CH	*3 granules 2 fois par jour*

■ ŒSOPHAGE

Tout le tube digestif est brûlant (de la bouche à l'estomac) :	IRIS VERSICOLOR 4 CH	*3 granules 2 fois par jour*
On peut ajouter :	ROBINIA 5 CH	*3 granules par jour*
et :	SULFURICUM ACIDUM 4 CH	*3 granules par jour*
Brûlures dans l'œsophage et dans l'estomac :	TARENTULA HISPANICA 4 CH	*3 granules 2 fois par jour*

■ ESTOMAC *(Voir également ci-dessus ; essayer aussi :)*

Brûlures dans l'estomac :	BROMIUM 5 CH	*3 granules par jour*
ou :	CAMPHORA 4 CH	*3 granules 2 fois par jour*
Alternance de brûlure et de froid à l'estomac :	PHOSPHORICUM ACIDUM 4 CH	*3 granules 2 fois par jour*
Brûlures gastriques intenses :	IRIS VERSICOLOR 5 CH	*5 granules avant les repas*

■ CREUX ÉPIGASTRIQUE

Sensation de brûlure au creux épigastrique :	AMBRA GRISEA 4 CH	*3 granules 2 fois par jour*

■ OMBILIC - NOMBRIL

Douleur brûlante au niveau de l'ombilic :	PHYTOLACCA 4 CH	*3 granules 2 fois par jour*
Essayer aussi :	ACONITUM NAPELLUS 5 CH (*)	*3 granules par jour*
ou :	CALCAREA PHOSPHORICA 4 CH	*3 granules 2 fois par jour*

■ SEINS

Brûlure dans les seins (surtout pendant les règles) :	INDIGO 5 CH	*3 granules par jour*

■ CŒUR

Sensation de brûlure au niveau du cœur :	OPIUM 5 CH	*3 granules par jour*
Sensation que le cœur est brûlant :	MEDORRHINUM 5 CH	*5 granules (ne pas renouveler)*
Essayer aussi :	KALIUM CARBONICUM 5 CH	*3 granules 2 fois par jour*

■ FOIE

Sensation de brûlure au foie :	BRYONIA 5 CH	*3 granules par jour*
On peut ajouter :	LEPTANDRA 5 CH	*3 granules par jour*

■ **DOS**

Sensation de brûlure entre les épaules :	SULFUR 5 CH	*5 granules (ne pas renouveler)*
On peut essayer aussi :	PHOSPHORUS TRIIODATUS 5 CH	*5 granules (ne pas renouveler)*
Brûlure dans le dos comme par un fer chaud :	ALUMINA 5 CH	*3 granules par jour (ne pas dépasser quelques jours)*
On peut essayer aussi :	ARSENICUM ALBUM 5 CH	*3 granules par jour*
ou :	OLEANDER 5 CH	*3 granules par jour*
Brûlure le long de la colonne vertébrale :	PICRICUM ACIDUM 5 CH	*3 granules par jour*
Sensation d'eau bouillante courant le long de la colonne vertébrale :	USTILAGO 4 CH	*3 granules 2 fois par jour*
Sensation de brûlure dans les os du bas du dos :	CALCAREA FLUORICA 4 CH	*3 granules 2 fois par jour*
Lumbago avec douleurs brûlantes, aggravées au lit la nuit :	RHUS TOXICODENDRON 5 CH	*3 granules par jour*
Douleur brûlante au coccyx :	CARBO ANIMALIS 5 CH	*3 granules par jour*
Sensation de brûlure aux reins, des deux côtés (comme si deux bouillottes d'eau chaude étaient appliquées) :	HELONIAS 5 CH	*3 granules 2 fois par jour*

■ **ANUS - RECTUM**

Brûlure à l'anus, avant et après la selle :	OLEANDER 5 CH	*3 granules 2 fois par jour*
Brûlure et chaleur ressentie dans le rectum :	PHYTOLACCA 4 CH	*3 granules 2 fois par jour*
Sensation d'hémorroïdes brûlantes :	ABROTANUM 5 CH	*3 granules par jour*
Brûlures dans l'anus avec ténesme (violente douleur aiguë) rectal et vésical :	MERCURIUS CORROSIVUS 5 CH	*5 granules (ne pas renouveler)*
On peut ajouter :	CANTHARIS 4 CH	*3 granules 2 fois par jour*

■ **VESSIE**

Brûlure en urinant :	APIS MELLIFICA 4 CH	*3 granules 2 fois par jour*
Douleurs brûlantes dans le col de la vessie et l'urètre avant, pendant et après la miction :	CANTHARIS 4 CH	*3 granules 2 fois par jour*
Sensation de brûlure dans l'urètre :	BROMIUM 5 CH	*3 granules 2 fois par jour*
Cystite des jeunes mariées :	STAPHYSAGRIA 4 CH	*3 granules 2 fois par jour*
Cuisson au méat urinaire :	TARENTULA HISPANICA 4 CH	*3 granules 2 fois par jour*
ou :	IODUM 4 CH	*3 granules 2 fois par jour*

■ **PARTIES GENITALES**

Brûlure dans l'ovaire droit :	APIS MELLIFICA 4 CH	*3 granules 2 fois par jour*
Brûlure dans l'ovaire gauche :	CANTHARIS 4 CH	*3 granules 2 fois par jour*
Brûlure dans la région ovarienne :	ARSENICUM ALBUM 4 CH	*3 granules 2 fois par jour*
Douleur brûlante dans l'utérus :	TARENTULA HISPANICA 4 CH	*3 granules 2 fois par jour*
Douleurs brûlantes dans les testicules :	PULSATILLA 4 CH	*3 granules 2 fois par jour*

■ **MEMBRES**

Brûlures dans la paume des mains :	LILIUM TIGRINUM 4 CH	*3 granules 2 fois par jour*
On peut essayer aussi :	SANGUINARIA 4 CH	*3 granules 2 fois par jour*
Sensations brûlantes dans les mains :	SECALE CORNUTUM 5 CH	*3 granules par jour*

■ Douleurs brûlantes dans les tibias :	MERCURIUS VIVUS 5 CH	*3 granules par jour*
Douleurs brûlantes dans les tibias la nuit :	PHOSPHORICUM ACIDUM 4 CH	*3 granules 2 fois par jour*
Pieds brûlants :	CHAMOMILLA 4 CH	*3 granules 2 fois par jour*
On peut ajouter :	NATRUM SULFURICUM 5 CH	*3 granules par jour*
On peut essayer aussi :	LILIUM TIGRINUM 5 CH	*3 granules par jour*
et :	SANGUINARIA 5 CH	*3 granules par jour*
■ **OS**		
Douleurs brûlantes et rongeantes des os :	RUTA GRAVEOLENS 5 CH	*3 granules par jour*
Sensation de brûlure dans les os du bas du dos :	CALCAREA FLUORICA 4 CH	*3 granules 2 fois par jour*

Calculs *Voir Coliques néphrétiques*

Cauchemars *Voir Sommeil*

Céphalées (maux de tête)

Avis important : Ne soigner soi-même que des maux de tête passagers ou accidentels. (écarts de régime, fatigue, nervosisme, etc...).

- En cas de maux de tête chroniques ou rebelles, consulter un médecin.
- Un mal de tête fréquent peut avoir pour origine l'hypertension, le diabète, un excès d'urée, etc... Il faut donc consulter un médecin.
- En cas de douleurs intenses, notamment si le malade présente une douleur accompagnée de raideur de la nuque, ne peut supporter la lumière, est constipé et vomit, appeler sans tarder un médecin (risque de méningite).

Seul un médecin peut entreprendre un traitement de fond en cas de chronicité d'un mal de tête ; l'intensité et la gravité des troubles réclament impérativement sa venue, à plus forte raison chez les enfants.

Plan du chapitre

Pour faciliter la recherche du remède indiqué, choisir la localisation ou la circonstance relatives au trouble et se reporter à la page mentionnée.

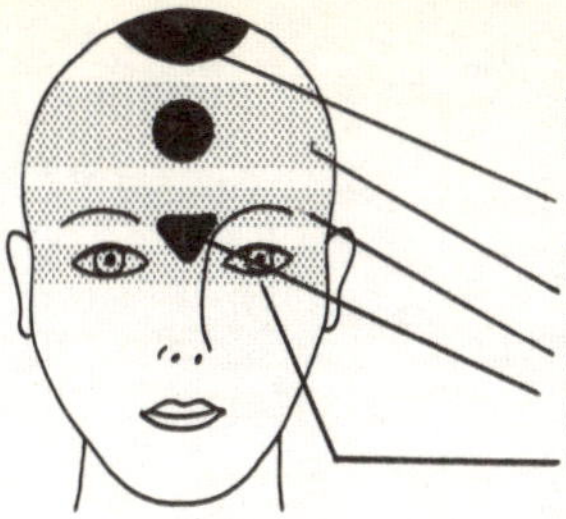

A. LOCALISATION DU MAL DE TÊTE

vertex ou sommet du crâne p. 52
frontal p. 49
sus-orbitaire p. 50
glabelle p. 52
ophtalmique p. 52

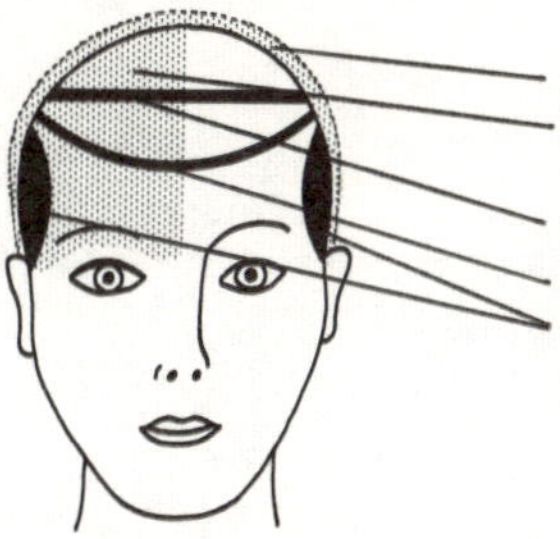

cuir chevelu p. 53
hémicranie (un seul côté de la tête-droit ou gauche) p. 48
linéaire p. 48
en bandeau p. 48
temporal (droit ou gauche) p. 51

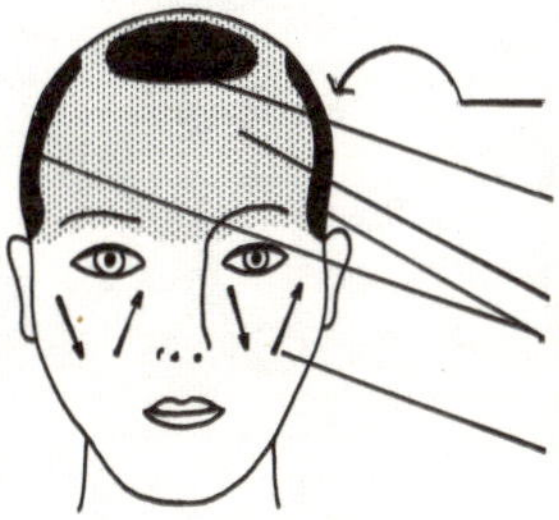

occipital (derrière la tête au-dessus de la nuque) p. 51
dans le cerveau, le crâne ou les os du crâne p. 48
généralisé ou en casque p. 47
pariétal (côté de la tête droit ou gauche) p. 51
névralgique p. 53

B. CIRCONSTANCES - ÉTIOLOGIE (= OU ORIGINE SUPPOSÉE)

céphalée congestive p. 53
céphalée nerveuse p. 54
céphalée digestive p. 54
céphalée par suite d'excès p. 55
céphalée suite à traumatisme p. 55
céphalée suite d'insolation p. 53
céphalée en rapport avec les règles p. 55
céphalée par hyperglycémie p. 55

C. CONCOMITANCES (= PHÉNOMÈNES ACCOMPAGNANT LE MAL DE TÊTE)

sensation de froid ou de froid glacial p. 56
sensation de chaleur p. 56
pâleur du visage p. 56
visage pourpre p. 56
bouffées de chaleur p. 56
sueurs (chaudes) p. 56
sueurs froides p. 56
avec vertiges p. 56
avec nausées p. 56
avec vomissements p. 56
avec photophobie (= ne supporte pas la lumière) p. 56

D. FORME DE LA DOULEUR

sensation de battements, de martèlement, d'engourdissement, de pesanteur, de constriction, de clou enfoncé, p. 57
douleur ressentie "dans les os" p. 57
fulgurante, sourde, chronique, alternante, intermittente, toujours à la même heure ou le même jour, etc... p. 58

IMPORTANT Pour donner plus d'efficacité immédiate à un remède, il est préférable, lorsque les circonstances le permettent, d'utiliser la Méthode Des GUIDI, à savoir : au lieu de prendre 5 granules comme indiqué, faire fondre une dizaine de granules dans un tiers de verre d'eau (si possible genre Evian ou Volvic), battre violemment le mélange à l'aide d'une petite cuillère et en donner au malade la valeur d'une cuillère à café toutes les 7 minutes. Rebattre à chaque fois énergiquement le liquide restant dans le verre. Espacer, puis arrêter les prises dès le résultat obtenu.

A LA LOCALISATION DU MAL DE TÊTE EST TRÈS IMPORTANTE

Mal de tête généralisé ou en casque

Douleurs dans toutes les directions :	MEDORRHINUM 7 CH	*5 granules (ne pas renouveler)*
Sensation que la tête est serrée par une calotte de plomb ou un casque :	EUPATORIUM 9 CH	*5 granules*

Céphalées (maux de tête)

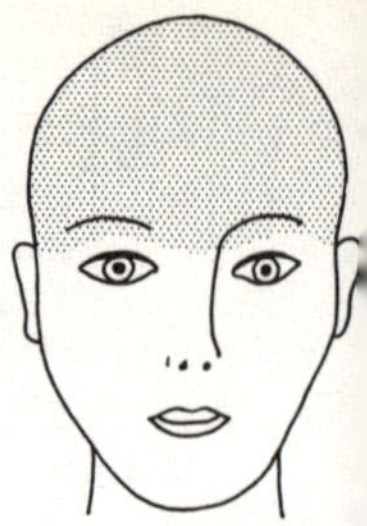

Le mal de tête débute à l'occiput (derrière la tête) et s'étend à toute la tête : MAGNESIA PHOSPHORICA 7 CH *5 granules*

Le mal de tête débute à l'occiput (derrière la tête) et s'étend au front et à la face : OPIUM 5 CH *5 granules*

Le mal de tête commence à la nuque et s'étend à toute la tête avec la sensation que le front va éclater et qu'il y a une corde serrée au-dessus des yeux : GELSEMIUM 9 CH *5 granules*

Mal de tête linéaire

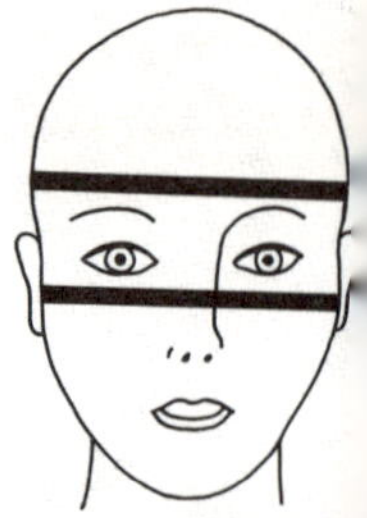

(le mal de tête semble parcourir un trajet en ligne)

Mal de tête linéaire, d'une manière générale : LUESINUM 7 CH *5 granules*

On peut ajouter : (attendre environ 15 minutes)

Douleur d'une oreille à l'autre : PALLADIUM 7 CH *5 granules*

Douleur d'une tempe à l'autre : CAESIUM 5 CH *5 granules*

Mal de tête en bandeau ou en cercle

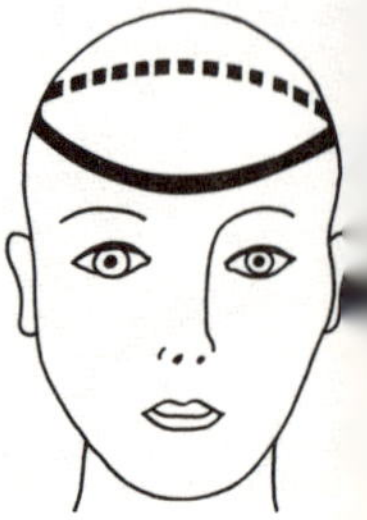

Comme un lien serré autour de la tête, juste au-dessus des yeux : GELSEMIUM 9 CH *5 granules*

Comme si la tête était serrée par une corde, avec nausées : COCCULUS 7 CH *5 granules*

Comme si la tête était serrée dans un chapeau trop étroit : BERBERIS 7 CH *5 granules*

Comme s'il y avait un bandeau autour de la tête, avec pâleur et sueurs froides : TABACUM 7 CH (*) *5 granules*

Sensation d'un bandeau autour du front, juste au-dessus des yeux : KALIUM PHOSPHORICUM 7 CH *5 granules*

Le mal de tête n'occupe qu'un seul côté de la tête (hémicranie)

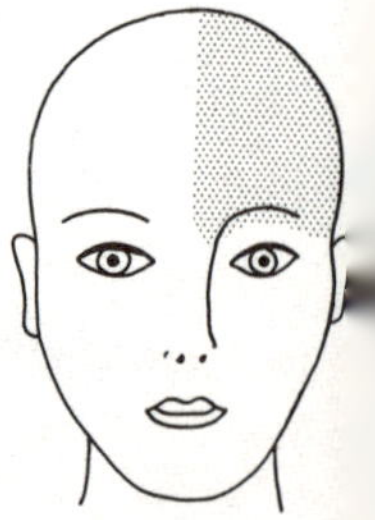

Hémicranie frontale : ARSENICUM ALBUM 7 CH *5 granules*

Douleur piquante dans un côté de la tête : MAGNESIA CARBONICA 7 CH *5 granules*

Hémicranie avec rougeur de la joue : CHAMOMILLA 9 CH *5 granules*

Hémicranie avec nausées : SECALE CORNUTUM 7 CH *5 granules*

• *hémicranie située à gauche :*

Au niveau de la bosse frontale : ARGENTUM NITRICUM 7 CH *5 granules*

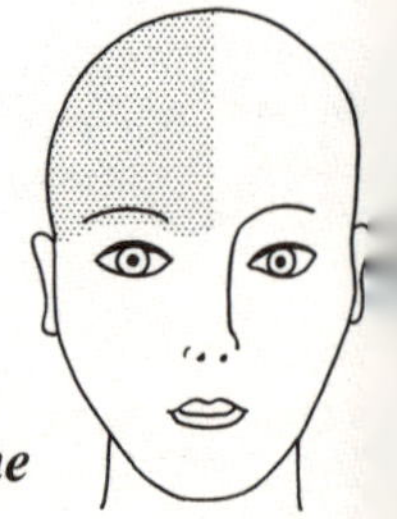

• *hémicranie située à droite :*

Comme si un clou était enfoncé dans le côté droit de la tête : AGARICUS MUSCARIUS 7 CH *5 granules*

Avec nausées : GRAPHITES 7 CH *5 granules*

Le mal de tête est ressenti dans le cerveau ou dans les os du crâne

(pour le sommet du crâne (ou vertex) : voir plus loin).

Comme si le crâne était trop étroit pour contenir le cerveau : GLONOÏN 7 CH *5 granules*

Sensibilité de tout le crâne, comme par une fracture : COLCHICUM 9 CH *5 granules*

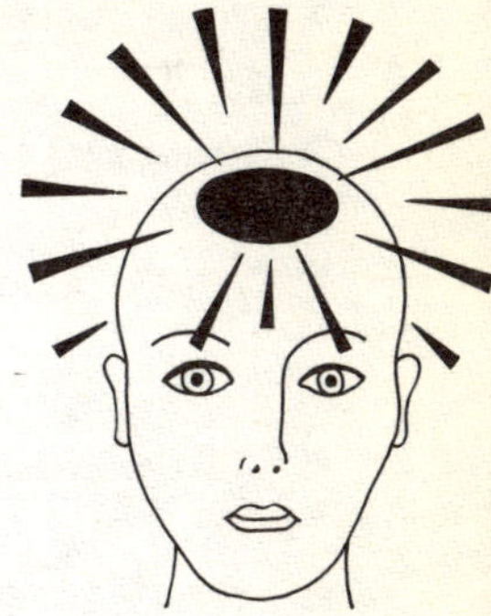

Comme des milliers d'aiguilles enfoncées dans le crâne :	TARENTULA HISPANICA 9 CH	*5 granules*
Sensation d'eau bouillante dans le crâne :	CANTHARIS 7 CH	*5 granules*
Comme si le crâne allait éclater :	ACTEA RACEMOSA 9 CH	*5 granules*
Comme si des milliers de petits marteaux frappaient le crâne :	NATRUM MURIATICUM 7 CH (*)	*5 granules*
Douleur dans les os du crâne :	MEZEREUM 9 CH	*5 granules*
Sensation de "frémissements" dans le cerveau :	ABROTANUM 9 CH	*5 granules*

Mal de tête frontal

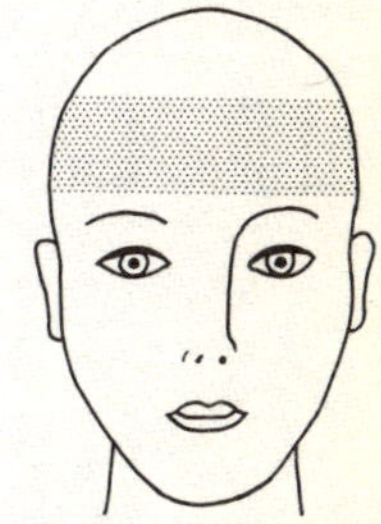

Céphalée frontale le matin au lever :	AMMONIUM MURIATICUM 9 CH	*5 granules*
La céphalée permet à peine d'ouvrir les yeux :	ALLIUM SATIVUM 9 CH	*5 granules*
Douleur battante au front, du dedans au dehors :	DROSERA 9 CH	*5 granules*
Céphalée avec battements dans la tête surtout au front :	KREOSOTUM 9 CH	*5 granules*
Sensation de pesanteur et de plénitude au niveau du front :	ALLIUM CEPA 9 CH	*5 granules*
Céphalée frontale avec sensation que la tête va éclater :	NATRUM SULFURICUM 9 CH	*5 granules*
Douleur pressive dans le front après avoir bu du vin :	ZINCUM METALLICUM 9 CH	*5 granules*
Sensation de constriction de la peau du front :	AESCULUS HIPPOCASTANUM 9 CH	*5 granules*
Sensation que le front va éclater :	GELSEMIUM 9 CH	*5 granules*
Céphalée frontale avec bourdonnement d'oreilles :	ARSENICUM ALBUM 9 CH	*5 granules*

■ **Céphalée frontale au-dessus des yeux :**

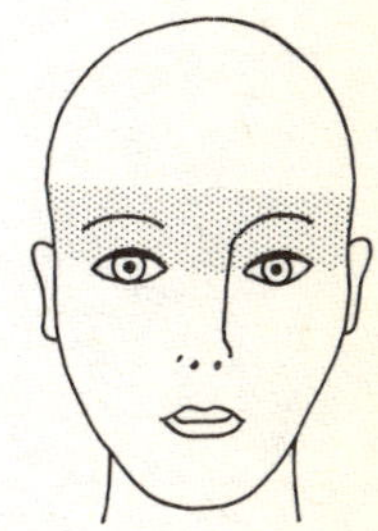

Avec étourdissement et désir de se coucher :	BELLADONA 9 CH	*5 granules*
Suite à promenade dans le vent froid :	LAC CANINUM 9 CH	*5 granules*
Au-dessus des sourcils :	STRAMONIUM 9 CH	*5 granules*
Céphalée frontale et dans la région sus-orbitaire :	PHYTOLACCA 9 CH	*5 granules*
Plus marquée sur l'œil droit :	KALIUM BICHROMICUM 9 CH	*5 granules*
Plus marquée sur l'œil gauche :	COLOCYNTHIS 9 CH	*5 granules*

■ **Céphalée frontale s'étendant de droite à gauche :**

	AESCULUS HIPPOCASTANUM 9 CH	*5 granules*

■ **Céphalée dans le front et les tempes :**

	CAPSICUM ANNUUM 9 CH	*5 granules*
Essayer aussi :	BERBERIS 7 CH	*5 granules*
S'étend aux globes oculaires :	BADIAGA 9 CH	*5 granules*

Céphalées (maux de tête)

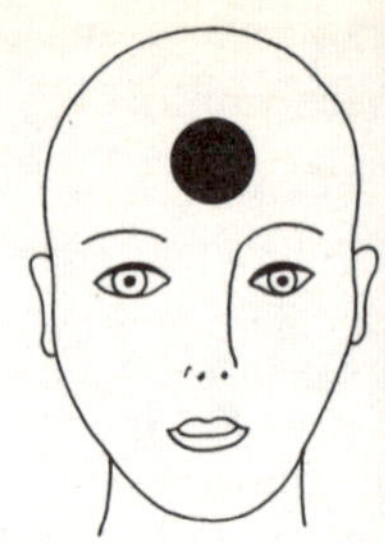

■ **Céphalée frontale s'étendant en arrière de la tête :**

PHYTOLACCA 9 CH *5 granules*

■ **Comme par une balle de plomb située dans le front :**

STAPHYSAGRIA 9 CH *5 granules*

■ **Céphalée au front et à l'occiput :**

KALIUM CARBONICUM 9 CH *5 granules*

■ **Céphalée au front et au sommet du crâne (vertex) :**

BOVISTA 9 CH *5 granules*

■ **Céphalée frontale alternante, d'un côté de la tête, puis de l'autre :**

LAC CANINUM 9 CH *5 granules*

Mal de tête sus-orbitaire

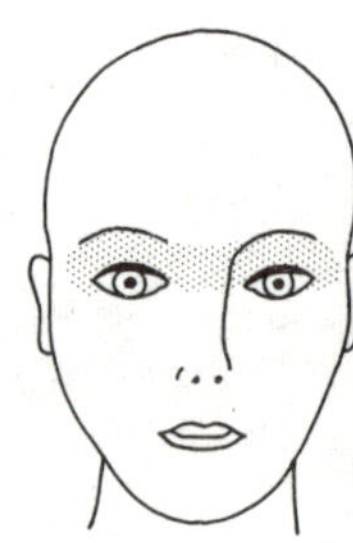

■ **Céphalée sus-orbitaire généralisée (au-dessus des deux yeux) :**

IRIS VERSICOLOR 7 CH *5 granules*

A l'occiput et au-dessus des sourcils : SEPIA 9 CH *5 granules*

Au-dessus des sourcils : STRAMONIUM 9 CH *5 granules*

A l'occiput et au-dessus des yeux et à la racine du nez : NUX VOMICA 9 CH *5 granules*

Dans les tempes et au-dessus des yeux : BORAX 7 CH *5 granules*

Mal de tête au-dessus des yeux alternant (la douleur semble passer d'un côté à l'autre) : LAC CANINUM 7 CH *5 granules*

Avec pesanteur des paupières : GELSEMIUM 9 CH *5 granules*

Avec étourdissement et désir de se coucher : BELLADONA 9 CH *5 granules*

Sensation d'une barre juste au-dessus des yeux : KALIUM PHOSPHORICUM 7 CH *5 granules*

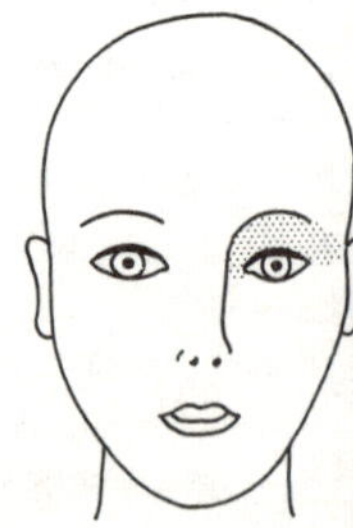

■ **Céphalée sus-orbitaire gauche :**

Essayer divers remèdes :

SPIGELIA 9 CH *5 granules*

GINKGO BILOBA 9 CH *5 granules*

SELENIUM 9 CH *5 granules*

NICOLLUM 9 CH *5 granules*

COLCHICUM 9 CH *5 granules*

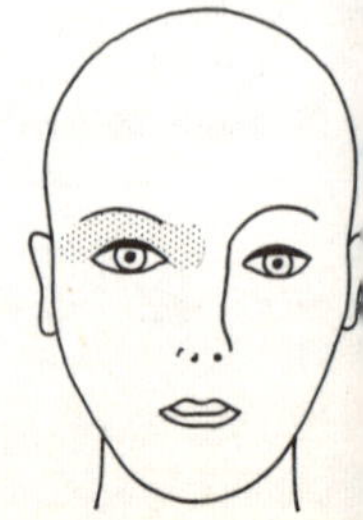

■ **Céphalée sus-orbitaire droite :**

La céphalée commence à l'occiput, monte au sommet du crâne (vertex) et vient se fixer sur l'œil droit : SANGUINARIA 9 CH *5 granules*

Céphalée au-dessus de l'œil droit, de la tempe droite et du côté droit du crâne (pariétal) : CHELIDONIUM 7 CH *5 granules*

Céphalée au-dessus de l'œil droit, qui s'étend au derrière de la tête (occiput) : BISMUTHUM 7 CH *5 granules*

Douleur lancinante au-dessus de l'œil droit s'étendant aux tempes et à l'orbite : ACTEA RACEMOSA 9 CH *5 granules*

Mal de tête occipital

(Rappelons qu'en cas de mal de tête inquiétant, surtout occipital, ne pas hésiter à appeler un médecin).

Céphalée chronique occipitale :	PICRICUM ACIDUM 9 CH	*5 granules par jour*
	PICRICUM ACIDUM 5 CH	*3 granules 2 fois par jour*
Avec froid au niveau de l'occiput :	PHOSPHORUS TRIIODATUS 7 CH	*5 granules*
Céphalée débute à l'occiput et s'étend à toute la tête :	MAGNESIA PHOSPHORICA 9 CH	*5 granules*
Sensation de compression au niveau de l'occiput :	AESCULUS HIPPOCASTANUM 9 CH	*5 granules*
Douleur occipitale améliorée en renversant la tête en arrière :	CACTUS GRANDIFLORUS 9 CH	*5 granules*
Douleur battante à l'occiput :	CROTALUS HORRIDUS 9 CH	*5 granules*
Sensation de lourdeur à l'occiput :	KREOSOTUM 9 CH	*5 granules*

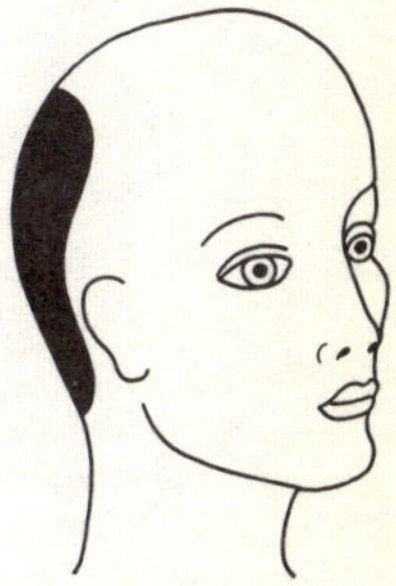

Mal de tête temporal

Céphalée avec sensation que les tempes vont éclater :	USNEA 9 CH	*5 granules*
Céphalée temporale par fatigue intellectuelle (céphalée d'études) :	AETHUSIA CYNAPIUM 9 CH	*5 granules*
Sensation que les tempes sont serrées :	PHOSPHORICUM ACIDUM 9 CH	*5 granules*
Sensation d'élancements dans les tempes :	IRIS VERSICOLOR 7 CH	*5 granules*
Sensation de clou enfoncé dans les tempes :	ANACARDIUM ORIENTALE 9 CH	*5 granules*
Céphalée temporale gauche :		
Essayer :	ARGENTUM METALLICUM 9 CH	*5 granules*
ou :	CUPRUM METALLICUM 9 CH	*5 granules*
Céphalée temporale droite :		
Essayer :	CHELIDONIUM 7 CH	*5 granules*
	NATRUM SULFURICUM 9 CH	*5 granules*
	VERBASCUM 9 CH	*5 granules*
D'une tempe à l'autre :		
Essayer :	ALLIUM CEPA 9 CH (*)	*5 granules*
	CHINA 7 CH (*)	*5 granules*
	LUESINUM 9 CH	*5 granules*
	CAESIUM 9 CH	*5 granules*
	ASCLEPIAS SYRIACA 7 CH	*5 granules*

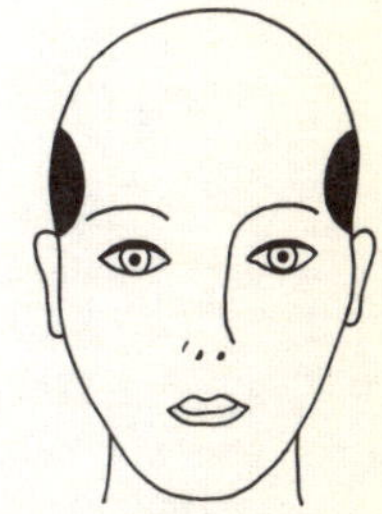

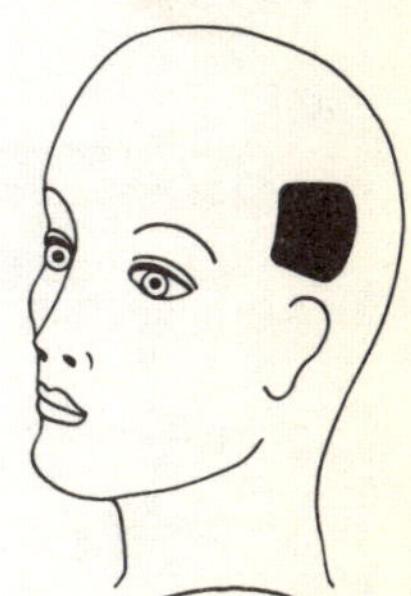

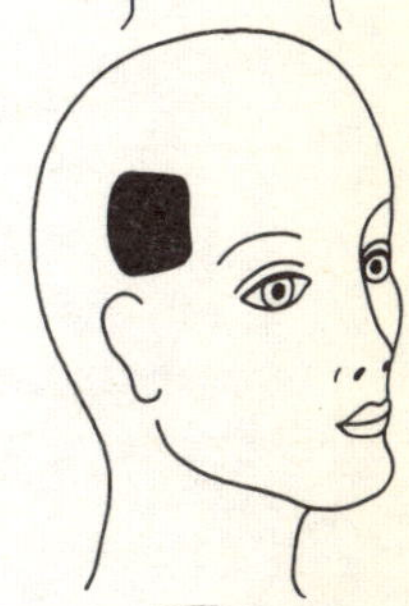

Mal de tête pariétal

Céphalée pariétale bilatérale :	KALIUM IODATUM 7 CH	*5 granules*
On peut essayer aussi :	MEZEREUM 9 CH	*5 granules*

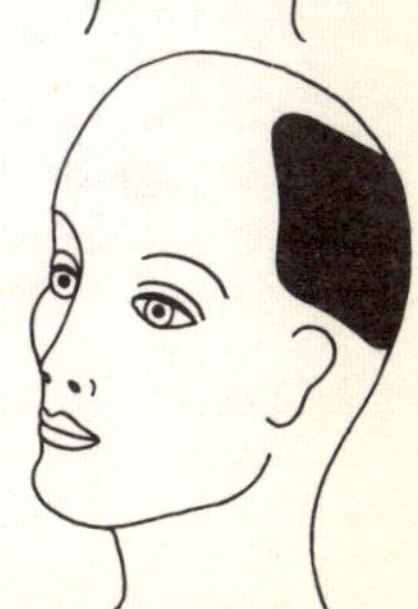

Céphalées (maux de tête)

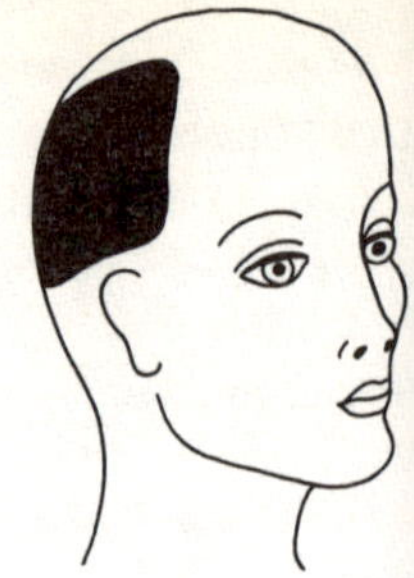

Céphalée pariétale gauche :	CUPRUM METALLICUM 9 CH	*5 granules*
On peut essayer aussi :	BROMIUM 7 CH,	*5 granules*
ou :	SEPIA 9 CH	*5 granules*
Céphalée pariétale droite :	CHELIDONIUM 9 CH	*5 granules*
On peut essayer aussi :	IGNATIA 9 CH,	*5 granules*
ou :	IRIS VERSICOLOR 7 CH	*5 granules*
ou :	SABADILLA 9 CH	*5 granules*

Mal de tête situé au vertex (ou sommet du crâne)

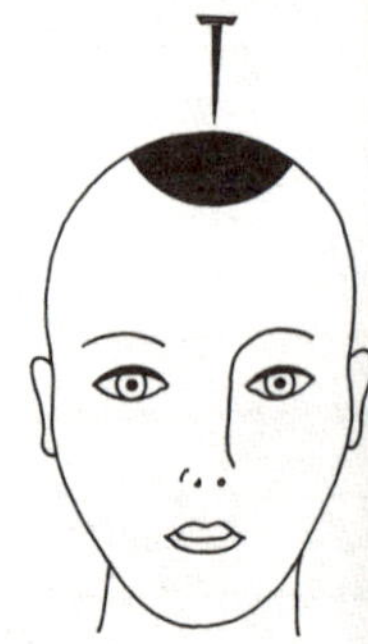

Sensation que le sommet du crâne va éclater, s'ouvrir :	ACTEA RACEMOSA 9 CH	*5 granules*
Sensation d'un poids sur le sommet de la tête, céphalée améliorée par la pression forte :	CACTUS GRANDIFLORUS 9 CH	*5 granules*
Sensation d'un morceau de glace au vertex :	VERATRUM ALBUM 9 CH	*5 granules*
Sensation de froid au vertex :	SEPIA 9 CH	*5 granules*
Sensation de brûlure au vertex :	GRAPHITES 9 CH	*5 granules*
ou :	HELONIAS 9 CH	*5 granules*
Sensation de "clou enfoncé" au vertex :	NUX VOMICA 9 CH	*5 granules*
Douleur au vertex avec pâleur de la face et main gauche froide :	AMBRA GRISEA 9 CH	*5 granules*
Sans particularités notoires, on peut essayer aussi :	HYPERICUM PERFORATUM 9 CH	*5 granules*
ou :	MENYANTHES 9 CH	*5 granules*

Mal de tête avec douleur ressentie à la racine du nez (ou glabelle)

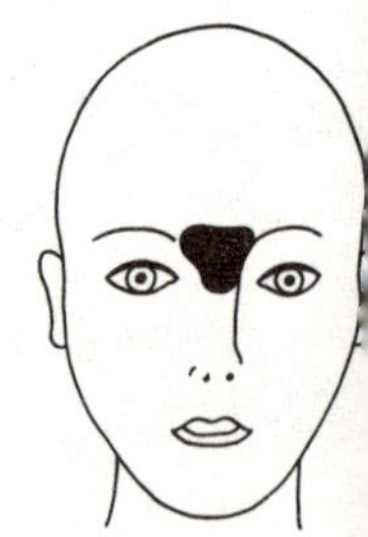

Céphalée frontale avec sensation de plénitude à la racine du nez :	STICTA PULMONARIA 7 CH	*5 granules*
Céphalée part du front et va à la racine du nez :	PTELEA 7 CH	*5 granules*
Céphalée à l'occiput et à la racine du nez :	CAMPHORA 7 CH	*5 granules*
Céphalée frontale, la douleur s'étend aux yeux et "jusqu'au bout du nez" :	BISMUTHUM 7 CH	*5 granules*

Troubles visuels - Migraines ophtalmiques

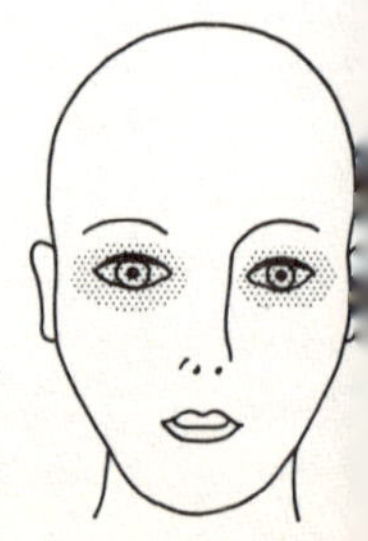

■ **Migraines ophtalmiques :**	CAUSTICUM 5 CH	*5 granules*
On peut ajouter :	GELSEMIUM 5 CH	*5 granules*
Migraine insupportable en remuant les paupières :	COLOCYNTHIS 9 CH	*5 granules*
Céphalée obligeant à fermer les yeux, élancements douloureux dans la tête :	PODOPHYLLUM 9 CH	*5 granules*
Céphalée aggravée en fermant les yeux :	THERIDION 7 CH	*5 granules*
Céphalée après effort visuel :	PHOSPHORICUM ACIDUM 9 CH	*5 granules*
Mal de tête aveuglant :	KALIUM BICHROMICUM 7 CH	*5 granules*
Sensation de brûlure dans les yeux et chaleur de la face :	ARANEA DIADEMA 9 CH	*5 granules*

Céphalée avec pesanteur des paupières ;	GELSEMIUM 9 CH	*5 granules*

■ **Globes oculaires :**

Douleur dans le globe oculaire droit : (sensation d'éclatement)	PRUNUS SPINOSA 9 CH	*5 granules*
Douleur dans les globes oculaires, irradiée à la tempe et à l'occiput :	ACTEA RACEMOSA 9 CH	*5 granules*
Douleur d'un œil à l'occiput :	LUESINUM 9 CH	*5 granules (ne pas renouveler)*
Douleur des yeux à l'occiput :	KALIUM PHOSPHORICUM 9 CH	*5 granules*
Picotements dans les globes oculaires :	OLEANDER 9 CH	*5 granules*
Endolorissement des globes oculaires :	ACTEA RACEMOSA 9 CH	*5 granules*
ou :	EUPATORIUM 9 CH	*5 granules*
Sensibilité du globe de l'œil :	AECULUS HIPPOCASTANUM 9 CH	*5 granules*

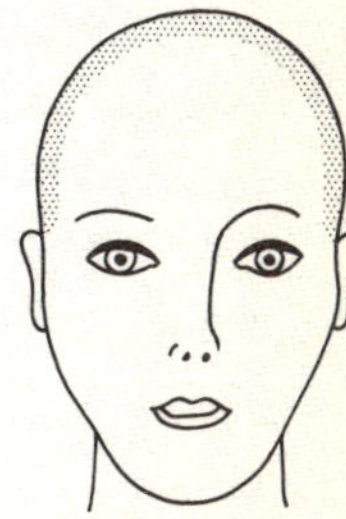

Cuir chevelu

Cuir chevelu douloureux au toucher :	AMBRA GRISEA 9 CH	*5 granules*
Névralgies du cuir chevelu :	COLOCYNTHIS 9 CH	*5 granules*
Fourmillement du cuir chevelu :	COLCHICUM 9 CH	*5 granules*
Sensation de contraction du cuir chevelu :	PARIS QUADRIFOLIA 9 CH	*5 granules*

B CIRCONSTANCES - ÉTIOLOGIE

Céphalée congestive

(Si gravité des troubles appeler le médecin)

Mal de tête à la place des règles; afflux du sang à la tête :	GLONOÏN 7 CH	*5 granules*
Mal de tête congestif pendant les règles avec sensation de fatigue :	KALIUM PHOSPHORICUM 9 CH	*5 granules*
Suite à un coup de soleil :	VERATRUM VIRIDE 5 CH (*)	*5 granules*
Afflux de sang à la tête par la moindre émotion :	MAGNESIA PHOSPHORICA 9 CH	*5 granules*

Céphalée avec pâleur de la face

	SECALE CORNUTUM 5 CH	*5 granules*
ou :	AMBRA GRISEA 5 CH	*5 granules*

Mal de tête névralgique

Voir aussi Névralgies.

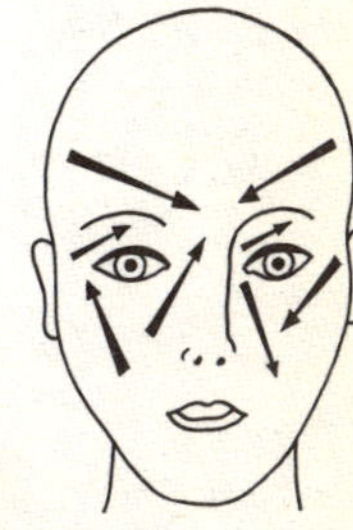

Névralgies périodiques :	COLOCYNTHIS 9 CH	*5 granules*
Névralgies autour des yeux :	ALLIUM CEPA 9 CH (*)	*5 granules*
Névralgies faciales tous les jours après le déjeuner ;	IRIS VERSICOLOR 7 CH	*5 granules*
Névralgies du trijumeau commençant à minuit ;	PULSATILLA 9 CH	*5 granules (monter à 15 CH si habitué à l'homéopathie)*
Névralgies orbitaires avec larmoiement :	IPECA 9 CH	*5 granules*

Céphalées (maux de tête)

Sensation que des aiguilles de glace touchent les nerfs :	AGARICUS MUSCARIUS 9 CH	*5 granules*
Sensation de déchirement au niveau des os de la face :	AMMONIUM MURIATICUM 9 CH	*5 granules*
Avec douleurs déchirantes dans l'intérieur de l'oreille, rougeur des joues et spasmes musculaires :	NUX VOMICA 9 CH	*5 granules*
On peut essayer aussi ces trois remèdes de névralgies :	ACTEA RACEMOSA 9 CH	*5 granules*
	MEZEREUM 9 CH	*5 granules*
	SANGUINARIA 9 CH	*5 granules*

AUTRES ORIGINES POSSIBLES

Mal de tête "nerveux"

(contrariété - agacement - colère - chagrin - émotion...)

Par CONTRARIÉTÉ :	STAPHYSAGRIA 9 CH	*5 granules*
Par AGACEMENT :	MENYANTHES 9 CH	*5 granules*
et/ou :	PHOSPHORICUM ACIDUM 9 CH	*5 granules*
et/ou :	ANACARDIUM ORIENTALE 9 CH	*5 granules*
Par COLÈRE :	COLOCYNTHIS 9 CH	*5 granules*
et/ou :	IGNATIA 9 CH	*5 granules*
Par COLÈRE "rentrée" :	STAPHYSAGRIA 9 CH	*5 granules*
Par CHAGRIN :	IGNATIA 9 CH	*5 granules*
et/ou :	AMMONIUM MURIATICUM 9 CH	*5 granules*
Par ÉMOTION, PEUR :	OPIUM 7 CH	*5 granules*
Mal de tête NERVEUX par irrégularité menstruelle :	USTILAGO 9 CH	*5 granules*

Mal de tête "digestif"

Par TROUBLES DIGESTIFS OU HÉPATIQUES :	SEPIA BILIAIRE 5 CH	*5 granules*
1/2 heure après prendre :	NUX VOMICA 9 CH	*5 granules*
et/ou :	ANTIMONIUM CRUDUM 9 CH	*5 granules*
Suite à une indigestion :	PULSATILLA 9 CH	*5 granules*
Mal de tête après le repas :	NUX MOSCHATA 9 CH	*5 granules*
et/ou :	NATRUM SULFURICUM 9 CH	*5 granules*
Pour avoir passé l'heure du dîner :	CACTUS 9 CH	*5 granules*
Par excès d'alcool :	ZINCUM 9 CH	*5 granules*
ou :	NUX VOMICA 9 CH	*5 granules (ne pas prendre ensemble NUX VOMICA et ZINCUM : incompatibles).*
et/ou :	ETHYLICUM 9 CH	*5 granules*
et/ou :	SELENIUM 9 CH	*5 granules*
et/ou :	PAULLINIA SORBILIS 9 CH	*5 granules*
Mal de tête des ivrognes, ou suite à une débauche :	AGARICUS MUSCARIUS 9 CH	*5 granules*

Mal de tête résultant d'excès

Excès de travail mental :	ANACARDIUM ORIENTALE 9 CH	*5 granules*
Mal de tête des écoliers :	KALIUM PHOSPHORICUM 9 CH	*5 granules*
et/ou :	PHOSPHORICUM ACIDUM 7 CH	*5 granules*
Excès de travail en général :	SELENIUM 9 CH	*5 granules*

Mal de tête par hyperglycémie

En cas de maux de tête fréquents et parfois très violents, s'assurer qu'ils ne font pas suite à une absorption de sucre sous toutes ses formes : pâtisseries, glaces, féculents, confitures, sirops, betteraves rouges, etc... Le mal de tête se produit plusieurs heures après l'ingestion du sucre chez certains sujets et son intensité est proportionnelle à la quantité absorbée. En informer son médecin. En attendant un traitement spécifique :

En attendant un traitement spécifique :	GLYCERINE 7 CH	*8 granules tous les 15 jours*
Au moment de la douleur :	ALLOXANUM 5 CH	*5 granules*
On peut ajouter :	SYZYGIUM 4 CH	*5 granules*
et/ou :	URANIUM COMPOSE	*3 granules 2 fois par jour*

Mal de tête suite à un traumatisme crânien

La céphalée revient périodiquement.

Première semaine :

1er jour :	ARNICA 4 CH	*5 granules le matin*
	HYPERICUM 5 CH	*5 granules l'après-midi*
2e jour :	ARNICA 5 CH	*5 granules le matin*
	HYPERICUM 7 CH	*5 granules l'après-midi*
3e jour :	ARNICA 7 CH	*5 granules le matin*
	HYPERICUM 9 CH	*5 granules l'après-midi*

Deuxième semaine :

1er jour :	ARNICA 9 CH	*8 granules une seule fois*
4e jour :	HYPERICUM 15 CH	*8 granules une seule fois*

Nota : demander conseil à son médecin homéopathe pour une progression éventuelle des doses : ARNICA 12 CH, 15 CH, 30 CH et HYPERICUM 30 CH

En cas de mal de tête rebelle, on peut essayer aussi : NATRUM SULFURICUM 9 CH — *5 granules*

Mal de tête en relation avec les règles

Céphalée avant les règles :	PLATINA 7 CH	*5 granules*
et/ou :	KREOSOTUM 7 CH	*5 granules*
et/ou :	CYCLAMEN 7 CH	*5 granules*
Céphalée pendant les règles :	SANGUINARIA 9 CH	*5 granules*
et/ou :	USTILAGO 7 CH	*5 granules*
et/ou :	CROCUS SATIVUS 7 CH	*5 granules*
et/ou :	ACTEA RACEMOSA 7 CH	*5 granules*
Sensation d'un clou enfoncé au sommet de la tête :	NUX VOMICA 9 CH	*5 granules*
Céphalée après les règles :	LILIUM TIGRINUM 7 CH	*5 granules*
et/ou :	SEPIA 9 CH	*5 granules (femme brune)*
et/ou :	PULSATILLA 9 CH	*5 granules (femme blonde)*

C PHÉNOMÈNES ACCOMPAGNANT LE MAL DE TÊTE

Sensation de froid :	TARENTULA HISPANICA 9 CH	*5 granules*
et/ou :	SEPIA 9 CH	*5 granules*
et/ou :	CALCAREA CARBONICA	*5 granules*
Sueurs froides :	HELLEBORUS NIGER 7 CH	*5 granules*
et/ou :	VERATRUM ALBUM 7 CH	*5 granules*
Sensation de froid glacial :	TABACUM 7 CH (*)	*5 granules*
	VERATRUM ALBUM 7 CH	*5 granules*
	LAUROCERASUS 9 CH	*5 granules*
Sensation de chaleur - Coloration pourpre du visage :		
(+Constriction, angoisse et faiblesse)	CACTUS 7 CH	*5 granules*
Face rouge et brûlante :	CANTHARIS 7 CH	*5 granules*
Rougeur de la face :	BELLADONA 7 CH	*5 granules*
et/ou :	CALCAREA CARBONICA 9 CH	*5 granules*
et/ou :	STANNUM 9 CH	*5 granules*
Avec photophobie (le malade ne supporte pas la lumière du jour ou artificielle qui augmente sa souffrance)		
En général, ou si la douleur occupe un seul côté de la tête :	BELLADONA 9 CH	*5 granules*
Avec mal de tête frontal :	ACONITUM 7 CH (*)	*5 granules*
Avec mal de tête frontal et crânien :	ARGENTUM NITRICUM 9 CH	*5 granules*
Douleur dans un seul côté du front :	ARSENICUM ALBUM 9 CH	*5 granules*
Douleur dans un seul côté de la tête :	BELLADONA 9 CH	*5 granules*
Douleur aux tempes et à l'occiput :	CAMPHORA 7 CH	*5 granules*
Avec sensation d'un poids dans la tête, avec vertiges :	CONIUM MACULATUM 9 CH	*5 granules*
Avec pâleur de la face :	CAMPHORA 7 CH	*5 granules*
Essayer aussi :	COLCHICUM 7 CH	*5 granules*
et/ou :	CARBO VEGETABILIS 7 CH	*5 granules*
Avec bouffées de chaleur :	SANGUINARIA 9 CH	*5 granules*
et/ou :	GLONOÏNUM 7 CH	*5 granules*
Avec sueurs (chaudes) :	CALCAREA CARBONICA 9 CH	*5 granules*
et/ou :	CHAMOMILLA 9 CH	*5 granules*
et/ou :	MAGNESIA MURIATICA 9 CH	*5 granules*
Avec vertiges :	CYCLAMEN 9 CH	*5 granules*
Avec vertiges, nausées et vomissements :	NUX VOMICA 9 CH	*5 granules*
Avec vertiges et nausées dans un déplacement :	PETROLEUM 9 CH	*5 granules*
Avec vertiges et pesanteur de la tête :	BORAX 9 CH	*5 granules*
Avec nausées :	COCCULUS 7 CH	*5 granules*
et/ou :	NUX VOMICA 9 CH	*5 granules*
et/ou :	TABACUM 9 CH (*)	*5 granules*
Avec vomissements :	IPECA 7 CH	*5 granules*
Essayer aussi :	PULSATILLA 7 CH	*5 granules*

D NATURE ET FORME DE LA DOULEUR

Essayer les remèdes suivants :

Sensation de :	GLONOÏN 7 CH	*5 granules*
Battements : (douleur "pulsatile")	CHINA 7 CH (*)	*5 granules*
	CHAMOMILLA 9 CH	*5 granules*
	CYCLAMEN 9 CH	*5 granules*
	CROCUS SATIVUS 9 CH	*5 granules*
Martèlement :	FERRUM METALLICUM 9 CH	*5 granules*
	TABACUM 9 CH (*)	*5 granules*
	TARENTULA HISPANICA 9 CH	*5 granules*
Elancement :	PODOPHYLLUM 9 CH	*5 granules*
	IRIS VERSICOLOR 7 CH	*5 granules*
Vacuité (la tête semble vide) :	ARGENTUM METALLICUM 9 CH	*5 granules*
	TABACUM 9 CH (*)	*5 granules*
	COCCULUS 9 CH	*5 granules*
Engourdissement : (au niveau du cuir chevelu)	PLATINA 9 CH	*5 granules*
(dans la tête et à la face) :	BAPTISIA 9 CH	*5 granules*
Etourdissement, ivresse :	OPIUM 7 CH	*5 granules*
	CAMPHORA 9 CH	*5 granules*
	MEZEREUM 9 CH	*5 granules*
Clou enfoncé :	IGNATIA 9 CH	*5 granules*
	RUTA 9 CH	*5 granules*
	DULCAMARA 9 CH	*5 granules*
Tête serrée par un bandeau :	NITRICUM ACIDUM 9 CH	*5 granules*
	THERIDION 9 CH	*5 granules*
	TABACUM 9 CH (*)	*5 granules*
Constriction (endroit de la tête comme serré par des pinces) :	CACTUS 9 CH	*5 granules*
Ecrasement, meurtrissure :	PHOSPHORICUM ACIDUM 9 CH	*5 granules*
	PHELLANDRIUM 9 CH	*5 granules*
Piqûre :	MAGNESIA CARBONICA 9 CH	*5 granules*
(comme par des aiguilles de glace) :	AGARICUS 9 CH	*5 granules*
Eclatement :	USNEA BARBATA 9 CH	*5 granules*
	CHAMOMILLA 9 CH	*5 granules*
	SANGUINARIA 9 CH	*5 granules*
Pesanteur :	PETROLEUM 9 CH	*5 granules*
	BROMIUM 9 CH	*5 granules*
	CARBO VEGETABILIS 9 CH	*5 granules*
Pression :	CHAMOMILLA 9 CH	*5 granules*
	THERIDION 9 CH	*5 granules*
	RHUS TOXICODENDRON 9 CH	*5 granules*

Forme de la douleur

Douleurs "osseuses", ressenties "dans les os" :	MEZERUM 9 CH	*5 granules*
	IPECA 9 CH	*5 granules*
Douleur sourde :	MAGNESIA CARBONICA 9 CH	*5 granules*
	IRIS VERSICOLOR 9 CH	*5 granules*
	CHAMOMILLA 9 CH	*5 granules*

Céphalées (maux de tête)

Douleur intermittente :	MAGNESIA PHOSPHORICA 9 CH	*5 granules*
Douleur violente :	CUPRUM METALLICUM 9 CH	*5 granules*
Douleur aiguë :	CHINA 9 CH (*)	*5 granules*
Douleur fulgurante :	KALMIA LATIFOLIA 9 CH	*5 granules*
	HYDROCYANICUM ACIDUM 9 CH	*5 granules*
Douleur qui revient avec la régularité d'une horloge :		
Tous les jours : essayer	NUX MOSCHATA 7 CH	*5 granules par jour*
pendant quelques jours alternés avec (un jour l'un, un jour l'autre) :	BELLADONA 5 CH	*5 granules*
Tous les jours ou les 2 jours, à la même heure :	CEDRON 7 CH	*5 granules*
Toutes les semaines ("migraine du Dimanche") : pendant quelques jours, un jour l'un, un jour l'autre :	LAC DEFLORATUM 5 CH	*5 granules*
	SANGUINARIA 7 CH	*5 granules*

(D'autres remèdes existent. En cas d'insuccès, consulter son médecin).

Mal de tête chronique : en plus du remède de localisation, ajouter :	VENUS MERCENARIA 9 CH	*5 granules (toutes les semaines)*

Claustrophobie

Prendre les remèdes de l'angoisse.

On peut ajouter :	CARBO VEGETABILIS 9 CH	*8 granules 2 à 3 fois par semaine*
et :	STRAMONIUM 15 CH	*si désir violent de s'échapper - 8 granules (ou 1 dose)*
avec :	MOSCHUS 7 CH	*5 granules (ou 1 dose)*

(Conserver ces 2 derniers sur soi pour les utiliser ensemble en cas de malaise dans une situation donnée. Aideront à surmonter l'épreuve).

Cœur - Troubles cardiaques

Nota : Il ne peut s'agir ici que de troubles bénins, passagers, non répétitifs. Consulter son médecin en cas de troubles alarmants ou chroniques.

■ **PALPITATIONS** *Voir Palpitations*

ANGINE DE POITRINE - crise - vrai angor : **appeler d'urgence le médecin**.

En attendant le médecin, ou si éloigné de tout secours :	CACTUS GRANDIFLORUS 7 CH	*5 granules (ne pas renouveler)*
On peut ajouter :	LATRODECTUS MACTANS 5 CH	*3 granules*
	GLONOÏNUM 4 CH	*3 granules*
	ACONITUM NAPELLUS 5 CH (*)	*3 granules*
ou mieux :	ACONITUM FERROX 5 CH (*)	*alternés toutes les 1/2 heures.*

Autre formule : prendre tout de suite :	ACONITUM NAPELLUS 7 CH (*)	*5 granules (ne pas renouveler)*
et faire suivre de :	LATRODECTUS MACTANS 4 CH	*3 granules*
	CACTUS GRANDIFLORUS 4 CH	*3 granules*
	NAJA 4 CH (**)	*3 granules alternés toutes les 1/2 heures.*
Si sensation de constriction et barre en travers de la poitrine prendre :	HAEMATOXYLON 5 CH	*3 granules (très efficace)*

■ **FAUX ANGOR** - fausse angine de poitrine (après contrôle médical) (aérophagie - nervosisme)

Prendre :	ACONITUM NAPELLUS 7 CH (*)	*8 granules*
1 heure après :	IGNATIA 9 CH	*8 granules*
1 heure après :	GELSEMIUM 5 CH	*5 granules*
1 heure après :	MELISSA 5 CH	*5 granules*
On peut ajouter, suivant les modalités :		
Douleurs crampoïdes dans la région cardiaque avec angoisse :	CRATAEGUS 7 CH	*5 granules*
Constriction avec douleur en barre :	HAEMATOXYLON 5 CH	*3 granules*
Douleurs cardiaques intenses irradiant au bras gauche :	NAJA 4 CH (**)	*3 granules 2 fois par jour*
Cœur "serré" et engourdissement du bras droit :	LILIUM TIGRINUM 5 CH	*3 granules 2 fois par jour*
Sensation que le cœur est situé à droite et qu'il est comprimé, écrasé :	BORAX 5 CH	*3 granules 2 fois par jour*
Le cœur semble venir battre dans la gorge :	PHYSOSTIGMA 5 CH	*3 granules 2 fois par jour*
Chocs subits au cœur et dans le thorax :	MANGANUM 5 CH	*3 granules 2 fois par jour*
Douleurs vives dans la région du cœur :	ABIES NIGRA 5 CH	*3 granules 2 fois par jour*
Douleurs de piqûres dans la région du cœur :		
Essayer ces remèdes :	PODOPHYLLUM 5 CH	*3 granules 2 fois par jour*
	ARNICA 5 CH	*3 granules 2 fois par jour*
	LEPIDIUM 5 CH	*3 granules 2 fois par jour*
	SPIGELIA 5 CH	*3 granules 2 fois par jour*
	KALIUM CARBONICUM 5 CH	*3 granules 2 fois par jour*

(**) Nota : Ne pas prolonger la prise de NAJA sans avis médical.

Coliques

Important : En cas de coliques violentes ou symptômes alarmants ne pas hésiter à appeler son docteur.

Coliques hépatiques

(Situées à droite) - coliques en relation avec troubles du foie.

Prendre :	CHELIDONIUM COMPOSÉ	*3 granules 2 à 3 fois par jour*
et :	BERBERIS 4 CH	*3 granules 2 fois par jour*
On peut ajouter :	SEPIA BILIAIRE 7 CH	*8 granules (1 seule fois)*
et :	PODOPHYLLUM 5 CH	*3 granules 2 fois par jour*
On peut essayer aussi :	BRYONIA 5 CH	*3 granules 2 fois par jour*
	PTELEA 5 CH	*3 granules 2 fois par jour*

Coliques intestinales - Estomac

Si sensation d'une barre sur l'estomac :	RICINUS 4 CH (**)	*3 granules 2 à 3 fois par jour*
"Crampes d'estomac" :	IGNATIA 5 CH	*3 granules 2 fois par jour alternés avec*
	CHAMOMILLA 7 CH	*5 granules 1 fois par jour*
"Crampes d'estomac" très douloureuses : essayer l'un des remèdes en :	5 CH COCHLEARIA BISMUTHUM KALIUM BICHROMICUM ROBINIA	*3 granules 2 fois par jour*
Coliques améliorées en se pliant en deux :	COLOCYNTHIS 5 CH	*3 granules 2 fois par jour*
Si ces coliques sont accompagnées de diarrhée, prendre :	MAGNESIA PHOSPHORICA 5 CH	*3 granules 2 fois par jour*
Coliques améliorées en se redressant (la tête étant inclinée vers l'arrière) :	DIOSCOREA 5 CH	*3 granules 2 fois par jour*
Coliques après avoir pris froid par temps humide :	DULCAMARA 5 CH	*3 granules 2 fois par jour*
Coliques améliorées par la pression forte :	BRYONIA 4 CH	*3 granules 2 fois par jour*
Coliques des enfants :	CHAMOMILLA 5 CH	*3 granules 2 fois par jour*
Coliques après avoir mangé des fruits :	CHINA 5 CH (*)	*3 granules 2 fois par jour*
Coliques après avoir mangé de la glace :	MANGANUM 5 CH	*3 granules 2 fois par jour*

(**) Nota : RICINUS ayant une action sur la secrétion lactée, ne pas utiliser sans avis médical chez les femmes qui allaitent.

Coliques menstruelles

Commencer par :	HELONIAS COMPOSÉ	*3 granules 2 fois par jour*
Prendre ensuite :	ACTEA RACEMOSA 7 CH	*8 granules (1 seule fois)*
On peut ajouter :	MAGNESIA PHOSPHORICA 5 CH	*3 granules 2 fois par jour*
et :	COLOCYNTHIS 5 CH	*3 granules 2 fois par jour*
Si les règles sont en avance :	BELLADONA 5 CH	*3 granules 2 fois par jour*

Si les règles sont en retard :		
Avec douleur irradiée aux cuisses :	VIBURNUM OPULUS 4 CH	*3 granules 2 fois par jour*
Avec douleur irradiée au dos et aux hanches :	GELSEMIUM 4 CH	*3 granules 2 fois par jour*
On peut essayer aussi :	ARSENICUM ALBUM 5 CH	*3 granules 2 fois par jour*
	CHAMOMILLA 5 CH	*3 granules 2 fois par jour*
	CUPRUM METALLICUM 5 CH	*3 granules 2 fois par jour*

Coliques néphrétiques

Commencer par :	BERBERIS 4 CH	*3 granules 2 fois par jour*
Ensuite :	CALCAREA CARBONICA 15 CH	*8 granules (1 seule fois)*
On peut ajouter :	COLOCYNTHIS 5 CH	*3 granules 2 fois par jour*
et :	PAREIRA BRAVA 4 CH	*3 granules 2 à 3 fois par jour*

Comédons *Voir Acné*

Conjonctivite *Voir Vision*

Constipation *Voir Selles*

Contusions

En cas de traumatisme important, consulter son docteur.

Le grand remède des contusions :	ARNICA 5 CH	*3 granules 2 fois par jour*
On peut ajouter, suivant la localisation de la contusion :		
Contusion de la tête ;	HYPERICUM 7 CH	*5 granules 1 fois par jour*
ou :	NATRUM SULFURICUM 7 CH	*5 granules 1 fois par jour pendant quelques jours*
Contusion des yeux :		
Sans ecchymose :	SYMPHYTUM 5 CH	*3 granules 2 fois par jour*
Avec ecchymose :	LEDUM PALUSTRE 5 CH	*3 granules 2 fois par jour*
et :	HAMAMELIS 4 CH	*3 granules 2 fois par jour*
Contusion des seins :	BELLIS PERENNIS 4 CH (**)	*3 granules 2 fois par jour*
Contusion des os :	RUTA GRAVEOLENS 5 CH	*3 granules 2 fois par jour*
alternés avec :	SYMPHYTUM 5 CH	*3 granules 2 fois par jour*
Contusion du coccyx :	HYPERICUM 5 CH	*3 granules 2 fois par jour*

(**) Nota : D'après certains auteurs, BELLIS PERENNIS éviterait la formation d'une tumeur d'origine traumatique à la suite de la contusion d'un sein.

Convulsions *Voir Epilepsie*

Corps étranger - (sensation de)

Sensation d'un corps étranger logé dans une partie de l'organisme

En règle générale quel que soit l'endroit du corps :	CROCUS SATIVUS 5 CH	*3 granules 2 fois par jour*
■ **TÊTE :**		
Sensation d'un corps étranger volumineux dans la tête :	CONIUM MACULATUM 9 CH	*5 granules 1 seule fois*
■ **ŒIL :**		
Sensation d'un corps étranger logé dans l'œil :	COCCUS CACTI 5 CH	*3 granules 2 fois par jour*
On peut ajouter :	CAPSICUM 5 CH	*3 granules 2 fois par jour*
Sensation de sable dans les yeux :	BERBERIS 4 CH	*3 granules 2 fois par jour*
On peut ajouter :	CAUSTICUM 5 CH	*3 granules 2 fois par jour*
■ **NEZ :**		
Sensation d'obstruction des narines :	SAMBUCUS NIGRA 5 CH	*5 granules toutes les 7 minutes (espacer dès amélioration)*
Essayer aussi :	AMMONIUM CARBONICUM 5 CH	*5 granules 2 à 3 fois par jour*
Et/ou :	CLEMATIS ERECTA 5 CH	*5 granules 2 à 3 fois par jour*
■ **GORGE :**		
Sensation d'une écharde logée dans la gorge :	NITRICUM ACIDUM 5 CH	*3 granules 2 fois par jour*
On peut ajouter :	PHYSOSTIGMA 5 CH	*3 granules 2 fois par jour*
Sensation d'une arête de poisson fichée dans le pharynx :	KALIUM CARBONICUM 5 CH	*3 granules 2 fois par jour*
Sensation d'un corps étranger dans la gorge :	ARALIA RACEMOSA 5 CH	*3 granules 2 fois par jour*
Sensation de boule dans la gorge :	IGNATIA 7 CH	*3 granules par jour*
On peut ajouter :	ASA FOETIDA 7 CH	*3 granules par jour*
Sensation d'une boule dans la gorge avec constriction :	SUMBUL 7 CH	*3 granules par jour*
■ **OREILLE :**		
Sensation d'un corps étranger dans l'oreille :	RUTA GRAVEOLENS 5 CH	*3 granules 2 fois par jour*
On peut ajouter :	MANGANUM 7 CH	*5 granules 2 fois par jour*
■ **ŒSOPHAGE - LARYNX :**		
Sensation de constriction du larynx avec sensation de corps étranger :	LOBELIA INFLATA 5 CH	*3 granules 2 fois par jour*
Sensation "de boule" dans l'œsophage :	INULA HELENIUM 5 CH	*3 granules 2 fois par jour*
On peut ajouter :	ABIES NIGRA 4 CH	*3 granules 2 fois par jour*
On peut essayer aussi :	ACIDUM NITRICUM 5 CH	*3 granules 2 fois par jour*
et :	ASA FOETIDA 5 CH	*3 granules 2 fois par jour*

■ **ESTOMAC :**

Sensation "d'un œuf dur" dans l'estomac, qui ne pourrait être digéré :	ABIES NIGRA 4 CH	*3 granules 2 fois par jour*
Sensation de quelque chose "de vivant" dans l'estomac :	CHIONANTUS 4 CH	*3 granules 2 fois par jour*
Sensation d'une "pierre qui roule" dans l'estomac :	GRATIOLA 5 CH	*3 granules 2 fois par jour*
Sensation de quelque chose "de vivant" dans le ventre ;	CROCUS SATIVUS 5 CH	*3 granules 2 fois par jour*
Sensation d'être "noué" au-dessus du nombril :	PLEXUS SOLAIRE 7 CH	*5 granules 1 fois par jour*
Sensation de blocage au niveau de l'estomac après le repas ou longtemps après :	ORNITHOGALLUM 4 CH	*3 granules 1 ou 2 fois par jour*

■ **RECTUM - ANUS :**

Sensation d'un paquet d'aiguilles dans le rectum :	AESCULUS HIPPOCASTANUM 5 CH	*3 granules 2 fois par jour*
On peut ajouter :	COLLINSONIA 5 CH	*3 granules 2 fois par jour*

Coryza *Voir aussi Rhume des foins*

Pour stopper un coryza **pris au début** :	ARSENICUM ALBUM 7 CH	*8 granules (1 seule fois)*
Ensuite prendre :	SABADILLA 9 CH	*5 granules (1 seule fois)*
1 heure après :	SANGUINARIA 4 CH	*5 granules (1 seule fois)*
On peut aussi essayer cette autre formule "passe-partout" : alterner	DULCAMARA 5 CH et CHELIDONIUM 5 CH	*3 à 4 granules 3 à 4 fois par jour*
On peut ajouter le lendemain :	INFLUENZINUM 9 CH	*5 granules (1 seule fois)*
	ARUM TRIPHYLLUM 5 CH	*3 granules 2 fois par jour*
et :	ALLIUM CEPA COMPOSE (*)	*3 granules 2 à 3 fois par jour*
Coryza avec éternuements constants :	SABADILLA 9 CH	*5 granules (1 fois)*
et/ou :	SABADILLA 5 CH	*3 granules 2 fois par jour*
Coryza chronique avec mucosités jaunâtres :	NATRUM SULFURICUM 5 CH	*3 granules 2 fois par jour*
Coryza chronique avec perte de l'odorat :	LEMNA MINOR 5 CH	*3 granules 2 fois par jour*
Coryza avec sensation de froid et éternuements "en salve" :	CISTUS CANADENSIS 5 CH	*3 granules 2 fois par jour*
Coryza spasmodique avec démangeaison des narines, de la voûte palatine et des oreilles :	ARUNDO DONAX 4 CH	*3 granules 2 fois par jour*
Coryza avec écoulement nasal important :	ALLIUM CEPA 5 CH (*)	*3 granules 2 fois par jour*
ou :	SANGUINARIA NITRICA 5 CH	*3 granules 2 fois par jour*
Coryza aggravé le soir, avec frilosité :	RUMEX CRISPUS 4 CH	*3 granules 2 fois par jour*

Coryza

Coryza avec obstruction du nez la nuit :	NUX VOMICA 4 CH	*3 granules 2 fois par jour*
et :	SANGUINARIA NITRICA 4 CH	*3 granules 2 fois par jour*
Coryza avec mal de tête localisé aux sinus :	CORALLIUM RUBRUM 4 CH	*3 granules 2 fois par jour*
et :	SYLPHIUM 4 CH	*3 granules 2 fois par jour*
Coryza aigu avec écoulement chaud, aqueux et irritant :	ARSENICUM IODATUM 5 CH	*3 granules 2 fois par jour*
Coryza spasmodique avec beaucoup d'éternuements et mictions involontaires :	SCILLA 5 CH	*3 granules 2 fois par jour*

Crampes

Traitement-type :

En règle générale :	CUPRUM METALLICUM 5 CH	*3 granules 2 fois par jour*
On peut ajouter :	MAGNESIA PHOSPHORICA 5 CH	*3 granules 2 fois par jour*

ATTENTION : En cas de crampes récidivantes ou "chroniques", ne pas se contenter du même remède, **même s'il agit à chaque fois :** consulter un médecin. Ces conseils ne doivent être utilisés que pour des maux occasionnels.

Particularités symptomatiques :

Si les crampes proviennent d'un refroidissement, ou si elles font suite à une émotion ou à une colère, prendre :	COLOCYNTHIS 5 CH	*3 granules 2 fois par jour*
Si les crampes sont violentes :	SECALE CORNUTUM 5 CH	*3 granules 2 fois par jour*
Si les crampes sont produites par le froid :	LATHYRUS 5 CH	*3 granules 2 fois par jour*
Crampes calmées en marchant :	MAGNESIA MURIATICA 5 CH	*3 granules 2 fois par jour*
Crampes après rapports sexuels :	BUFO 7 CH	*5 granules 1 fois par jour*
■ **Crampes de l'avant-bras :**	BRACHYGLOTTIS 5 CH	*3 granules 2 fois par jour*
■ **Crampes des mains, des doigts :**	MAGNESIA PHOSPHORICA 5 CH	*3 granules 2 fois par jour*
On peut essayer aussi :	ARGENTUM METALLICUM 5 CH	*3 granules 2 fois par jour*
	CAUSTICUM 5 CH	*3 granules 2 fois par jour*
	RUTA GRAVEOLENS 5 CH	*3 granules 2 fois par jour*
	STRYCHNINUM 5 CH	*3 granules 2 fois par jour*
Crampes et tiraillements dans les doigts :	VERATRUM ALBUM 5 CH	*3 granules 2 fois par jour*
Crampes de la main droite en écrivant, avec tremblements :	GINGKO BILOBA 7 CH	*3 granules par jour*
■ **Crampes des mollets :**	EUPION 4 CH	*3 granules 2 fois par jour*
	FERRUM METALLICUM 5 CH	*3 granules 2 fois par jour*
	CUPRUM METALLICUM 5 CH	*3 granules 2 fois par jour*
	VERBASCUM 5 CH	*3 granules 2 fois par jour*
Sensation de raccourcissement du tendon d'Achille avec crampes :	NATRUM CARBONICUM 5 CH	*3 granules par jour*

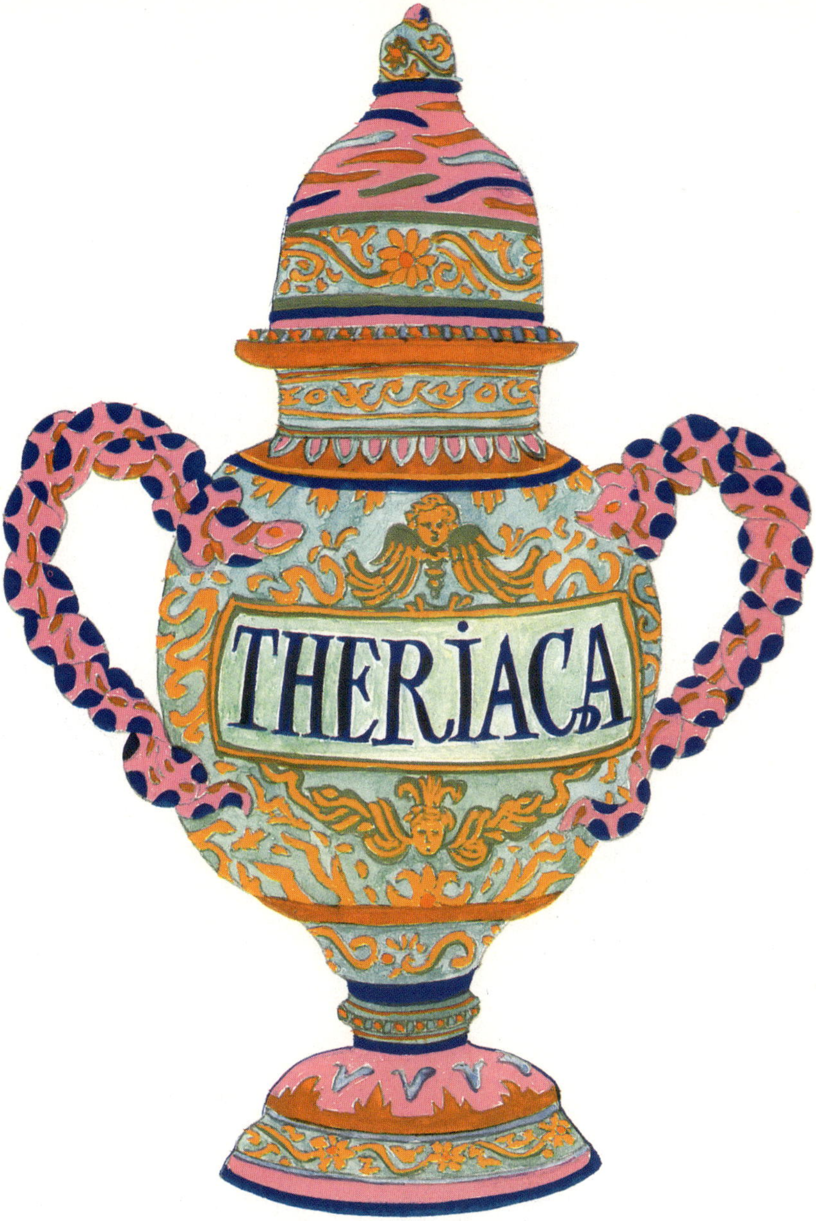

THERIAQUE

La THERIAQUE est à la fois un polypharmaque (remède composé à partir de multiples agents curateurs et servant à de nombreux usages thérapeutiques) et un alexipharmaque (contre-poison). Il demeure sans conteste le plus ancien et le plus réputé des grands remèdes du passé. Son efficacité devait être réelle, car comment expliquer sa permanence depuis environ 225 jusqu'à la fin du XIXe siècle (Codex de 1884)? Sa forme galénique était un électuaire (poudres malaxées dans du miel). Le total de ses composants s'élevait à 83, surtout des végétaux, mais deux produits d'origine animale y figuraient: le Castoreum, sédatif nerveux, et des vipères femelles desséchées (trochisques) pour servir d'antidote aux poisons et venins.
Toutes les proportions étaient codifiées et sa préparation se faisait en public par les plus grands apothicaires du royaume.
Le succès de ce produit miracle s'éteignit vers 1840, avec tout un passé au charme pittoresque.

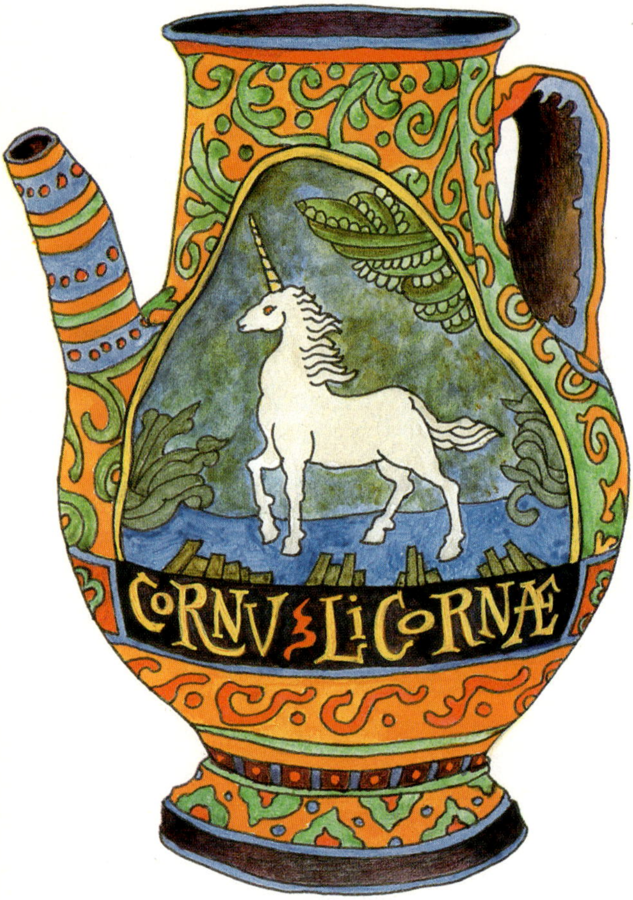

CORNE DE LICORNE

Comme chacun sait, la LICORNE était cet animal fabuleux et redoutable, d'une force étrange et sauvage, au mugissement horrible qui terrifiait même les lions, et qui ne se laissait piéger que par une jeune vierge (à défaut, un garçon travesti faisait l'affaire). L'animal merveilleux se laissait alors caresser le crin et s'endormait tranquillement, jouissant d'un indicible plaisir. Mais à son réveil, se retrouvant entouré de chasseurs, il entrait dans une violente colère et finissait souvent par se suicider. Sa corne de trois pieds, polie et blanche comme l'ivoire était un véritable trésor, recherchée par les monarques du monde entier. Il fallait toutefois la tester: araignées, crapauds et vipères devaient mourir à son contact, tandis qu'une sorte de sueur devait sourdre d'elle. Sur le plan thérapeutique, elle neutralisait tous les poisons, guérissait la plupart des maladies et - autre avantage - pouvait purifier l'eau d'une source polluée par des déjections de dragons.

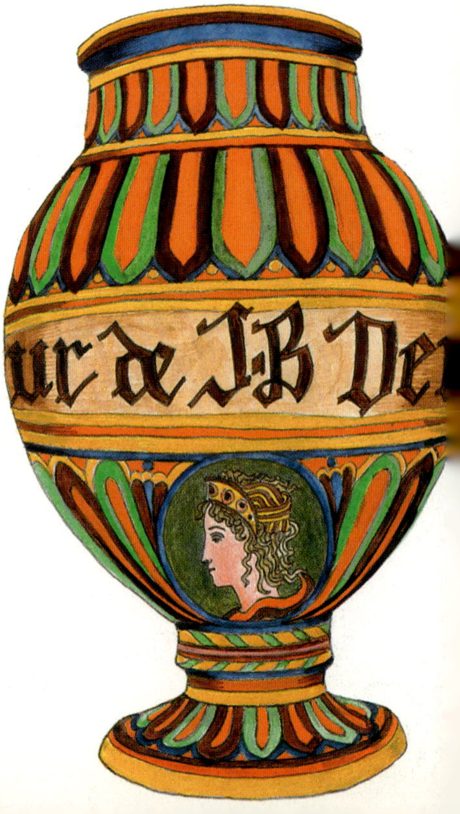

LIQUEUR HEMOSTATIQUE DE J.B. DENIS

Jean-Baptiste DENIS était un médecin de Paris qui vivait au XVIIe siècle, et qui semble avoir découvert en 1673 une essence anti-hémorragique d'une rare efficacité. On appliquait cette liqueur à l'aide de tampons imbibés, directement sur les plaies artérielles ou veineuses et l'effet était obtenu en moins d'un quart d'heure, sans séquelle de suppuration et, chose à peine croyable, sans laisser de cicatrice apparente. Son succès traversa la Manche; des expériences furent tentées sur des animaux et des êtres humains amputés: les résultats furent si positifs que le Roi d'Angleterre Charles II voulut retenir Jean-Baptiste DENIS comme premier médecin attaché à sa personne. DENIS refusa et revint en France où il mourut subitement le 3 octobre 1704, emportant dans sa tombe le secret de cette incroyable liqueur anti-hémorragique.

■ **Crampes de la cuisse droite ou de la plante du pied droit :**	VERBASCUM 5 CH	*3 granules 2 fois par jour*
■ **Crampes autour du nombril** (si symptômes alarmants, consulter le médecin - exemple de remèdes alors conseillés) :	STANNUM 5 CH	*3 granules 2 fois par jour*
	VIBURNUM OPULUS 5 CH	*3 granules 2 fois par jour*
	COLOCYNTHIS 9 CH	*3 granules 2 fois par jour*
■ **Crampes nocturnes :** on peut ajouter aux remèdes ci-dessus choisis en fonction de la localisation :	HYOSCYAMUS 5 CH	*3 granules 2 fois par jour*

Crampes d'estomac *Voir à Coliques intestinales*

Cystite

Traitement-type :

Prendre :	COLIBACILLINUM 9 CH	*8 granules 1 seule fois*
Alterner ensuite :	CANTHARIS 4 CH	*3 granules 2 fois par jour*
et :	FORMICA RUFA 4 CH	*3 granules 2 fois par jour*
On peut ajouter :	MERCURIUS CORROSIVUS 5 CH	*5 granules 1 fois par jour (ne pas dépasser quelques jours)*
et ;	CAPSICUM ANNUUM 4 CH	*3 granules 2 fois par jour*

Particularités symptomatiques :

On peut aussi ajouter l'un de ces remèdes en fonction de son indication :

Besoins fréquents d'uriner, sans douleur :	TARAXACUM 4 CH	*3 granules 2 fois par jour*
Envies brusques d'uriner :	PETROSELINUM 5 CH	*3 granules 1 fois par jour*
Si brûlure à la miction :	CHIMAPHILA 4 CH	*3 granules 2 fois par jour*
Si violente douleur en fin de miction ;	SARSAPARILLA 4 CH	*3 granules 2 fois par jour*
Si cystite chronique :	SEPIA 5 CH	*3 granules par jour*
Cystite chronique des petites filles, avec incontinence d'urines :	EUPATORIUM PURPUREUM 5 CH	*3 granules par jour*
Cystite des jeunes mariées :	STAPHYSAGRIA 4 CH	*3 granules 2 fois par jour*

Démangeaison - Prurit

Traitement-type :

En règle générale :	ARSENICUM ALBUM 5 CH	*3 granules 2 fois par jour**
On peut ajouter :	DOLICHOS PRURIENS 5 CH	*3 granules 2 fois par jour**
et/ou :	RUMEX CRISPUS 5 CH	*3 granules 2 fois par jour**
et/ou :	FAGOPYRUM 5 CH	*3 granules 2 fois par jour**
et/ou :	URTICA URENS 5 CH	*3 granules 2 fois par jour**

(*) : rechercher celui qui convient le mieux

Démangeaison

Si prurit "allergique" :	SERUM EQUI 5 CH	*3 granules 2 fois par jour*
et :	HISTAMINUM 7 CH	*5 granules 1 seule fois par jour*
Prurit en se déshabillant :	OLEANDER 5 CH	*3 granules 2 fois par jour*
et :	NATRUM SULFURICUM 5 CH	*3 granules 2 fois par jour*
Démangeaison après avoir mangé de la charcuterie :	URTICA URENS 4 CH	*3 granules 2 fois par jour*
Démangeaisons intolérables :	PSORINUM 7 CH	*8 granules 1 seule fois (ne pas répéter avant une semaine)*
Prurit aggravé après les repas :	ANAGALLIS 5 CH	*3 granules 2 fois par jour*

Particularités symptomatiques :

On pourra aussi choisir son remède en fonction de la localisation du prurit ou de l'état :

Bouche : démangeaison à la voûte du palais :	SABADILLA 9 CH	*5 granules au moment*
Prurit oculaire :	EUPHRASIA 4 CH	*3 granules 2 fois par jour*
et/ou :	TELLURIUM 5 CH	*3 granules 2 fois par jour*
Prurit des oreilles :	MANGANUM 5 CH	*3 granules 2 fois par jour*
Prurit génital :		
Féminin	CALADIUM 5 CH	*3 granules 2 fois par jour*
et/ou :	AMBRA GRISEA 5 CH	*3 granules 2 fois par jour*
et/ou :	KREOSOTUM 5 CH	*3 granules 2 fois par jour*
et/ou :	PLATINA 5 CH	*3 granules 2 fois par jour*
Masculin	PETROLEUM 5 CH	*3 granules 2 fois par jour*
et/ou :	SAPONARIA 5 CH	*3 granules 2 fois par jour*
et/ou :	CROTON TIGLIUM 5 CH	*3 granules 2 fois par jour*
et/ou :	NITRICUM ACIDUM 5 CH	*3 granules 2 fois par jour*
Prurit anal :	AESCULUS HIPPOCASTANUM 4 CH	*3 granules 2 fois par jour*
et/ou :	ALOE 4 CH	*3 granules 2 fois par jour*
et/ou :	FLUORICUM ACIDUM 4 CH	*3 granules 2 fois par jour*
et/ou :	CHELIDONIUM 4 CH	*3 granules 2 fois par jour*
Prurit du coccyx :	BOVISTA 5 CH	*3 granules 2 fois par jour*
Prurit des vieillards :	AMBRA GRISEA 5 CH	*3 granules 2 fois par jour*
Démangeaisons à la pointe de la langue :	LAC CANINUM 5 CH	*3 granules 2 fois par jour*
Prurit des poignets et du creux poplité (arrière du genou) :	RICINUS 5 CH (**)	*3 granules par jour vers 16 heures*

(**) Nota : RICINUS ayant une action sur la secrétion lactée, ne pas utiliser sans avis médical chez des femmes qui allaitent.

Dentition - problèmes de

En attendant la consultation du dentiste et en cours de traitement avec son autorisation :

Traitement-type :

ABCÈS DENTAIRE, FLUXION

Prendre :	HECKA LAVA 4 CH	*3 granules 2 fois par jour*

■ Ajouter :	BELLADONA 4 CH	*3 granules 2 fois par jour*
	APIS MELLIFICA 4 CH	*3 granules 2 fois par jour*
	PLANTAGO 4 CH	*3 granules 2 fois par jour*
	MERCURIUS SOLUBILIS 5 CH	*3 granules par jour*
	PYROGENIUM 5 CH	*5 granules par jour*
On peut aussi ajouter :	SIEGESBECKIA 5 CH	*3 granules par jour*
Si infection - douleur importante :	ECHINACEA 4 CH	*3 granules 2 fois par jour*
et :	TARENTULA CUBENSIS 4 CH	*3 granules 2 fois par jour*

CARIES DENTAIRES

Prendre ;	KREOSOTUM 5 CH	*3 granules par jour*
alternés avec :	STAPHYSAGRIA 5 CH	*3 granules par jour*
On peut ajouter :	MEZEREUM 5 CH	*3 granules par jour*
	ABIES PECTINATA 4 CH	*3 granules 2 fois par jour*
	CALCAREA CARBONICA 4 CH	*3 granules par jour*
alternés avec :	CALCAREA FLUORICA 4 CH	*3 granules par jour*
Si douleurs plus fortes la nuit :	MAGNESIA CARBONICA 5 CH	*3 granules 1 à 2 fois par jour*

POUSSÉES DENTAIRES

Prendre :	APIS MELLIFICA 4 CH	*3 granules 2 fois par jour*
alternés avec :	BELLADONA 4 CH	*3 granules 2 fois par jour*
Ajouter :	DOLICHOS PRURIENS 4 CH	*3 granules 1 fois par jour*
et :	CHAMOMILLA 4 CH	*3 granules 1 fois par jour*

DENTS DE SAGESSE

Prendre :	CHEIRANTUS CHEIRI 4 CH	*3 granules 2 à 3 fois par jour*
Ajouter :	PLANTAGO 4 CH	*3 granules 1 à 2 fois par jour*
avec :	ARNICA 5 CH	*3 granules 1 fois par jour*
et :	CALENDULA 5 CH	*3 granules 1 fois par jour*
Si douleur intense, on peut aussi prendre :	COFFEA 9 CH	*5 granules 1 à 2 fois par jour*
et/ou :	HYPERICUM 9 CH	*5 granules 1 à 2 fois par jour*

EXTRACTION DENTAIRE

■ Avant extraction :	PHOSPHORUS TRIIODATUS 5 CH	*5 granules 1 fois*
Ajouter :	ARNICA 4 CH	*3 granules 1 à 2 fois par jour*
et :	CHINA 4 CH (*)	*3 granules 1 à 2 fois par jour*
■ Après extraction :		
Continuer :	ARNICA 4 CH	*3 granules 1 à 2 fois par jour*
avec :	CHINA 4 CH (*)	*3 granules 1 à 2 fois par jour*
et :	CALENDULA 5 CH	*3 granules 1 fois par jour*
Si atteinte du périoste, ajouter :	SYMPHYTUM 4 CH	*3 granules 1 à 2 fois par jour*
Si douleur filets nerveux :	HYPERICUM 5 CH	*3 granules 1 à 2 fois par jour*

NÉVRALGIES DENTAIRES *Voir Névralgies*

DOULEURS DENTAIRES

Prendre :	MERCURIUS SOLUBILIS 5 CH	*5 granules par jour*
et :	SIEGESBECKIA 5 CH	*5 granules par jour*
Ajouter :	CHAMOMILLA 7 CH	*5 granules par jour*
avec :	MAGNESIA PHOSPHORICA 5 CH	*3 granules 2 fois par jour*
et :	BELLADONA 4 CH	*3 granules 2 fois par jour*

Particularités symptomatiques :

Ajouter éventuellement en fonction des troubles ci-après :

Amélioration par la chaleur :	ARSENICUM ALBUM 4 CH	*3 granules 2 fois par jour*
Amélioration par les boissons froides :	COFFEA 9 CH	*5 granules par jour*
et :	BISMUTHUM 5 CH	*3 granules 1 à 2 fois par jour*
Douleurs aggravées la nuit :	CLEMATIS ERECTA 4 CH	*3 granules 1 à 2 fois par jour*
et :	MERCURIUS SOLUBILIS 4 CH	*3 granules 1 fois par jour*
Si rougeur et congestion des gencives :	FERRUM METALLICUM 5 CH	*3 granules 1 à 2 fois par jour*
Si mal de dents lancinant :	NATRUM SULFURICUM 7 CH	*5 granules 1 fois par jour*
Si mal de dents soulagé en étant couché sur le côté douloureux :	BRYONIA 4 CH	*3 granules 1 à 2 fois par jour*
Si irradiation de la douleur à l'oreille :	CAPSICUM 5 CH	*3 granules 2 fois par jour*
Douleurs lancinantes dans les dents, aggravées par la chaleur :	NUX MOSCHATA 5 CH	*3 granules 2 fois par jour*

Dépression nerveuse

Il ne peut s'agir ici que de troubles mineurs. En cas de gravité ou de persistance des troubles, consulter un médecin.

Nous distinguerons :

- **"LE NERVOSISME"**
- **L'ÉTAT DÉPRESSIF** - MÉLANCOLIE - CHAGRIN - TRISTESSE - NEURASTHÉNIE
- **LES DOULEURS "SINE MATERIA"** (sans réalité objective) MALADIES "IMAGINAIRES" "Il n'y a pas de malades imaginaires, mais seulement des malades que l'on ne sait pas soigner" (Dr VOITOT).
- **ANXIÉTE** - INQUIÉTUDE *Voir aussi Angoisses, Anxiété*
- **ANGOISSES** *Voir aussi Angoisses, Anxiété*
- **PEURS DIVERSES** - PHOBIES
- **TIMIDITÉ** - TRAC - IMPRESSIONNABILITÉ
- **AGITATION**
- **IDÉES BIZARRES**

■ **LE NERVOSISME** (Le sujet se sent nerveux, mal dans sa peau, agité, en proie à une inquiétude diffuse sans motif).

Prendre :	IGNATIA 5 CH	*3 granules les jours pairs*
et :	KALIUM BROMATUM 5 CH	*3 granules les jours impairs*

■ On peut ajouter :	ACIDUM PHOSPHORICUM COMPOSE	*3 granules 2 fois par jour tous les jours*
Le 5e jour prendre :	ARNICA 7 CH	*8 granules (ne rien prendre d'autre)*
Le 10e jour prendre :	ARNICA 9 CH	*8 granules (ne rien prendre d'autre)*
Le 15e jour prendre :	ARNICA 12 CH	*8 granules (ne rien prendre d'autre)*
On peut ajouter également tous les 2 jours, pendant une semaine :	PLEXUS SOLAIRE 7 CH	*5 granules*

■ **L'ÉTAT DÉPRESSIF** (Le sujet se sent déprimé, en proie à des idées noires. A l'impression "que ses nerfs prennent le dessus").

Prendre :	ACIDUM PHOSPHORICUM COMPOSE	*3 granules tous les jours*
Ajouter 1 jour sur 2 :		
• **Le 1er jour :**	IGNATIA 5 CH	*3 granules le matin*
	ARSENICUM ALBUM 5 CH	*3 granules l'après-midi*
	KALIUM BROMATUM 4 CH	*3 granules le soir*
• **Le 2e jour :**	RAUWOLFIA SERPENTINA 5 CH (*)	*3 granules le matin*
	AMBRA GRISEA 5 CH	*3 granules l'après-midi*
	ASA FOETIDA 4 CH	*3 granules le soir*
Le 5e jour prendre :	CALCAREA CARBONICA 7 CH	*8 granules (ou 1 dose) (ne rien prendre d'autre ce jour-là)*
Le 10e jour prendre :	COLIBACILLINUM 9 CH	*8 granules (ou 1 dose) (ne rien prendre d'autre ce jour-là)*
Le 15e jour prendre :	RAUWOLFIA SERPENTINA 9 CH (*)	*8 granules (ou 1 dose) (ne rien prendre d'autre ce jour-là)*

(*) Ne pas utiliser RAUWOLFIA chez une femme enceinte ou chez un sujet ayant des antécédents colitiques (Dr JULIAN).

Particularités symptomatiques :

On pourra ajouter suivant ces indications particulières, pendant quelques jours :

MÉLANCOLIE, TRISTESSE, NEURASTHÉNIE :
(demander conseil à son médecin homéopathe pour la posologie).

Mélancolie d'origine sexuelle :	AGNUS CASTUS 5 CH	*3 granules par jour*
et/ou :	SELENIUM 5 CH	*3 granules par jour*
Mélancolie : essayer ces remèdes :	SECALE CORNUTUM 5 CH	*3 granules par jour*
	SEPIA 5 CH	*3 granules par jour*
	LAC CANINUM 5 CH	*3 granules par jour*
	CACTUS 5 CH	*3 granules par jour*
	PULSATILLA 5 CH	*3 granules par jour*
	MANCINELLA 5 CH	*3 granules par jour*
Tristesse, dépression :	NEPENTHES 5 CH	*3 granules par jour*

CHAGRIN, VEXATION, COLÈRE

Mauvais effets des chagrins :	AMMONIUM MURIATICUM 7 CH	*5 granules par jour*
et :	ARNICA 9 CH	*5 granules par jour*

(Cette formule est très efficace pour supporter sereinement des épreuves : deuils, chagrins, etc.)

Se vexe facilement :	PALLADIUM 7 CH	*5 granules par jour*
Suite à soucis répétés, se met facilement en colère :	COLOCYNTHIS 7 CH	*5 granules par jour*
(essayer aussi :	NUX VOMICA 7 CH	*5 granules)*
Chagrin d'amour :	NATRUM MURIATICUM haute dilution 15 ou 30 CH (**)	

(**) Nota : NATRUM MURIATICUM ne doit jamais être pris en haute dilution sans avis médical, car doit être évité dans les cas d'urémie ou d'œdème du poumon.

(Demander conseil à son médecin homéopathe).

DOULEURS "SINE MATERIA" *Voir aussi Hypocondrie*

(Ces remèdes doivent être pris pendant quelque temps, éventuellement en dilutions plus hautes : consulter son médecin).

Grand remède des "maladies imaginaires" :	SABADILLA 9 CH	*3 granules par jour*
Ressent tous les troubles d'une maladie cardiaque, sans l'avoir réellement (bon résultat des examens habituels) :	BROMIUM 5 CH	*3 granules par jour*
Peur d'avoir une maladie grave :	LAC CANINUM 7 CH	*5 granules*
Peur d'avoir une maladie incurable :	LILIUM TIGRINUM 7 CH	*5 granules*
et/ou :	ARGENTUM NITRICUM 7 CH	*5 granules*
Peur d'avoir une maladie contagieuse :	CALCAREA CARBONICA 7 CH	*5 granules*
Craintes non fondées au sujet de sa santé :	KALIUM CARBONICUM 7 CH	*5 granules*
Préoccupation constante de sa santé :	AMMONIUM CARBONICUM 9 CH	*5 granules*
Croit qu'il est très malade (sans raison objective) :	ARGENTUM METALLICUM 9 CH	*5 granules*
Crainte de ne jamais recouvrer la santé :	ALLIUM SATIVUM 9 CH	*5 granules*
et/ou :	ARSENICUM ALBUM 9 CH	*5 granules*
Névrose cardiaque, engourdissement du bras gauche sine materia :	SUMBUL 5 CH	*5 granules*

ANXIÉTÉ, INQUIÉTUDE

En règle générale, par jour :	KALIUM BROMATUM 7 CH	*5 granules ("le tranquillisant" homéopathique)*
et surtout :	ARNICA 9 CH	*5 granules (qui est un grand tranquillisant trop peu connu)*
Anxiété profonde :	PULSATILLA 9 CH	*5 granules*
S'effraye au moindre bruit :	KALIUM CARBONICUM 9 CH	*5 granules*
Voit "tout en noir" dans la vie ;	SEPIA 9 CH	*5 granules*
(Ajouter le lendemain :	NUX VOMICA 5 CH	*5 granules)*
Déprimé, anxieux après les relations sexuelles :	CEDRON 9 CH	*5 granules*

Se tracasse sans répit :	ALUMINA 7 CH	*5 granules*
Appréhension de mauvaises nouvelles :	CALCAREA PHOSPHORICA 9 CH	*5 granules*

ANGOISSES *Voir aussi Angoisses, Anxiété*

Le grand remède des angoisses :	ACONITUM 9 CH (*)	*5 granules*
Angoisse avec peur de la mort :	ARSENICUM ALBUM 9 CH	*5 granules*
et/ou :	ACONITUM 9 CH (*)	*5 granules*
Solitude insupportable :	BISMUTHUM 9 CH	*5 granules*
et/ou :	CALCAREA CARBONICA 15 CH	*5 granules*
et/ou :	DROSERA 15 CH (*)	*5 granules*
Angoisses constantes avec peur de la mort ;	SECALE CORNUTUM 9 CH	*5 granules*
Angoisse par la solitude le soir ou s'il se réveille en pleine nuit :	DROSERA 15 CH (*)	*5 granules*
Crise d'angoisse la nuit, doit sortir de son lit :	ARSENICUM ALBUM 9 CH	*5 granules*
Si l'anxiété semble se localiser dans l'abdomen :	PLEXUS SOLAIRE 9 CH	*5 granules*
Angoisse avec désir de fuite :	BELLADONA 9 CH	*5 granules*
et/ou :	GELSEMIUM 9 CH	*5 granules*

PEURS DIVERSES - PHOBIES

Dépression mentale avec état de peur (surtout nocturne)	SCUTELLARIA 9 CH	*5 granules*
Peurs métaphysiques, religieuses :		
Scrupules de conscience ridicules :	BARYTA CARBONICA 7 CH	*5 granules (**)*
Essayer aussi :	CYCLAMEN 9 CH	*5 granules*
	IGNATIA 9 CH	*5 granules*
	PULSATILLA 9 CH	*5 granules*
	STRAMONIUM 9 CH	*5 granules*
Peur des revenants, des fantômes :	BROMIUM 9 CH	*5 granules*
Tourmenté, inquiet sur son salut éternel :	LILIUM TIGRINUM 9 CH	*5 granules*
Mélancolie religieuse :	PULSATILLA 9 CH	*5 granules*
Désespéré de son salut éternel :	LACHESIS - PSORINUM (haute dilution 15 ou 30 CH) (**)	

(**Demander conseil à son médecin homéopathe**).

Peur de la mort (si habitué à l'homéopathie, aller même jusqu'à 12 CH, 15 CH).

Sait qu'il sera mort la semaine prochaine (!) :	ALOE 9 CH	*5 granules (**)*
Impression de mort rapide :	AGNUS CASTUS 7 CH	*5 granules*
Pressentiment de sa mort :	APIS MELLIFICA 9 CH	*5 granules*
Sensation qu'il va mourir :	APIS MELLIFICA 9 CH	*5 granules*
Peur de la mort quand il est seul :	PHOSPHORUS TRIIODATUS 9 CH	*5 granules*
Peur de la mort au plus petit malaise :	PETROLEUM 9 CH	*5 granules*
Croit sa mort imminente :	PLATINA 9 CH	*5 granules*
Prédit le jour et l'heure de sa mort :	ACONITUM 9 CH (*)	*5 granules*

Dépression nerveuse

Peur de mourir d'une maladie grave :	LAC CANINUM 9 CH	*5 granules*
Crainte irraisonnée d'une mort prochaine :	AGNUS CASTUS 9 CH	*5 granules*
En a assez de la vie, mais a peur de mourir :	NUX VOMICA 9 CH	*5 granules*
Crainte de ne pas guérir, avec peur de la mort :	BRYONIA 9 CH	*5 granules*
Faiblesse cardiaque avec sensation de mort prochaine :	PHASEOLUS 9 CH	*5 granules*
Se réveille en pleine nuit avec crainte de mourir, car ne peut plus respirer (jeune femme nerveuse) :	GRINDELIA 9 CH	*5 granules*
Crise douloureuse au plexus solaire avec peur de mourir, aggravée en y pensant :	MEDORRHINUM 9 CH	*5 granules (Ne prendre que rarement ce remède, demander conseil à son médecin homéopathe)*

Peur des espaces *Voir Agoraphobie*

Peur des lieux enfermés *Voir Claustrophobie*

(**) Ces remèdes devant être continués pendant quelque temps, il est préférable de demander conseil à son médecin homéopathe qui pourra prescrire de plus hautes dilutions pour une meilleure résolution de ces phobies diverses.

Peur de l'orage (choisir parmi ces remèdes).

Remède utilisé fréquemment :	RHODODENDRON 9 CH	*5 granules*
Essayer aussi :	NATRUM CARBONICUM 9 CH	*5 granules*
et/ou :	NATRUM MURIATICUM 9 CH	*5 granules*
et/ou :	NITRICUM ACIDUM 9 CH	*5 granules*
et/ou :	SEPIA 9 CH	*5 granules*

Peurs diverses (choisir parmi ces remèdes).

Peur d'être empoisonné :	KALIUM BROMATUM 9 CH	*5 granules*
	HYOSCYAMUS 9 CH	*5 granules*
	PLUMBUM METALLICUM 9 CH	*5 granules*
	RHUS TOXICODENDRON 9 CH	*5 granules*
Peur d'aller dormir (pense qu'il ne se réveillera pas) :	NUX MOSCHATA 9 CH	*5 granules*
Peur de la réussite :	CHAMOMILLA (haute dilution 15 CH, voire 30 CH)	
Peur de voir arriver la nuit :	HYDROCYANICUM ACIDUM 9 CH	*5 granules*
	KALIUM CARBONICUM 9 CH	*5 granules*
	CAUSTICUM 9 CH	*5 granules*
Peur de la foule, du monde :	AMBRA GRISEA 9 CH	*5 granules*
	COCA 9 CH	*5 granules*
	GELSEMIUM 9 CH	*5 granules*
	NATRUM MURIATICUM 9 CH	*5 granules*
	PULSATILLA 9 CH	*5 granules*
	SEPIA 9 CH	*5 granules*
Peur de devenir fou :	ACTEA RACEMOSA 9 CH	*5 granules*
	CALCAREA CARBONICA 9 CH	*5 granules*
	AMBRA GRISEA 9 CH	*5 granules*
	ARGENTUM NITRICUM 9 CH	*5 granules*
	LILIUM TIGRINUM 9 CH	*5 granules*
Peur de traverser un pont :	FERRUM METALLICUM 9 CH	*5 granules*

Peur de se jeter dans le vide :	ARGENTUM NITRICUM 9 CH	*5 granules*
Peur d'être ruiné :	CALCAREA FLUORICA 9 CH	*5 granules*
Peur des courants d'air :	KALIUM CARBONICUM 9 CH	*5 granules*
	CAPSICUM 9 CH	*5 granules*
Peur de faire le moindre mouvement (sinon pense mourir) :	BRYONIA 9 CH	*5 granules*
	SANGUINARIA 9 CH	*5 granules*
	CALADIUM 9 CH	*5 granules*
Peur du bruit, ne supporte pas le bruit :	ASARUM 9 CH	*5 granules*
	CALADIUM 9 CH	*5 granules*
	NUX VOMICA 9 CH	*5 granules*
	THERIDION 9 CH	*5 granules*
Peur d'être dans le noir :	STRAMONIUM 9 CH	*5 granules*
Peurs revenant à la pleine lune :	LUNA 7 CH	*8 granules*
Prendre le lendemain :	LUNA 9 CH	*8 granules*
et prendre le surlendemain ;	LUNA 12 CH	*8 granules*
Peur maladive du sexe opposé :	PULSATILLA 9 CH	*5 granules*
Terreurs nocturnes des enfants :	CHAMOMILLA 9 CH	*5 granules*
	STRAMONIUM 9 CH	*5 granules*
	KALIUM BROMATUM 9 CH	*5 granules*
Peur d'un malheur :	SCUTELLARIA 9 CH	*5 granules*

TIMIDITÉ, TRAC, IMPRESSIONNABILITÉ

Timidité exagérée :	GELSEMIUM 9 CH	*5 granules*
	MANCINELLA 9 CH	*5 granules*
	KALIUM PHOSPHORICUM 9 CH	*5 granules*
Trac :	GELSEMIUM 9 CH	*5 granules*
	ARGENTUM NITRICUM 9 CH	*5 granules*
	IGNATIA 9 CH	*5 granules*
	KALIUM BROMATUM 9 CH	*5 granules*
Impressionnabilité :	PETROLEUM 9 CH	*5 granules*

TRAC AUX EXAMENS *Voir Examens*

AGITATION

Agitation extrême :	ARSENICUM ALBUM 9 CH	*5 granules*
	ACONITUM 9 CH (*)	*5 granules*
	ACTEA RACEMOSA 9 CH	*5 granules*
	CANTHARIS 9 CH	*5 granules*
	TARENTULA HISPANICA 9 CH	*5 granules*
Agitation anxieuse avec peur de la mort :	ACONITUM 9 CH (*)	*5 granules*
	ARSENICUM ALBUM 9 CH	*5 granules*
Précipitation, veut avoir terminé ce qu'il entreprend :	ARGENTUM NITRICUM 9 CH	*5 granules*
	LILIUM TIGRINUM 9 CH	*5 granules*
Agitation des mains, des doigts :	KALIUM BROMATUM 9 CH	*5 granules*
Agitation des jambes lorsqu'il est assis :	ZINCUM 9 CH	*5 granules*
Surexcitation et état euphorique comme si l'on était ivre (mais sans avoir bu) :	EUGENIA JAMBOSA 9 CH	*5 granules*
Surexcitation physique et mentale accompagnant un état dépressif :	NEPENTHES 9 CH	*5 granules*

Dépression nerveuse

IDÉES BIZARRES

La musique aggrave ses souffrances :	NATRUM CARBONICUM 9 CH	*5 granules*
La musique le fait pleurer :	AMBRA GRISEA 9 CH	*5 granules*
et/ou :	KREOSOTUM 9 CH	*5 granules*
et/ou :	GRAPHITES 9 CH	*5 granules*
Pense qu'il est poursuivi :	ANACARDIUM ORIENTALE 9 CH	*5 granules*
Le lit lui paraît dur, inconfortable :	ARNICA 9 CH	*5 granules*
Se perd dans les rues qu'il connaît bien :	BAPTISIA TINCTORIA 9 CH	*5 granules*
Ne supporte pas la musique qui le rend triste :	ACONITUM 9 CH (*)	*5 granules*
Ne peut supporter qu'on l'approche, qu'on le touche ou qu'on le regarde :	ANTIMONIUM CRUDUM 9 CH	*5 granules*
et/ou :	ARNICA 9 CH	*5 granules*
et/ou :	CHAMOMILLA 9 CH	*5 granules*
Sensation d'une toile d'araignée sur le visage :	BORAX 9 CH	*5 granules*
et/ou :	ALUMINA 9 CH	*5 granules*
et/ou :	BARYTA CARBONICA 9 CH	*5 granules*
Désire une foule de choses, mais ne sait pas lesquelles :	BRYONIA 9 CH	*5 granules*
Désire un objet mais le rejette aussitôt qu'il l'obtient :	CHAMOMILLA 15 CH	*5 granules*
Ne peut supporter d'être couvert, rejette ses couvertures :	CAMPHORA 9 CH	*5 granules*
Le temps passe trop lentement :	ARGENTUM NITRICUM 9 CH	*5 granules*
Le temps passe trop rapidement :	COCCULUS 9 CH	*5 granules*

IDÉES FIXES

Le grand remède est THUYA en haute dilution, prescrit en échelle (9 - 12 - 15 - 18 - 30 CH) ou PROTEUS prescrit également en échelle (voire associés) mais il est préférable de faire ce traitement sous la conduite d'un médecin homéopathe, car THUYA doit être évité dans certains cas.

Diarrhées *Voir Selles*

Digestion

Mauvaise digestion :	SOLIDAGO 4 CH	*3 granules 2 fois par jour*
Ajouter :	CHELIDONIUM COMPOSÉ	*3 granules 2 fois par jour*
Si langue blanche, ajouter :	ANTIMONIUM CRUDUM 4 CH	*3 granules 2 à 3 fois par jour*
Si langue chargée, repas trop copieux	NUX VOMICA 4 CH	*3 granules 2 fois par jour*
Embarras gastrique :		
Aux remèdes ci-dessus, ajouter si infection intestinale :	PYROGENIUM 5 CH	*5 granules 1 seule fois*
et :	ARSENICUM ALBUM 4 CH	*3 granules 2 à 3 fois par jour*
et :	ECHINACEA 4 CH	*3 granules 2 fois par jour*

Si nausées :	IPECA 5 CH	*3 granules 1 à 2 fois par jour*
Si gaz et éructations fréquentes :	CHINA 4 CH (*)	*3 granules 1 à 2 fois par jour*

Abus et intoxications : En attendant le médecin alerté devant la gravité du cas :

Si les troubles font suite aux origines supposées décrites ci-dessous, prendre :

Abus de pâtisserie, de gras :	PULSATILLA 4 CH	*3 granules 2 fois par jour*
Glaces ou eau froide l'été :	GRATIOLA 4 CH	*3 granules 2 fois par jour*
Œufs pas frais :	SULFUR IODATUM 5 CH (*)	*5 granules 1 fois par jour*
Moules :	ARSENICUM ALBUM 4 CH	*3 granules 2 fois par jour*
alternés avec :	VERATRUM ALBUM 4 CH	*3 granules 2 fois par jour*
Huîtres :		
Saison habituelle :	LYCOPODIUM 5 CH	*5 granules*
alternés avec :	CHINA 4 CH (*)	*3 granules 2 fois par jour*
Par temps chaud :	ALOE 4 CH	*3 granules 2 à 3 fois par jour*
Aliments avariés :	ARSENICUM ALBUM 4 CH	*3 granules 2 à 3 fois par jour*
(surtout viandes) alternés avec :	PYROGENIUM 5 CH	*5 granules 1 fois par jour*
et :	ECHINACEA 4 CH	*3 granules 2 fois par jour*
Troubles gastriques par légumes ou poissons avariés :	CARBO ANIMALIS 5 CH	*3 granules 2 fois par jour*
Empoisonnement par les moules ou les champignons : (en attendant le médecin appelé d'urgence) :	CAMPHORA 4 CH	*3 granules toutes les 10 minutes*

Douleurs

Lumbago *Voir Lumbago*

Sciatique *Voir Sciatique*

■ **1. Généralités**

Les douleurs partent du centre du corps ou du membre pour se diriger vers la périphérie :	KALMIA LATIFOLIA 5 CH	*3 granules 2 fois par jour*
Les douleurs partent de la périphérie du corps ou du membre pour se diriger vers le centre, l'intérieur :	LEDUM PALUSTRE 5 CH	*3 granules 2 fois par jour*
La douleur est "alternante" (passe d'un côté à l'autre) :	LAC CANINUM 5 CH	*3 granules 2 fois par jour*
Les douleurs commencent aux pieds et montent vers le haut du corps :	LEDUM PALUSTRE 5 CH	*3 granules 2 fois par jour*
Les douleurs commencent par le haut du corps et se dirigent vers les pieds :	KALMIA LATIFOLIA 5 CH	*3 granules 2 fois par jour*
La douleur est généralisée :	ABROTANUM 5 CH	*3 granules 2 fois par jour*
La douleur est localisée en un endroit très précis (1 cm^2 environ) :	KALIUM BICHROMICUM 5 CH	*3 granules 2 fois par jour*
La douleur suit un trajet :	OXALICUM ACIDUM 5 CH	*3 granules 2 fois par jour*
La douleur suit un filament nerveux :	HYPERICUM 5 CH	*3 granules 2 fois par jour*
La douleur est surtout nocturne :	LUESINUM 9 CH	*5 granules 1 fois par semaine*

Douleurs

La douleur apparaît et disparaît brusquement :

essayer ces remèdes en :	5 CH BELLADONA - IGNATIA - MAGNESIA PHOSPHORICA - KALIUM BICHROMICUM - NITRICUM ACIDUM	*3 granules 2 fois par jour*
Douleurs qui passent rapidement d'un point à un autre :	PULSATILLA 5 CH	*3 granules 2 fois par jour*
Douleurs intolérables :		
essayer ces remèdes en :	4 CH	*3 granules*
et en :	9 CH COFFEA - CHAMOMILLA - ARSENICUM ALBUM PHYTOLACCA	*5 granules, 1 heure après*
Douleurs accompagnées de secousses spasmodiques dans les membres :	AGARICUS MUSCARIUS 5 CH	*3 granules 2 fois par jour*
Douleurs améliorées par le mouvement :	RHUS TOXICODENDRON 5 CH	*3 granules 2 fois par jour*
Douleur avec agitation physique et mentale, anxiété, peur de la mort :	ACONITUM 7 CH (*)	*5 granules 1 fois par jour*

■ 2. Nature de la douleur

Sensation de brûlure : *Voir Brûlure - Sensation de*

Sensation de piqûre :
Sensation de picotements :
Sensation de fourmillements :
Sensation de chatouillement :
] *Voir Piqûre - Sensation de*

Sensation de battements : *Voir Battements - Sensation de*

Douleur pulsatile
Douleur de lancements
] *Voir Battements - Sensation de*

Douleurs à forme névralgique : *Voir Névralgies*

Douleurs fulgurantes, spasmes brusques et violents :	HYDROCYANICUM ACIDUM 7 CH	*5 granules 1 fois par jour*
ou :	KALMIA LATIFOLIA 5 CH	*5 granules 2 fois par jour*
ou :	PHYTOLACCA 5 CH	*5 granules 2 fois par jour*
ou :	MAGNESIA PHOSPHORICA 5 CH	*5 granules 2 fois par jour*
Douleur en forme de meurtrissure :	EUPATORIUM 5 CH	*3 granules 2 fois par jour*
ou :	PYROGENIUM 5 CH	*5 granules 1 fois par jour*
ou :	ARNICA 5 CH	*5 granules 1 fois par jour*
Douleurs semblables à des décharges électriques :	KALMIA LATIFOLIA 5 CH	*3 granules 2 fois par jour*
ou :	ACTEA RACEMOSA 5 CH	*3 granules 2 fois par jour*
Douleur de constriction, de griffes qui enserrent :		
A n'importe quel endroit du corps :	CACTUS 5 CH	*3 granules 2 fois par jour*
Au cœur :	CACTUS 5 CH	*3 granules 2 fois par jour*

ou :	LACHESIS 5 CH (*)	*3 granules par jour*
Autour de la tête, avec céphalées :	FUCUS VESICULOSUS 4 CH	*3 granules 2 fois par jour*
A la racine du nez :	STICTA PULMONARIA 5 CH	*3 granules 2 fois par jour*
A la gorge, au larynx :	CACTUS 5 CH	*3 granules 2 fois par jour*
ou :	IGNATIA 5 CH	*3 granules 2 fois par jour*
ou :	STILLINGIA 5 CH	*3 granules 2 fois par jour*
ou :	SUMBUL 5 CH	*3 granules 2 fois par jour*
D'un lien serré autour du bras :	NUX MOSCHATA 5 CH	*3 granules 2 fois par jour*
A la racine de la verge :	KALIUM BICHROMICUM 5 CH	*3 granules 2 fois par jour*
Douleur avec rougeur - chaleur - lancement :	BELLADONA 4 CH	*3 granules 2 fois par jour*
Douleurs lancinantes aiguës (en coup de couteau) à n'importe quel endroit du côté gauche du corps :	LEPIDIUM 5 CH	*3 granules 2 fois par jour*
Douleurs ressenties "dans les os"		
• **Os de la face :**	ASA FOETIDA 5 CH	*3 granules 2 fois par jour*
ou :	MEZEREUM 5 CH	*3 granules 2 fois par jour*
ou :	MERCURIUS SOLUBILIS 5 CH	*3 granules 1 fois par jour*
• **Os du crâne :**	ASA FOETIDA 5 CH	*3 granules 2 fois par jour*
ou :	NITRICUM ACIDUM 5 CH	*3 granules 2 fois par jour*
• **Maxillaires :**	PHOSPHORUS TRIIODATUS 5 CH	*5 granules 1 fois par jour (ne pas dépasser quelques jours)*
• **Osselets de l'oreille :**	FLUORICUM ACIDUM 5 CH	*3 granules 2 fois par jour*
• **Hanches :**	EUPATORIUM PURPUREUM 5 CH	*3 granules 2 fois par jour*
• **Vertèbres :**	PHOSPHORUS TRIIODATUS 5 CH	*5 granules 1 fois par jour (ne pas dépasser quelques jours)*
• **Os longs (tibias notamment) :**	ASA FOETIDA 5 CH	*3 granules 2 fois par jour*
ou :	NITRICUM ACIDUM 5 CH	*3 granules 2 fois par jour*
ou :	KALIUM BICHROMICUM 5 CH	*3 granules 2 fois par jour*
ou :	FLUORICUM ACIDUM 5 CH	*3 granules 2 fois par jour*
• **Sacrum - Coccyx :**	KALIUM BICHROMICUM 5 CH	*3 granules 2 fois par jour*
• **Talons :**	KALIUM IODATUM 5 CH	*3 granules 2 fois par jour*
• **Douleurs osseuses nocturnes :**	LUESINUM 9 CH	*5 granules 1 fois par semaine*
Douleurs ressenties dans les articulations :		
• Douleurs dans toutes les articulations :	ABROTANUM 5 CH	*3 granules par jour*
• Si douleurs et craquements des articulations par le mouvement :	BENZOÏCUM ACIDUM 5 CH	*3 granules par jour*
• Articulation de l'épaule :	STICTA PULMONARIA 4 CH	*3 granules 2 fois par jour*

■ 3. Localisations

• **YEUX** *Voir Vision*

Douleurs

• **TEMPES :**

Douleur aiguë, pulsatile dans la tempe gauche :	POLYGONUM PUNCTATUM 5 CH	*3 granules 2 fois par jour*

• **NEZ :**

Sensation de pincement à la racine du nez :	LACHNANTES 5 CH	*3 granules 2 fois par jour*
Bout du nez rouge et douloureux :	NITRICUM ACIDUM 5 CH	*3 granules 2 fois par jour*
Sensation d'obstruction ou de plénitude à la racine du nez :	STICTA PULMONARIA 5 CH	*3 granules 2 fois par jour*

• **MÂCHOIRES :**

Facile luxation des mâchoires :	RHUS TOXICODENDRON 5 CH	*3 granules 2 fois par jour*
Craquement des mâchoires pendant la mastication :	RHUS TOXICODENDRON 5 CH	*3 granules 2 fois par jour*
Douleur dans le maxillaire inférieur et à la racine de la langue :	ARANEA DIADEMA 5 CH	*3 granules 2 fois par jour*

• **GORGE :**

Douleur dans la gorge, avec gorge serrée :	PRIONURUS AUSTRALIS 5 CH	*5 granules 1 fois par jour*

(si symptôme alarmant, ne pas hésiter à appeler d'urgence le médecin).

Douleur comme par une écharde, aggravée en avalant :	DOLICHOS PRURIENS 5 CH	*3 granules 2 fois par jour*
Douleur d'une écharde dans la gorge chez des sujets irritables, anxieux de leur malaise :	NITRICUM ACIDUM 5 CH	*3 granules 2 fois par jour*

• **LANGUE :**

Douleur vive et aiguë à la base de la langue (racine de la langue) en la tirant :	KALIUM BICHROMICUM 5 CH	*3 granules 2 fois par jour*
Douleur à la racine de la langue en avalant :	PHYTOLACCA 5 CH	*3 granules 2 fois par jour*
Douleur à la racine de la langue et dans le maxillaire inférieur :	ARANEA DIADEMA 5 CH	*3 granules 2 fois par jour*
Douleur à la pointe de la langue :	RHUS TOXICODENDRON 5 CH	*3 granules 2 fois par jour*

• **OREILLES :**

Douleur vive dans l'oreille :	ALLIUM CEPA 5 CH (*)	*3 granules 2 fois par jour*
Douleur traversant la tête d'une oreille à l'autre :	PALLADIUM 5 CH	*3 granules 2 fois par jour*
Sensation d'obstruction ou d'élancements dans les oreilles :	MANGANUM 5 CH	*3 granules 2 fois par jour*
Douleurs à la mastoïde droite :	ONISCUS 5 CH	*3 granules 2 fois par jour*
Pour toute inflammation mastoïdienne :	CAPSICUM 5 CH	*3 granules 2 fois par jour*

• **COU :** *Voir Torticolis*

• **NUQUE :** (si symptôme alarmant, consulter un docteur).

Muscles de la nuque douloureux :	COCCULUS 5 CH	*3 granules 2 fois par jour*
Douleur tiraillante s'étendant à l'épaule gauche :	ANAGALLIS ARVENSIS 5 CH	*3 granules 2 fois par jour*

Douleurs à la nuque, aux épaules et aux omoplates, ce qui rend difficile l'action de se baisser :	BORAX 4 CH	*3 granules 2 fois par jour*
• OMOPLATES :		
Douleur sous l'omoplate droite :	CHELIDONIUM 4 CH	*3 granules 2 fois par jour*
et/ou :	PODOPHYLLUM 5 CH	*3 granules 2 fois par jour*
et/ou :	PHYSOSTIGMA 5 CH	*3 granules 2 fois par jour*
Douleur sous l'omoplate gauche :	CACTUS 5 CH	*3 granules 1 fois par jour*
et/ou :	CHENOPODII GLAUCI APHIS 4 CH	*3 granules 2 fois par jour*
Douleur entre les deux épaules ou entre les deux omoplates :	PHELLANDRIUM 4 CH	*3 granules 2 fois par jour*
• ÉPAULES :		
Douleur piquante entre les épaules :	NATRUM SULFURICUM 5 CH	*3 granules 2 fois par jour*
Douleur dans l'épaule droite :	SANGUINARIA 4 CH	*3 granules 2 fois par jour*
Douleur rhumatismale dans l'articulation de l'épaule droite :	STICTA PULMONARIA 4 CH	*3 granules 2 fois par jour*
Douleur dans l'épaule gauche :	LEDUM PALUSTRE 5 CH	*3 granules 2 fois par jour*
Douleur deltoïde droit :	SANGUINARIA 4 CH	*3 granules 2 fois par jour*
Douleur deltoïde gauche :	NUX MOSCHATA 4 CH	*3 granules 2 fois par jour*
et/ou :	FERRUM METALLICUM 4 CH	*3 granules 2 fois par jour*
et/ou :	MAGNESIA CARBONICA 4 CH	*3 granules 2 fois par jour*
• COLONNE VERTÉBRALE :		
Douleur des 3 premières vertèbres dorsales :	ACTEA RACEMOSA 4 CH	*3 granules 2 fois par jour*
Sensibilité de la colonne vertébrale aux douleurs :	ACTEA RACEMOSA 4 CH	*3 granules 2 fois par jour*
et/ou :	KALIUM CARBONICUM 5 CH	*3 granules 2 fois par jour*
et/ou :	RUTA GRAVEOLENS 5 CH	*3 granules 2 fois par jour*
et/ou :	HYPERICUM 5 CH	*3 granules 2 fois par jour*
Douleurs intenses dans les vertèbres cervicales et dans la région lombaire :	HAMAMELIS 4 CH	*3 granules 2 fois par jour*
Douleurs tiraillantes tout le long de la colonne vertébrale :	NATRUM SULFURICUM 5 CH	*3 granules 2 fois par jour*
Raideur de la colonne vertébrale avec sensation qu'elle va se briser si l'on se baisse :	AGARICUS MUSCARIUS 5 CH	*3 granules 2 fois par jour*
• DOS : *Voir aussi Lumbago*		
Douleur dans le dos en avalant :	RAPHANUS 4 CH	*3 granules 2 fois par jour*
Raideur douloureuse du dos :	BOVISTA 5 CH	*3 granules 2 fois par jour*
Sensation de brisure dans la région lombo-sacrée avec raideur :	RHUS TOXICODENDRON 5 CH	*3 granules 2 fois par jour*
Douleurs intercostales de type névralgique :	RANUNCULUS BULBOSUS 5 CH	*3 granules 2 fois par jour*
Douleurs lombaires :	PRIONURUS AUSTRALIS 5 CH	*3 granules 2 fois par jour*
Douleurs dans les hanches et dans les reins :	POLYGONUM PUNCTATUM 4 CH	*3 granules 2 fois par jour*

• **COCCYX :**

Douleurs au coccyx :	HYPERICUM 5 CH	*3 granules 2 fois par jour*
et/ou :	AMMONIUM MURIATICUM 5 CH	*3 granules 2 fois par jour*
Douleurs sourdes au coccyx, aggravées par le mouvement :	CAUSTICUM 5 CH	*3 granules 2 fois par jour*
Douleur déchirante et piquante au coccyx, survenant brusquement :	MAGNESIA PHOSPHORICA 5 CH	*3 granules 2 fois par jour*
Douleur de contusion au niveau du coccyx :	RUTA GRAVEOLENS 5 CH	*3 granules 2 fois par jour*
Douleur névralgique au coccyx avec sensation de battements et picotements, surtout en étant assis :	PARIS QUADRIFOLIA 5 CH	*3 granules 2 fois par jour*

• **ANUS :** *Voir Tenesme rectal*

Voir Brûlure - Sensation de

• **POITRINE :** (s'assurer, au préalable, auprès de son docteur, du caractère bénin de cette douleur).

Douleur à gauche, au-dessous de la clavicule :	CRATAEGUS 4 CH	*3 granules 2 fois par jour*
Douleur dans le côté droit de la poitrine :	BORAX 4 CH	*3 granules 2 fois par jour*
Essayer aussi :	ARSENICUM ALBUM 4 CH	*3 granules 2 fois par jour*
et/ou :	SANGUINARIA 4 CH	*3 granules 2 fois par jour*
Douleur pressive derrière le sternum avec nez bouché et éternuements :	SANGUINARIA NITRICA 4 CH	*3 granules 2 fois par jour*

• **SEINS :** (s'assurer au préalable auprès de son docteur du caractère bénin de la douleur)

Seins augmentés de volume et douloureux avant les règles :	ASTERIAS RUBENS 4 CH	*3 granules 2 fois par jour*
Douleurs dans le sein opposé en allaitant :	BORAX 5 CH	*3 granules 1 fois par jour*
Douleurs des seins des femmes qui allaitent ;	PHELLANDRIUM 5 CH	*3 granules 1 fois par jour*
Douleurs du sein droit :	PALLADIUM 5 CH	*3 granules 2 fois par jour*
et/ou :	SANGUINARIA 5 CH	*3 granules 2 fois par jour*
Douleur sous le sein droit :	PHELLANDRIUM 5 CH	*3 granules 2 fois par jour*
Douleur dans le sein et l'ovaire gauche :	USTILAGO 4 CH	*3 granules 2 fois par jour*
Douleur sous le sein gauche :	ACTEA RACEMOSA 4 CH	*3 granules 2 fois par jour*

• **CŒUR** (si symptômes alarmants ne pas hésiter à consulter un docteur)

Douleurs piquantes dans la région du cœur :	ARNICA 5 CH	*3 granules 2 fois par jour*
et/ou :	PODOPHYLLUM 5 CH	*3 granules 2 fois par jour*
On peut essayer aussi ;	LEPIDIUM 5 CH	*3 granules 2 fois par jour*
et :	SPIGELIA 5 CH	*3 granules 2 fois par jour*

• **NOMBRIL :** (si symptômes alarmants ne pas hésiter à consulter un docteur)

Pincements autour de l'ombilic ;	ALLIUM SATIVUM 5 CH	*3 granules 2 fois par jour*
et/ou :	COLOCYNTHIS 9 CH	*3 granules 2 fois par jour*

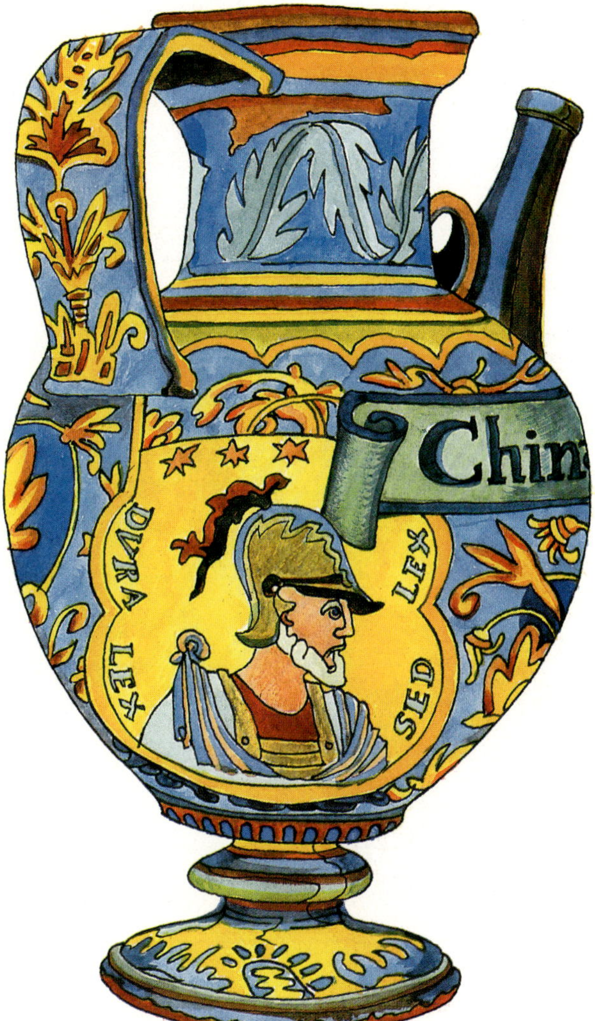

QUINQUINA (CHINA CHINA)

Le QUINQUINA (ou écorce des écorces) fut introduit en Europe vers 1640, près de MADRID où il fut expérimenté. En provenance du PEROU, ce remède contre les fièvres et le paludisme fut propagé par les Jésuites missionnaires (d'où le nom "Poudre des Jésuites") et connut un franc succès.
Il fut employé en médecine officielle vers 1680. On sait qu'HAHNEMANN découvrit le principe de l'Homéopathie en traduisant un ouvrage de CULLEN sur les vertus de ce végétal dites "roboratives" (fortifiantes) alors que son emploi lui avait délabré l'estomac au cours d'une fièvre contractée en Transylvanie.
C'est de ce "désaccord d'école" que naquit l'Homéopathie... Sous le nom de CHINA, c'est un remède homéopathique très utile dans les hémorragies.

BELLADONA

La Belladone est une plante de la famille des Solanées qui peut provoquer des hallucinations auditives et visuelles. Elle contient un alcaloïde, l'atropine, qui agit à travers la peau et produit un effet mydriatique (dilatation de la pupille).
Au Moyen Age, les sorcières utilisaient empiriquement ses propriétés sous forme d'une pommade dont elles s'enduisaient le corps pour parvenir à des états de transe (en y associant mandragore, stramoine et jusquiame).
Au XVIe siècle, les belles dames italiennes (d'où le nom de BELLA DONA) employaient aussi l'eau distillée de cette plante pour conserver la blancheur de leur teint et approfondir l'éclat de leur regard.
En homéopathie, BELLADONA est un remède "de la tête", des affections à début brutal et violent, de celles où l'on retrouve la trilogie: douleur-chaleur-rougeur.

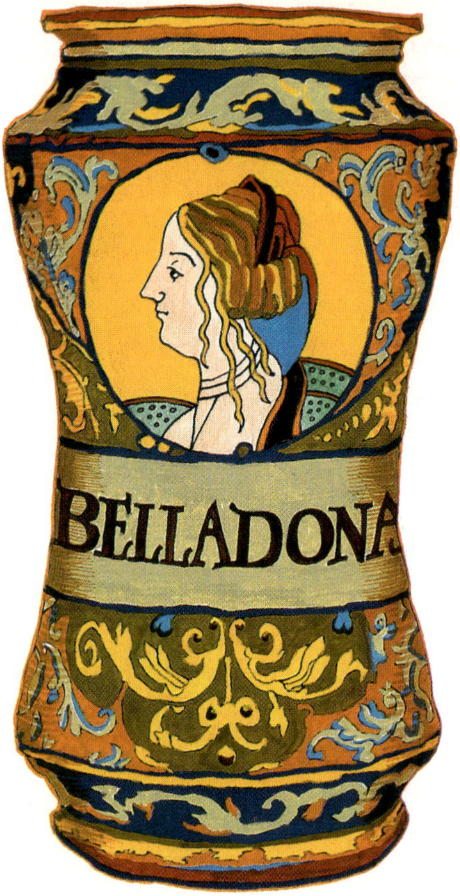

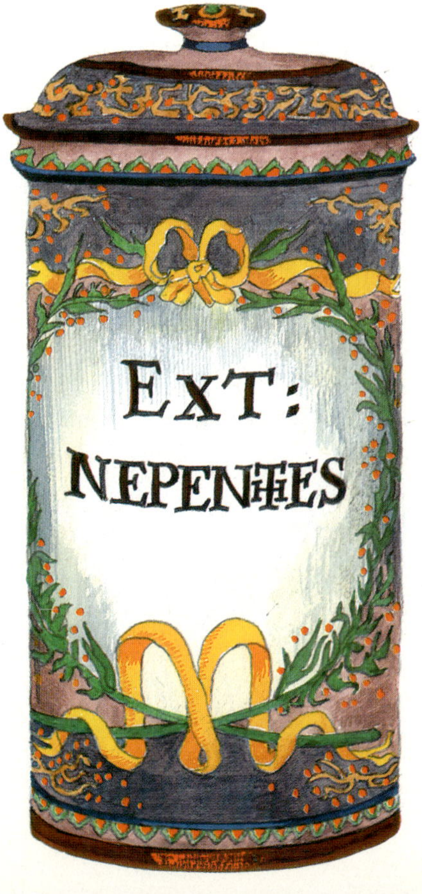

NEPENTHES

Le NEPENTHES était un breuvage magique qui chassait la tristesse et faisait oublier tous les malheurs, fussent-ils les plus horribles.
C'est en fait l'ancêtre de nos tranquillisants qu'évoque HOMERE dans l'Odyssée.
Il est vraisemblable qu'un tel remède ait existé. On suppose qu'il devait résulter d'un savant mélange de vin capiteux, de plantes aux vertus narcotiques et d'opium.
Sous le nom de NEPENTHES on utilise en homéopathie une plante de Malaisie qui sert curieusement à soigner les gens tristes et cafardeux.

• **ABDOMEN :**

Partie inférieure gauche (hypocondre gauche) :	CEANOTHUS AMERICANUS 4 CH	*3 granules 2 fois par jour*
partie inférieure droite (hypocondre droit) :	KALIUM CARBONICUM 7 CH	*3 granules 2 fois par jour*
Fosses iliaques	DIOSCOREA 5 CH	*3 granules 2 fois par jour*

• **INTESTINS :**

Coecum :	NATRUM SULFURICUM 7 CH	*3 granules 2 fois par jour*
et Colon ascendant (côté droit) :	et/ou RHUS TOXICODENDRON 5 CH	*3 granules 2 fois par jour*
Colon descendant :	TROMBIDION 9 CH	*3 granules 2 fois par jour*
et angle splénique (côté gauche) :	et/ou MOMORDICA BASALMINA 5 CH	*3 granules 2 fois par jour*
	et/ou : ARGENTUM NITRICUM 5 CH	*3 granules 2 fois par jour*

• **HANCHES :**

Douleurs vives dans les hanches :	POLYGONUM PUNCTATUM 5 CH	*3 granules 2 fois par jour*

• **ESTOMAC :**

Douleur gastrique aussitôt après avoir mangé :	ABIES NIGRA 4 CH	*3 granules 2 fois par jour*

• **FOIE :**

D'une manière générale :	SOLIDAGO 4 CH	*3 granules par jour*
alternés avec :	CHELIDONIUM COMPOSÉ	*3 granules par jour*
Congestion du foie avec douleurs lancinantes :	STELLARIA MEDIA 5 CH	*3 granules par jour*
et :	SEPIA 5 CH	*3 granules par jour*

• **RATE :** (si symptômes alarmants ne pas hésiter à consulter un docteur)

D'une manière générale :	CEANOTHUS AMERICANUS 4 CH	*3 granules 2 fois par jour*
On peut essayer aussi :	GRINDELIA 5 CH	*3 granules par jour*
et :	SPIRITUS QUERCUS GLANDIUM 4 CH	*3 granules 2 fois par jour*

• **OVAIRES :** *Voir Ovaires - Douleurs des*

• **VESSIE :** *Voir Tenesme vésical*
Voir Brûlure - Sensation de

• **MEMBRES SUPÉRIEURS**

Douleurs dans les moignons des membres amputés :

Essayer en :	5 CH AMMONIUM MURIATICUM	*3 granules 2 fois par jour*
ou :	ALLIUM CEPA (*)	
ou :	ASA FOETIDA	
ou :	HYPERICUM	
ou :	PHOSPHORICUM ACIDUM	
ou :	SYMPHYTUM	

Douleurs

Douleurs aux épaules, bras et poignets :	ABROTANUM 5 CH	*3 granules 2 fois par jour*
Sensation de luxation aux poignets :	BOVISTA 5 CH	*3 granules 2 fois par jour*
Douleur des poignets :	COBALTUM 7 CH	*5 granules par jour*
• MAINS :		
Rhumatismes goutteux des doigts avec raideur et tendance aux crampes :	PINUS SYLVESTRIS 4 CH	*3 granules 2 fois par jour*
Préférer, si la douleur est aggravée par le mouvement :	ACTEA SPICATA 4 CH	*3 granules 2 fois par jour*
Si rhumatisme déformant ajouter :	AMMONIUM PHOSPHORICUM 4 CH	*3 granules par jour*
alternés avec :	GUAIACUM 4 CH	*3 granules par jour*
• COUDES :		
Douleurs des coudes avec gonflement et raideur (surtout à gauche) :	MIMOSA PUDICA 5 CH	*3 granules 2 fois par jour*
• MEMBRES INFÉRIEURS *Voir aussi Sciatique*		
• JAMBES :		
Douleurs dans les jambes après chaque repas :	INDIGO 5 CH	*3 granules 2 fois par jour*
Douleurs des chevilles avec gonflement et raideur, surtout à gauche :	MIMOSA PUDICA 5 CH	*3 granules 2 fois par jour*
• CUISSES :		
Douleurs dans les cuisses en étendant les jambes :	RUTA GRAVEOLENS 5 CH	*3 granules 2 fois par jour*
• GENOUX :		
Douleur rhumatismale du genou gauche :	HELIANTHUS 4 CH	*3 granules 2 fois par jour*
Douleur lancinante aiguë dans le genou gauche :	LEPIDIUM 5 CH	*3 granules 2 fois par jour*
Douleur des genoux avec gonflement et raideur (surtout à gauche) :	MIMOSA PUDICA 5 CH	*3 granules 2 fois par jour*
Douleur rhumatismale du genou droit :	JACARANDA 5 CH	*3 granules 2 fois par jour*
• MOLLETS :		
Sensation de contusion :	EUPATORIUM PERFOLIATUM 5 CH	*3 granules 2 à 3 fois par jour*
• PIEDS :		
Ongle incarné :	LEDUM PALUSTRE 4 CH	*3 granules 2 fois par jour*
Indurations cornées sous les orteils :	ANTIMONIUM CRUDUM 4 CH	*3 granules 2 fois par jour*
Sensibilité douloureuse de la plante des pieds et des orteils :	BARYTA CARBONICA 4 CH	*3 granules 2 fois par jour*
Douleurs aiguës dans les orteils :	LEDUM PALUSTRE 4 CH	*3 granules 2 fois par jour*
Faiblesse des chevilles :	NATRUM CARBONICUM 5 CH	*3 granules 2 fois par jour*
• TENDON D'ACHILLE :		
Sensation de raccourcissement du tendon d'Achille avec crampes :	NATRUM CARBONICUM 5 CH	*3 granules par jour*
Sensation de luxation et de gonflement du tendon d'Achille :	HEDEOMA 5 CH	*3 granules 2 fois par jour*

Raideurs dans le tendon d'Achille :	ACTEA RACEMOSA 4 CH	*3 granules 2 fois par jour*
et/ou :	NATRUM CARBONICUM 5 CH	*3 granules par jour*

• TALONS :

D'une manière générale, douleurs au talon :	PHYTOLACCA 4 CH	*3 granules 2 fois par jour*
et/ou :	CYCLAMEN 5 CH	*3 granules 2 fois par jour*
Douleurs profondes dans les talons avec pesanteur, engourdissement et fourmillements :	ARANEA DIADEMA 5 CH	*3 granules 2 fois par jour*
Douleurs dans les talons comme s'ils étaient écorchés :	AMMONIUM MURIATICUM 5 CH	*3 granules par jour*
Elancements dans les talons en appuyant les pieds par terre, surtout au réveil :	NITRICUM ACIDUM 5 CH	*3 granules 2 fois par jour*
Douleur au talon, en étant assis :	VALERIANA 5 CH	*3 granules 2 fois par jour*

• PLANTE DES PIEDS :

Extrême sensibilité de la plante des pieds qui est douloureuse : on peut essayer en :	5 CH ANTIMONIUM CRUDUM BARYTA CARBONICA LEDUM PALUSTRE	*à raison de 3 granules 2 fois par jour*
Indurations cornées sous la plante des pieds :	ANTIMONIUM CRUDUM 5 CH	*3 granules 2 fois par jour*
Sensibilité douloureuse de la plante des pieds, comme par une contusion :	LEDUM PALUSTRE 5 CH	*3 granules 2 fois par jour*
Douleur piquante à la plante des pieds :	BORAX 5 CH	*3 granules 2 fois par jour*
Douleur rhumatismale de la plante du pied :	TRIFOLIUM PRATENSE 5 CH	*3 granules 2 fois par jour*

Douleurs "sine materia" *Voir Dépression nerveuse*

Dysménorrhée *(Règles douloureuses)*

D'une manière générale :	HELONIAS COMPOSE	*3 granules 2 à 3 fois par jour*
On peut essayer aussi :	ACTEA RACEMOSA 7 CH	*8 granules*
et une heure après :	MAGNESIA PHOSPHORICA 4 CH	*3 granules*
On peut ajouter, si les douleurs sont améliorées en se penchant en avant :	COLOCYNTHIS 4 CH	*3 granules 2 fois par jour*
ou si les douleurs sont améliorées en se penchant en arrière :	DIOSCOREA 4 CH	*3 granules 2 fois par jour*
On peut prendre également :	CHAMOMILLA 4 CH	*3 granules*
et :	CHAMOMILLA 7 CH	*5 granules 1 heure après*
Si les règles sont en avance, abondantes, d'un sang rouge vif :	BELLADONA 4 CH	*3 granules 2 fois par jour*
avec douleur du sacrum au pubis :	SABINA 4 CH	*3 granules 2 fois par jour*

Dysménorrhée

Si les règles sont en retard :		
avec douleur irradiée au dos et aux hanches :	GELSEMIUM 4 CH	*3 granules 2 fois par jour*
avec douleur irradiée aux cuisses :	VIBURNUM OPULUS 4 CH	*3 granules 2 fois par jour*
Si les règles sont peu abondantes, épuisantes chez une personne nerveuse et irritable :	CASTOREUM 4 CH	*3 granules 2 fois par jour*

Dyspepsie (troubles de la digestion)

Voir Digestion si mauvaise digestion
Eructations si renvois
Pyrosis si aigreurs

Dyspnée (difficulté respiratoire)

Voir Asthme
Malaises

Eczéma *Voir à Eruptions*

Elancements *Voir à Battements*

Empoisonnements *Voir à Digestion*

Enflures *Voir à Œdèmes*

Engelures

Traitement-type :

En applications externes :	HOMEOPLASMINE	*(pommade "homéopathique")*
Un jour sur deux :	AGARICUS MUSCARIUS 4 CH	*3 granules le matin*
	PULSATILLA 4 CH	*3 granules l'après-midi*
Le lendemain :	PETROLEUM 4 CH	*3 granules le matin*
	RHUS TOXICODENDRON 4 CH	*3 granules l'après-midi*

Particularités symptomatiques :

On peut ajouter suivant les modalités :		
Engelures avec démangeaison :	ABROTANUM 5 CH	*3 granules 2 fois par jour*
Engelures produites par froid humide :	NUX MOSCHATA 5 CH	*3 granules 2 fois par jour*
Engelures aggravées par la chaleur et améliorées par le froid :	APIS MELLIFICA 4 CH	*3 granules 2 fois par jour*
Engelures aggravées le soir au lit :	CARBO ANIMALIS 4 CH	*3 granules 2 fois par jour*

Engelures avec enflure, brûlure, démangeaison :	ARSENICUM ALBUM 4 CH	*3 granules 2 fois par jour*
Engelures ulcérées, extrêmement sensibles, saignant facilement :	NITRICUM ACIDUM 4 CH	*3 granules 2 fois par jour*

Engourdissement - Sensation d'

(Consulter un médecin si symptôme alarmant ou persistant).

Engourdissement des bras avec faiblesse, mouvements maladroits des mains :	AGARICUS MUSCARIUS 5 CH	*3 granules 2 fois par jour*
Les bras s'engourdissent facilement si l'on appuie dessus ou si l'on porte quelque chose ; engourdissement des bras la nuit :	AMBRA GRISEA 5 CH	*3 granules 2 fois par jour*
Engourdissement des bras et des jambes que le sujet éprouve le besoin d'agiter:	TARENTULA HISPANICA 5 CH	*3 granules 2 fois par jour*
Engourdissement des bras avec froideur du corps :	OXALICUM ACIDUM 5 CH	*3 granules 2 fois par jour*
Engourdissement et fourmillement des pieds :	COBALTUM 5 CH	*3 granules 2 fois par jour*
Engourdissement en étant assis, les genoux se dérobent en marchant :	COCCULUS 5 CH	*3 granules 2 fois par jour*
Engourdissement avec tremblement des jambes en étant debout :	OLEANDER 5 CH	*3 granules 2 fois par jour*

Enrouement *Voir Aphonie*

Epilepsie

Consulter un médecin (Si loin de tout secours, donner 4 granules en 5 CH, répétés éventuellement - ou de la dilution que vous possédez).

Remèdes fréquemment utilisés:

Soudaineté de l'apparition de la crise, flexion du pouce dans la main (chez les enfants, aux règles, après un traumatisme) :	OENANTHE CROCATA
Convulsions par vers chez enfants nerveux :	CINA
Après émotion, chez des sujets nerveux :	IGNATIA
Convulsions à la nouvelle lune, avec face pâle et bleuâtre :	CUPRUM METALLICUM
Chez un sujet épuisé avec face pâle :	STANNUM
Convulsions avec face livide et sensation de froid :	HYDROCYANICUM ACIDUM
Pendant les règles avec grande froideur des extrémités :	VERATRUM ALBUM
La crise est précédée d'agitation, survient la nuit :	RANA BUFO
La crise débute à la tête mais n'est pas précédée d'agitation :	CICUTA VIROSA
La crise est précédée de secousses de la tête et de cris :	CORIARIA MYRTIFOLIA

Epilepsie

La crise est précédée de tremblements :	ABSINTHIUM
Convulsions après émotions ou aux règles, précédées de mydriase (pupille de l'œil agrandie) :	ARGENTUM NITRICUM
Convulsions alternant avec le tremblement des membres :	HYOSCYAMUS
Convulsions surtout des membres supérieurs avec angoisse :	BELLADONA
La crise survient le matin en se levant :	PICROTOXINUM

Epistaxis (Saignement de nez)

(Si fréquents, consulter un médecin).

Traitement-type :

Tout de suite :	CHINA 4 CH (*)	*3 granules à répéter 1/2 heure ensuite*
Alterner avec :	ARNICA 5 CH	*3 granules*
Si saignement de nez important ajouter :	PHOSPHORUS TRIIODATUS 5 CH	*5 granules (une seule fois)*

Particularités symptomatiques :

On peut ajouter en fonction des modalités suivantes : (à répéter 1 ou 2 fois éventuellement)

Epistaxis chaque mois avant l'apparition des règles :	PULSATILLA 4 CH	*3 granules*
Epistaxis au moment ou à la place des règles :	ERIGERON 4 CH	*3 granules*
et/ou :	HAMAMELIS 4 CH	*3 granules*
et/ou :	SENECIO 4 CH	*3 granules*
Epistaxis qui soulage un mal de tête :	MELILOTUS 4 CH	*3 granules*
Epistaxis avec face pâle et défaillance :	TRILLIUM PENDULUM 4 CH	*3 granules*
Epistaxis avec face pâle et nausées :	IPECA 4 CH	*3 granules*
Epistaxis de la ménopause :	CROCUS SATIVUS 4 CH	*3 granules*
Epistaxis qui se renouvelle en se baissant :	FERRUM METALLICUM 4 CH	*3 granules*
Epistaxis tous les matins en se levant, ou à la même heure le matin :	KALIUM CARBONICUM 4 CH	*3 granules*
Epistaxis tous les matins en se levant, ou immédiatement après le repas :	AMMONIUM CARBONICUM 4 CH	*3 granules*
Epistaxis de sang rouge vif survenant la nuit pendant le sommeil :	BELLADONA 4 CH	*3 granules*
Si saignement de nez opiniâtre :	CROTALUS HORRIDUS 5 CH	*3 granules*
Epistaxis de sang noir :	SECALE CORNUTUM 5 CH	*3 granules*

Eructations

On peut essayer (continuer pendant plusieurs jours) :

Sujet nerveux, hypersensible :	ASA FOETIDA 5 CH	*3 granules les jours pairs*
et :	ARGENTUM NITRICUM 5 CH	*3 granules les jours impairs*

Si éructations douloureuses :	CHAMOMILLA 5 CH	*3 granules par jour*
Si éructations incomplètes, ne soulageant pas :	GRAPHITES 5 CH	*3 granules par jour*
Si éructations nauséabondes :	PULSATILLA 5 CH	*3 granules par jour*
Si éructations difficiles, mais qui soulagent :	GRATIOLA 5 CH	*3 granules par jour*
Si lourdeur habituelle après les repas :	NUX VOMICA 5 CH	*3 granules par jour*
Si éructations sûres avec pyrosis :	KALIUM CARBONICUM 5 CH	*3 granules par jour*
Renvois fréquents et aigres ayant le goût des aliments :	AMBRA GRISEA 5 CH	*3 granules par jour*
Eructations ayant le goût des aliments :		
– avec grande flatulence	CARBO VEGETABILIS 5 CH	*3 granules par jour*
– avec appétit vorace, ou perte d'appétit et intolérance pour les œufs :	FERRUM METALLICUM 5 CH	*3 granules par jour*
– porc, pâtisserie, aliments gras mal supportés :	PULSATILLA 5 CH	*3 granules par jour*

Eruptions *Voir aussi Acné*
Aphtes
Prurit (démangeaison)
Orgelets

• ECZÉMA :

Ordinairement le résultat d'une mauvaise élimination.
Il convient donc de consulter un médecin qui prescrira un traitement de fond. D'une manière générale, favoriser l'élimination des toxines en ajoutant systématiquement :

	SAPONARIA COMPOSE	*3 granules 2 fois par jour*
Eczéma sec :	ARSENICUM ALBUM 7 CH	*5 granules une fois par jour*
et/ou :	PETROLEUM 7 CH	*5 granules une fois par jour*
• Eczéma sec et pruriant :	KALIUM ARSENICOSUM 7 CH	*5 granules une fois par jour*
Eczéma suintant :		
• avec croûtes épaisses et jaunâtres :	ANTIMONIUM CRUDUM 7 CH	*5 granules une fois par jour*
• avec suintement épais et visqueux :	GRAPHITES 7 CH	*5 granules une fois par jour*
• avec croûtes épaisses, suintement et saignement facile :	MEZEREUM 7 CH	*5 granules une fois par jour*
Eczéma chronique :	SULFUR IODATUM 9 CH	*5 granules par jour*

IMPORTANT : pour tous ces remèdes, au terme d'un certain temps, l'amélioration risque de disparaître. Il convient alors de monter dans les dilutions en espaçant les prises :

	9 CH	*tous les 2 ou 3 jours*
	12 CH	*une fois par semaine*
	15 CH	*une fois par quinzaine.*

Autres particularités et localisations :

Eczéma des mains :

• vésicules brûlantes entre les doigts :	CANTHARIS 7 CH	*5 granules une fois par jour*
• paumes des mains :	SELENIUM 5 CH	*5 granules une fois par jour*

Eruptions

• éruptions fissurées :	PETROLEUM 5 CH	*5 granules une fois par jour*
Eczéma du bord du cuir chevelu :	CLEMATIS ERECTA 5 CH ou OLEANDER 5 CH	*5 granules une fois par jour*
Eczéma des paupières :	GRAPHITES 7 CH	*5 granules une fois par jour*
Eczéma à l'intérieur des cuisses ou des bras :	CALTHA PALUSTRIS 5 CH	*5 granules une fois par jour*

• ABCÈS

• ANTHRAX

• FURONCLES

Les jours pairs, en alternance :	BELLADONA 4 CH	*3 granules 2 fois par jour*
	MERCURIUS SOLUBILIS 4 CH	*3 granules 2 fois par jour*
	ANTHRACINUM 4 CH	*3 granules 2 fois par jour*
Les jours impairs, en alternance :	APIS MELLIFICA 4 CH	*3 granules 2 fois par jour*
	ARSENICUM ALBUM 4 CH	*3 granules 2 fois par jour*
	ECHINACEA 4 CH	*3 granules 2 fois par jour*
Ajouter, le 1er jour :	HEPAR SULFUR 7 CH	*8 granules (1 seule fois)*
Le 2e jour :	PYROGENIUM 5 CH	*8 granules (1 seule fois)*
Le 3e jour :	STAPHYLOCOCCINUM 5 CH	*8 granules (1 seule fois)*
Le 4e jour :	PYROGENIUM 7 CH	*8 granules (1 seule fois)*
Pour faire "ouvrir" un abcès, ajouter :	MYRISTICA 4 CH	*3 granules 3 fois par jour*
Pour hâter la cicatrisation :	SILICEA 4 CH (**)	*3 granules 2 fois par jour*

(**) Pour l'emploi de SILICEA demander l'avis d'un médecin homéopathe.

• URTICAIRE :

Dès le début :	APIS MELLIFICA 7 CH	*8 granules (1 fois)*
Ajouter en alternance :	URTICA URENS 4 CH	*3 granules 2 fois par jour*
	FRAGARIA VESCA 4 CH	*3 granules 2 fois par jour*
	ARSENICUM ALBUM 4 CH	*3 granules 2 fois par jour*

Particularités symptomatiques :

On peut ajouter en choisissant parmi les indications ci-dessous le remède adapté au cas :

Si urticaire "allergique" ajouter :	GARDENAL 9 CH	*5 granules (1 fois)*
Si prurit intense, mais non brûlant :	ANTIPYRIN 5 CH	*3 granules 2 fois par jour*
Si urticaire calmé par chaleur et applications huileuses, petites vésicules :	EUPHORBIA LATHYRIS 4 CH	*3 granules 2 fois par jour*
Si urticaire rouge foncé, vésiculeux :	RHUS TOXICODENDRON 4 CH	*3 granules 2 fois par jour*
Si urticaire de rougeur luisante :	CHINA 4 CH (*)	*3 granules 2 fois par jour*
Si urticaire d'origine allergique, récidivant, avec beaucoup de démangeaisons :	SERUM EQUI 7 CH	*5 granules tous les jours*
Si œdèmes, ajouter :	BOVISTA 4 CH	*3 granules 2 fois par jour*
Si urticaire rebelle, essayer :	PHENOBARBITAL 9 CH	*8 granules (1 seule fois)*
complété par :	HISTAMINUM 5 CH	*5 granules par jour*

• HERPÈS (**)

Prendre le 1er jour :	ARNICA 7 CH	*8 granules*
Répéter 1 heure après :	ARNICA 7 CH	*8 granules*
Ajouter 1 heure après :	RHUS TOXICODENDRON 5 CH	*8 granules*

Prendre le 2e jour :	RANUNCULUS BULBOSUS 4 CH	*5 granules le matin*
	ARSENICUM ALBUM 5 CH	*5 granules l'après-midi*

Tamponner localement avec les remèdes suivants, plusieurs fois par jour :

On peut alterner :	CAPSICUM T.M. gouttes (Teinture-Mère)	*déposer quelques gouttes sur la lésion*
avec :	SIEGESBECKIA T.M. - HECKLA LAVA 4 CH - CALENDULA T.M.	*aa gouttes*

(**) Cette formule est très efficace malgré l'incompatibilité théorique de RHUS TOXICODENDRON et d'ARNICA signalée par quelques auteurs...

On peut ajouter en fonction des particularités suivantes :

Herpès labial (lèvres) avec sécheresse brûlante de la bouche :	POPULUS CANDICANS 4 CH	*3 granules 2 fois par jour*
Herpès menstruel :	SEPIA 4 CH	*3 granules 2 fois par jour*
Herpès génital :	SARSAPARILLA 4 CH	*3 granules 2 fois par jour*

- **PRURIT VULVAIRE** *Voir Démangeaisons*
- **PRURIT ANAL** *Voir Démangeaisons*
- **PSORIASIS :** Le traitement homéopathique doit être poursuivi sur une longue période : consulter donc un médecin homéopathe.

A titre d'exemple, voici quelques remèdes fréquemment indiqués :

Desquamation fine :	KALIUM ARSENICOSUM 5 CH	*(avec démangeaison)*
	ARSENICUM ALBUM 5 CH	*(sans démangeaison)*
Desquamation en larges plaques :	ARSENICUM IODATUM 5 CH	
Eruptions squameuses avec démangeaisons intolérables qui saignent en les grattant :	PIX LIQUIDA 5 CH	
Desquamation avec épaissement de la peau :	HYDROCOTYLE ASIATICA 5 CH	
Desquamation croûteuse :	AETHIOPS MERCURIALIS 4 CH	
	HYDROCOTYLE ASIATICA 5 CH	
Pas de desquamation :	RADIUM BROMATUM - haute dilution	
Localisation :		
Coudes et genoux :	IRIS VERSICOLOR 5 CH	
	KALIUM ARSENICOSUM 5 CH	
Langue :	CASTOR EQUI 5 CH	

Eternuements

Eternuements paroxystiques "en salve" (le malade supporte mal les fortes odeurs) :	SABADILLA 9 CH	*5 granules*
Eternuements violents après avoir respiré des odeurs fortes :	CAMBOGIA 5 CH	*5 granules*

Eternuements fréquents avec irritation des yeux et des voies respiratoires supérieures :

Coryza spasmodique :	ALLIUM CEPA 5 CH (*)	*3 granules 2 fois par jour*
alternés avec :	NAPHTALINUM 5 CH	*3 granules 2 fois par jour*
Eternuements aggravés par le moindre courant d'air :	ARALIA RACEMOSA 5 CH	*3 granules 2 fois par jour*

Estomac

- Crampes d'estomac *Voir Coliques intestinales*
- Douleurs d'estomac *Voir Douleurs*
- Brûlures d'estomac *Voir Brûlures*

Etouffement

- Suffocation *Voir Asthme*
  Voir Malaises

Examens - Trac aux examens

Quelques jours avant l'épreuve, exemple de traitement :

Tous les jours :	ACIDUM PHOSPHORICUM COMPOSE	*3 granules 2 fois par jour*
Le 2e jour, ajouter :	ARNICA 9 CH	*8 granules 1 seule fois*
Ajouter à partir du 3e jour, un jour sur deux :	AMBRA GRISEA 5 CH	*3 granules le matin*
	GELSEMIUM 5 CH	*3 granules l'après-midi*
Le deuxième jour :	ASA FOETIDA 5 CH	*3 granules le matin*
	ARGENTUM NITRICUM 5 CH	*3 granules l'après-midi*
Le matin de l'examen, prendre :	GELSEMIUM 9 CH	*8 granules (1 fois)*

Si le trac "classique" est remplacé par l'état de "sidération devant la page blanche" (c'est-à-dire que le sujet connaît la réponse, mais ne peut s'en souvenir, est déconcerté et paralysé face à sa copie) remplacer :

	GELSEMIUM 9 CH	*le matin de l'examen*
par :	AETHUSA CYNAPIUM 30 CH	*1 dose (ou 8 granules) 1 seule fois*
Anxiété ressentie au plexus solaire, on pourra ajouter, durant le traitement :	PLEXUS SOLAIRE 7 CH	*5 granules tous les 2 jours*

Si l'état nerveux est important, consulter son médecin homéopathe qui pourrait entreprendre un traitement de fond et utiliser par exemple IGNATIA en haute dilution (7 CH - 9 CH - 12 CH - 15 CH, etc...).

Excès - Abus

- **ALCOOL** *Voir Alcool*
- **TABAC**

Pour lutter contre le désir de fumer, essayer cette formule :

Jours pairs :	CALADIUM 4 CH	*3 granules le matin*
	IGNATIA 5 CH	*3 granules l'après-midi*
Jours impairs :	CORARIA MYRTIFOLIA 4 CH	*3 granules le matin*
	TABACUM 5 CH (*)	*3 granules l'après-midi*
Tous les 5 jours, ne prendre que :	STAPHYSAGRIA 9 CH	*5 granules*
Pour antidoter les mauvais effets du tabac :	NASTURTIUM 4 CH (**)	*3 granules par jour*

On peut également essayer cette autre formule :

Toutes les semaines (pris **ensemble** 1 seule fois) :	TABACUM (souche polyvalente) 9 CH (*)	*4 granules*
	STAPHYSAGRIA 9 CH	*4 granules*

(**) Nota : Ne pas prendre NASTURTIUM indéfiniment !...

• **CHOLESTÉROL**

Consulter un médecin. Exemple de traitement :

Traitement-type :

Tous les jours :	SOLIDAGO 4 CH	*3 granules*
Jours pairs :	CHINA 4 CH (*)	*3 granules le matin*
	CHELIDONIUM 4 CH	*3 granules l'après-midi*
	TAMARIS GALLICA 4 CH	*3 granules le soir*
Jours impairs :	CURCUMA 4 CH	*3 granules le matin*
	NUX VOMICA 5 CH	*3 granules l'après-midi*
	TILIA TOMENTOSA 4 CH	*3 granules le soir*
Le 1er jour, ne prendre que :	CHOLESTERINUM 7 CH	*8 granules*
Le 7e jour, ne prendre que :	SEPIA BILIAIRE 7 CH	*8 granules*
Le 15e jour, ne prendre que :	CHOLESTERINUM 7 CH	*8 granules*

• **SUCRE** (HYPERGLYCÉMIE)

Consulter un médecin. Exemple de traitement :

Traitement-type :

Tous les jours :	CHELIDONIUM COMPOSÉ	*3 granules*
Jours pairs :	PHOSPHORICUM ACIDUM 4 CH	*3 granules le matin*
	CHIMAPHILA 4 CH	*3 granules l'après-midi*
	ALLOXANUM 4 CH	*3 granules le soir*
Jours impairs :	URANIUM NITRICUM 4 CH	*3 granules le soir*
	CHIONANTHUS 4 CH	*3 granules l'après-midi*
	AMANITA PHALLOÏDES 4 CH	*3 granules le soir*
Tous les 15 jours, ne prendre que :	GLYCERINUM 7 CH	*8 granules*

• **ACIDE URIQUE**

Consulter un médecin - Exemple de traitement :

Traitement-type :

Tous les jours :		
1re semaine :	PAREIRA BRAVA COMPOSÉ	*3 granules*
2e semaine :	RHUS TOXICODENDRON COMPOSE	*3 granules*
3e semaine :	FORMICA RUFA COMPOSÉ	*3 granules*
Ajouter jours pairs :	SARSAPARILLA 5 CH	*3 granules le matin*
	OCIMUM 4 CH	*3 granules l'après-midi*
Jours impairs :	BENZOÏC ACIDUM 5 CH	*3 granules le matin*
	MAGNESIA BOROCITRICA 4 CH	*3 granules l'après-midi*
Tous les soirs, ajouter :	COLCHICUM 4 CH	*3 granules*
Tous les dimanches, ne rien prendre sauf :	COLCHICUM 9 CH	*8 granules*
Solvant de l'acide urique :	SOLIDAGO 4 CH	*3 granules par jour*

(que l'on peut éventuellement ajouter à l'ensemble du traitement).

• **URÉE SANGUINE**

TARAXACUM en basse dilution, élimine l'urée sanguine (Demander conseil à son médecin).

Excès - Abus

• **ABUS PROLONGÉ DE REMÈDES ALLOPATHIQUES**

Formule vivement conseillée avant d'entreprendre un traitement homéopathique... à condition que l'on ne soit pas pressé ! Si l'on adopte cette formule, commencer le traitement proprement dit le 5e jour (en laissant donc un jour de repos à l'organisme).

NUX VOMICA 7 CH	*8 granules le 1er jour*
NUX VOMICA 9 CH	*8 granules le 2e jour*
NUX VOMICA 12 CH	*8 granules le 3e jour*

• **ABUS DE REMÈDES ALLOPATHIQUES A TOXICITÉ HÉPATIQUE**

ALOE 7 CH	*8 granules le 1er jour*
ALOE 9 CH	*8 granules le 2e jour*
ALOE 12 CH	*8 granules le 3e jour*

Exostoses (Excroissances bénignes des os)

Traitement-type :

Tous les 7 jours prendre :	PHOSPHORUS TRIIODATUS 5 CH	*5 granules*
Tous les jours :	RUTA GRAVEOLENS 15 CH	*3 granules*
Ajouter les jours pairs :	MEZEREUM 5 CH	*3 granules le matin*
	SYMPHYTUM 4 CH	*3 granules l'après-midi*
Les jours impairs :	NITRICUM ACIDUM 5 CH	*3 granules le matin*
	HECKLA LAVA 4 CH	*3 granules l'après-midi*
(On peut essayer aussi :	STILLINGIA 5 CH	*3 granules par jour)*

Particularités symptomatiques :

Exostose des doigts :	PHOSPHORUS TRIIODATUS 5 CH	*3 granules par jour*
(ne pas poursuivre longtemps ce remède sans un avis médical).		
ou :	HECKLA LAVA 5 CH	*3 granules par jour*
Exostose des os de l'avant-bras :	DULCAMARA 5 CH	*3 granules par jour*
Exostose du maxillaire inférieur :	ANGUSTURA VERA 5 CH	*3 granules par jour*
Exostose du tibia :	ANGUSTURA VERA 5 CH	*3 granules par jour*
ou :	DULCAMARA 5 CH	*3 granules par jour*
ou :	HECKLA LAVA 5 CH	*3 granules par jour*

Extinction de voix *Voir Aphonie*

Faim - Problèmes liés à la

• **AMAIGRISSEMENT**

En dehors de toute origine grave :

Si le sujet n'a plus faim et est déprimé :	CÉRÉALES GERMÉES	*3 granules 2 fois par jour*
Si le sujet a conservé son appétit :	ARSENICUM IODATUM 4 CH	*3 granules tous les jours*

• **ANOREXIE**

Consulter un médecin homéopathe qui seul peut conduire le traitement.

Pour information :

Anorexie à la vue des aliments : COLCHICUM

Sujet indifférent à tout, recherche la solitude : SEPIA

Jeune fille anorexique avec phases de boulimie, aggravation par la nuit et le froid : ARSENICUM ALBUM

Refus de nourriture, recherche la solitude, pleurs, constipation, urines rares : NATRUM MURIATICUM

Autres grands remèdes de l'anorexie : IGNATIA - LYCOPODIUM - SILICEA

• **OBÉSITÉ** *Voir Obésité*

Fatigue *Voir Asthénie*

Fièvre

Danger de l'auto-médication. Ne pas hésiter à appeler un médecin. Pour information, remèdes fréquemment utilisés :

Fièvre hectique (continue)

Asthénie avec frilosité - douleurs en éclair - aggravation au froid humide, le matin - température prolongée - toux sèche : (ne pas donner à un sujet tuberculeux, même guéri) "PENICILLINUM"

Dilution : 5 CH (sur prescription médicale)

Epuisé et déprimé moral - sueurs au matin - frissons en fin de matinée ou le soir - paume des mains et plantes des pieds brûlantes - toux grasse - oppressive et douloureuse : "STANNUM"

Dilutions : 5 - 7 CH

Fièvre élevée avec grandes oscillations - congestion de la tête et du cerveau - calme les palpitations cardiaques - fait baisser la tension artérielle (ne pas donner aux sujets ayant le pouls faible, lent et mou) : "VERATRUM VIRIDE"

Dilutions : 4 - 5 CH
(sur prescription médicale)

Faiblesse cardiaque avec grande prostration - face pâle et cireuse - soif inextinguible - sueurs froides surtout la nuit - grande oscillation : "ACETICUM ACIDUM"

Dilution : 5 CH

Fièvre intermittente

Malade agité et anxieux - début brusque de fièvre après avoir pris froid - peau sèche : "ACONITUM" (*)

Dilution : 4 CH

Indiqué dans la fièvre lorsque le malade accuse une faiblesse générale, est agité et angoissé, aggravé entre minuit et 3 heures du matin - froideur du corps : "ARSENICUM ALBUM"

Dilutions : 5 - 7 - 9 CH

Indiqué dans la fièvre lorsque le malade se met à transpirer - se souvenir de ses signes indicateurs : douleur - chaleur - rougeur - tumeur - symptômes violents d'apparition subite et de disparition brusque : "BELLADONA"

Dilutions : 5 - 7 CH

Malade cherchant à rester immobile - bouche sèche avec soif ardente pour de grandes quantités d'eau froide à de longs intervalles - convient aux malades qui vont plus mal
vers le matin (4 à 7 heures) : "BRYONIA"
Dilutions : 5 - 7 - 9 CH

Pouls plein et rapide - soif - sueurs qui ne soulagent pas - indiqué dans les poussées subites de température chez les enfants : "FERRUM PHOSPHORICUM"
Dilutions : 4 - 5 CH

Malade qui change constamment de position, dans son lit - fièvre survenue par un bain froid ou une averse froide - présence d'un petit triangle
rouge à la pointe de la langue : "RHUS TOXICODENDRON"
Dilutions : 4 - 5 - 7 CH

Fièvre avec sensation intense de froid avec frissons, peau pâle et froide - absence de sueurs - le malade claque des dents - refuse paradoxalement de se couvrir. Début d'état grippal après refroidissement. Peut stopper une grippe s'il est pris
dès les premiers symptômes : "CAMPHORA"
Dilutions : 4 - 5 - 7 CH

Fièvre sans soif - tête lourde - face chaude congestionnée - paupières pesantes - sensation d'un lien serré autour de la tête - transpiration épuisante -
malade somnolent, très prostré : "GELSEMIUM"
Dilutions : 4 - 5 - 7 CH

FISSURE ANALE POENIA 5

Fistules

Consulter un médecin qui entreprendra un traitement :

Remèdes fréquemment indiqués : BERBERIS - CARBO ANIMALIS - HYDRASTIS
FLUORICUM ACIDUM - NITRICUM ACIDUM
SILICEA

Flatulences

Traitement-type :

Flatulence excessive avec distension abdominale.
Emission de gaz très fétides.

Eructations constantes :	ASA FOETIDA 5 CH	*3 granules 2 fois par jour*
alterné avec :	CARBO VEGETABILIS 5 CH	*3 granules 2 fois par jour (1 jour l'un, 1 jour l'autre)*

On peut ajouter l'un de ces autres remèdes souvent indiqués en fonction des particularités relevées :

Particularités symptomatiques :

Estomac dilaté, les gaz ne soulagent pas, foie congestionné :	CHINA 4 CH (*)	*3 granules par jour*
La flatulence provoque de faux troubles cardiaques durant la digestion :	ABIES NIGRA 5 CH	*3 granules par jour*
Ballonnement épigastrique aussitôt après le repas, qui peut gêner la respiration chez des sujets qui mangent trop vite :	NUX MOSCHATA 5 CH	*3 granules par jour*
Ballonnement abdominal avec fermentations et flatulence - hypersensibilité, frilosité et faiblesse générale :	KALIUM CARBONICUM 5 CH	*3 granules par jour*
Flatulence gastro-intestinale avec tendance à la constipation - Emission de gaz fétides :	GRAPHITES 5 CH	*3 granules par jour*

Spasmes intestinaux - Flatulence par accumulation de gaz - Douleurs abdominales soulagées par expulsion de gaz :	RAPHANUS 5 CH	*3 granules par jour*
Flatulences sans ballonnement abdominal après refroidissement par froid humide, gaz fétides :	ALLIUM CEPA 5 CH (*)	*3 granules par jour*

NOTA

Se souvenir de la règle du Dr JOUANNY :

Flatulence généralisée de l'abdomen :	CHINA (*)
Flatulence de la région située sous le nombril :	LYCOPODIUM
Flatulence de la région située au-dessus du nombril :	CARBO VEGETABILIS

(LYCOPODIUM serait alors à employer en 5 CH)

Foie - Problèmes du

• **INSUFFISANCE HÉPATIQUE :**	SOLIDAGO 4 CH	*3 granules 2 fois par jour*
Jours pairs :	CHELIDONIUM COMPOSE	*3 granules 2 fois par jour*
Jours impairs :	HYDRASTIS COMPOSE	*3 granules 2 fois par jour*
Tous les dimanches ne prendre rien d'autre que :	LYCOPODIUM 7 CH	*8 granules*

(CHINA (*) qu'il est conseillé de prendre simultanément à LYCOPODIUM pour antidoter d'éventuels effets indésirables se trouve dans la formule d'HYDRASTIS COMPOSE : inutile donc d'ajouter ce remède au traitement entrepris). (Durée de ce traitement-type : 3 semaines).

• **CONGESTION DU FOIE**

Traitement-type :

Tous les matins :	BERBERIS 4 CH	*3 granules*
Ajouter le premier jour :	PHOSPHORUS TRIIODATUS 5 CH	*8 granules (répéter éventuellement 5 jours plus tard)*
Jours pairs :	SEPIA 4 CH	*3 granules le matin*
	CHIONANTHUS 4 CH	*3 granules le midi*
	MAGNESIA MURIATICA 5 CH	*3 granules le soir*
Jours impairs :	NUX VOMICA 9 CH	*3 granules le matin*
	MYRICA CERIFERA 4 CH	*3 granules le midi*
	CHELIDONIUM 5 CH	*3 granules le soir*

Particularités symptomatiques :

Draineur du foie - insuffisances hépatique et rénale. Sensibilité douloureuse à la pression dans le bas du dos, sous les côtes, un peu au-dessus du niveau des hanches, des deux côtés :	SOLIDAGO 4 CH	*3 granules 2 fois par jour*
Troubles digestifs et hépatiques - douleur vive dans l'hypocondre droit, amélioré par les frictions, selles expulsées en jet, jaunâtres, le matin de bonne heure :	PODOPHYLLUM 4 CH	*3 granules 2 fois par jour*
Troubles au niveau de l'intestin et du rectum - Abdomen ballonné, pesant et chaud, selle involontaire en expulsant un gaz :	ALOE 4 CH	*3 granules 2 fois par jour*
Hépatisme avec douleurs d'estomac, aigreurs, brûlures :	MAGNESIA CARBONICA 4 CH	*3 granules 2 fois par jour*

Congestion du foie avec diarrhée et selles décolorées. Faiblesse avec sueurs nocturnes :	CHINA 4 CH (*)	*3 granules 2 fois par jour*
Foie sensible et douloureux - Remède du lobe droit du foie. Irradiation : point sensible sous l'omoplate droite. Amélioration couché sur le côté droit. Tout est jaune dans ce remède : selles - urines - langue - peau - conjonctives :	CHELIDONIUM 4 ou 5 CH	*3 granules 2 fois par jour*
Congestion chronique du foie - Remède du lobe gauche du foie. Irradiation horizontale "en ceinture". Amélioration couché sur le côté gauche. Présence souvent d'hémorroïdes :	CARDUUS MARIANUS 4 CH	*3 granules 2 fois par jour*
Foie gros, induré, douloureux, congestionné - Remède du lobe médian du foie. Insuffisances hépatiques - langue "en carte de géographie" :	TARAXACUM 4 CH	*3 granules 2 fois par jour*
Congestion du foie avec douleur au creux épigastrique, avec gaz et vomissements bilieux :	CHLOROFORMUM 5 CH	*5 granules par jour*
Congestion du foie chez un alcoolique :	ETHYLICUM 5 CH	*5 granules 2 fois par jour lors des crises*
et :	ETHYLICUM 9 CH	*5 granules 3 fois par semaine dans les états chroniques*
Cirrhose du foie, sur prescription médicale :	PHOSPHORUS 15 CH	*8 granules de 1 à 3 fois par semaine.*

(PHOSPHORUS est un très grand remède d'un maniement difficile, à éviter en auto-médication, car il peut se révéler dangereux dans certains cas de tuberculose).

Foulures

En attendant le médecin.

Traitement-type :

	ARNICA 4 CH	*3 granules*
et :	RUTA 4 CH	*3 granules*

alternés toutes les 1/2 heures, puis toutes les heures, toutes les 2 heures, toutes les 3 heures.

Ajouter ensuite si la douleur s'améliore au mouvement continué :	RHUS TOXICODENDRON 5 CH	*3 granules 2 fois par jour*
Si enflure avec rougeur	APIS MELLIFICA 4 CH	*3 granules 2 à 3 fois par jour*
Si enflure persistante :	STRONTIUM CARBONICUM 5 CH	*3 granules 2 fois par jour*

Particularités symptomatiques :

Douleur de l'articulation du pouce :	HEDEOMA 5 CH	*3 granules 2 fois par jour*
Douleur du tendon d'Achille :	HEDEOMA 5 CH	*3 granules 2 fois par jour*
Douleur du genou gauche :	HELIANTHUS 5 CH	*3 granules 2 fois par jour*
Douleur des genoux ou poignets :	RUTA 5 CH	*3 granules 2 fois par jour*
Douleur du poignet :	VERBASCUM 5 CH	*3 granules 2 fois par jour*

Fourmillements *Voir Picotements - sensation de*

Froid - Problèmes liés au

• FRISSONS

Souvent premier signe d'un refroidissement.

Frissons montant des pieds à la poitrine et à la tête, frisson en se découvrant, face rouge, sujet jeune :	ACONITUM 5 CH (*)	*5 granules*
Sensation intense de froid - grande froideur de tout le corps, éternuements après refroidissement :	CAMPHORA 4 CH	*5 granules*

NOTA : CAMPHORA 4 CH 5 granules et/ou SAPONARIA 4 CH 5 granules, pris dès les premiers signes : sensation de froid, frissons, peuvent couper un rhume.

"Chair de poule" frissons après une émotion, une peur, une colère :	STAPHYSAGRIA 9 CH	*5 granules*
Frissons par les émotions :	ASARUM 7 CH	*5 granules*
Frissons au coucher, en entrant dans le lit :	ARANEA DIADEMA 7 CH	*5 granules*
Frissons glacés :	ABIES CANADENSIS 5 CH	*5 granules*
En cas de grippe, au début, frissons :	EUPATORIUM PERFOLIATUM 5 CH	*3 granules 2 fois par jour*
(si ces frissons débutent dans le dos, prendre :	EUPATORIUM **PURPUREUM** 5 CH	*3 granules 2 fois par jour*
Frissons à l'approche d'un orage :	ZINCUM METALLICUM 9 CH	*5 granules*

• FRILOSITÉ

(La hauteur de dilution n'est pas précisée, car il s'agit souvent de remèdes d'action profonde dont la posologie devra être adaptée au malade par un médecin homéopathe).

Personne frileuse, hypersensible, ne supportant pas le bruit :	ASARUM.
Personne frileuse, hypersensible, ne supportant ni le froid, ni la forte chaleur et aggravée par l'humidité :	CALCAREA SILICATA
Personne faible, frileuse, et très sensible au froid :	CISTUS CANADENSIS
Personne déminéralisée qui a toujours froid :	SILICEA (*)
Personne qui a toujours froid, très couverte, même l'été :	PSORINUM
Personne frileuse, à peau sèche, qui craint l'air froid et l'hiver :	PETROLEUM

• FROID GLACIAL RESSENTI DANS LE CORPS

Froideur glaciale du corps - pâleur de la face - sueurs froides abondantes :	VERATRUM ALBUM 7 CH	*5 granules*
Très grande frilosité ; la personne se sent "glacée jusque dans les os" :	ARANEA DIADEMA 7 CH	*5 granules*
Sensation de froid glacial dans différentes parties du corps, personne faible et fatiguée :	CISTUS CANADENSIS 7 CH	*5 granules*
Sujet frileux s'enrhumant facilement à l'air froid :	RUMEX CRISPUS 5 CH	*3 granules 2 fois par jour*

• HYPERSENSIBILITÉ AUX COURANTS D'AIR

Phobie des courants d'air :	KALIUM CARBONICUM 9 CH	*5 granules par jour. Espacer dès amélioration.*

• SENSATION DE FROID DANS DIFFÉRENTES PARTIES DU CORPS

Localisations

Sensations de froid dans différentes parties du corps et le remède qu'elles indiquent. Le remède peut être pris en 5 ou 7 CH 3 à 5 granules (sauf indications particulières).

En cas de symptômes répétitifs, consulter un médecin.

YEUX :	ALUMINA - CALCAREA CARBONICA	
Froid et lourdeur des paupières :	BROMIUM	
NEZ :		
Froid au nez :	CISTUS CANADENSIS	
GORGE :		
Froid glacial dans la gorge :	CISTUS CANADENSIS	
DENTS :		
Sensation de froid au bord des dents :	CAMBOGIA	
VERTEX :		
(sommet du crâne) :	SEPIA	
NUQUE :		
Sensation de froid intense à la nuque et à l'occiput chez les femmes nerveuses :	FERULA GLAUCA	
Au cours de céphalées :	PIMPINELLA ANISUM	
Chez les hépatiques :	CHELIDONIUM	
Chez les déprimés :	HELODERMA	
POITRINE :		
Froid intense à la poitrine :	CISTUS CANADENSIS	
Seins froids comme de la glace :	MEDORRHINUM 9 CH	*8 granules (ne pas répéter fréquemment ce remède)*
ABDOMEN :		
Froid à l'abdomen, à l'estomac :	CISTUS CANADENSIS - TABACUM	
Froid glacial à l'abdomen :	VERATRUM ALBUM	
ÉPAULES :		
Sensation d'eau froide coulant entre les épaules :	ABIES CANADENSIS - LYCOPODIUM - SEPIA	
PIEDS :		
Sensation de froid aux pieds :	CALCAREA CARBONICA - CAMPHORA	
	CISTUS CANADENSIS - ELAPS - LYCOPODIUM	
	MENYANTHES - PODOPHYLLUM	
	SECALE CORNUTUM - SILICEA	
Pieds froids dans le lit :	CALCAREA CARBONICA - CISTUS CANADENSIS	
	KALIUM CARBONICUM - PSORINUM - SEPIA - SILICEA	

Un pied chaud, l'autre froid :	LYCOPODIUM
Pieds froids et toujours humides :	SILICEA
Sensation comme s'il avait des bas froids et humides :	CALCAREA CARBONICA
MAINS :	
Froid glacial des mains :	AMBRA GRISEA - CAMPHORA - MANCINELLA - NUX MOSCHATA - VERATRUM ALBUM
Froid des mains qui dure longtemps :	AMBRA GRISEA
CIRCULATION :	
Sensation d'eau glacée dans les veines :	ABIES CANADENSIS VERATRUM ALBUM
TOUT LE CORPS :	VERATRUM ALBUM
OS :	
Froid "jusque dans les os" :	ARANEA DIADEMA

Furoncles *Voir Eruptions*

Gaz *Voir Flatulences*

Gencives *Voir Bouche*

Gerçures *Voir aussi Engelures*

Traitement-type :

- **GERÇURES DES LÈVRES**

	ANTIMONIUM CRUDUM 5 CH	*3 granules une fois par jour*
alternés avec :	ARUM TRIPHYLLUM 5 CH	*3 granules*

- **GERÇURES OU CREVASSES DE LA PEAU**

	PETROLEUM 5 CH	*3 granules par jour*
alternés avec :	NITRICUM ACIDUM 5 CH	*3 granules par jour*

Particularités symptomatiques :

On peut ajouter suivant les particularités symptomatiques :

Crevasses, gerçures, ou engelures rouges et enflées - sensation de démangeaison avec sensation de piqûres brûlantes ou glacées :	AGARICUS 5 CH	*3 granules 2 fois par jour*
Gerçures avec crevasses facilement saignantes - sécheresse de la peau et des muqueuses :	ALUMINA 5 CH	*3 granules 2 fois par jour*
Fissures ou crevasses des mains avec démangeaison forte, saignant au grattage :	PIX LIQUIDA 4 CH	*3 granules 2 fois par jour*
Gerçures des mains et des doigts chez des sujets maigres et constipés :	SANICULA 5 CH	*3 granules 2 fois par jour*

Gerçures

Crevasses du bout des doigts (harpistes, guitaristes) :	CASTOR EQUI 4 CH	*3 granules 2 fois par jour*

• **GERÇURES DES SEINS**

	PHYTOLACCA DECANDRA 5 CH	*3 granules par jour*
alternés avec :	CASTOR EQUI 5 CH	*3 granules par jour*

(Localement pommade "CASTOR EQUI")

On peut ajouter :	ASTERIAS RUBENS 4 CH	*3 granules par jour*
ou :	BROMIUM 5 CH	*3 granules par jour (si latéralité gauche plus marquée)*
ou :	PLUMBUM IODATUM 5 CH	*3 granules par jour*

Goutte

Traitement-type :

• **Accès aigus**

A) si gonflement pâle et luisant :

Immédiatement :	BRYONIA 9 CH	*8 granules 1 fois*
Ensuite toutes les 1/2 heures en alternant : (2 à 3 fois la série) :	ARNICA 4 CH	*3 granules*
	COLCHICUM 4 CH	*3 granules*
	LEDUM PALUSTRE 4 CH	*3 granules*
	URTICA URENS 4 CH	*3 granules*

B) si gonflement rosé

Immédiatement :	ARNICA 7 CH	*8 granules*
Ensuite toutes les 1/2 heures en alternant (2 à 3 fois la série) :	APIS MELLIFICA 4 CH	*3 granules*
	COLCHICUM 4 CH	*3 granules*
	LEDUM PALUSTRE 4 CH	*3 granules*
	URTICA URENS 4 CH	*3 granules*

• **Forme chronique**

Toutes les semaines :	URICUM ACIDUM 7 CH	*8 granules*
Jours pairs :	LEDUM PALUSTRE 4 CH	*3 granules le matin*
	BERBERIS 5 CH	*3 granules l'après-midi*
	ARNICA 4 CH	*3 granules le soir*
Jours impairs :	COLCHICUM 4 CH	*3 granules le matin*
	BENZOÏCUM ACIDUM 5 CH	*3 granules l'après-midi*
	URTICA URENS 4 CH	*3 granules le soir*
Ajouter si "tophi" aux articulations (grosseurs formées par des accumulations d'urates) :	LITHIUM CARBONICUM 5 CH (**)	*3 granules par jour*
et :	GUAIACUM 5 CH	*3 granules par jour*

(**) D'après le Dr BORIANNE, LITHIUM CARBONICUM n'agirait que si le sujet s'abstient d'alcool, ce qui est rare pour un remède homéopathique.

Grippe

• Prévention

En période d'épidémie :

Toutes les semaines :	INFLUENZINUM 9 CH	*8 granules 1 fois*
Jours pairs :	BELLADONA 5 CH	*3 granules le matin*
	CAMPHORA 5 CH	*3 granules l'après-midi*
Jours impairs :	EUPATORIUM PERFOLIATUM 5 CH	*3 granules le matin*
	GELSEMIUM 5 CH	*3 granules l'après-midi*
On peut ajouter tous les jours :	SAPONARIA 4 CH	*5 granules*

• Schéma de traitement curatif :

Cette formule ferait avorter la grippe, prise à ses débuts :	GELSEMIUM 9 CH	*5 granules*
1 heure après :	BRYONIA 7 CH	*5 granules*
1 heure après :	PHOSPHORUS TRIIODATUS 5 CH	*5 granules*
On peut ajouter ensuite, quelques heures après :	NATRUM NITRICUM 7 CH	*8 granules*

(On peut prendre ensuite d'excellentes spécialités : HOMEOGRIPPE ou PARAGRIPPE, CEPHYL (posologie sur notice incluse).

• Période d'état

1er jour :	OSCILLOCOCCINUM 200	*1 dose le matin*
2e jour :	SERUM DE YERSIN 9 CH	*8 granules le matin*
3e jour :	INFLUENZINUM 9 CH	*8 granules le matin*
4e jour :	OSCILLOCOCCINUM 200	*1 dose le matin*

Dans le courant de la journée, débuter par : (choisir le remède indiqué)

Si température élevée, inquiétude, agitation, peau sèche, face rouge étant couché, devenant pâle en s'asseyant :	ACONITUM 4 CH (*)	*3 granules 2 à 3 fois par jour*
Si température élevée, début brusque, sujet abattu, peau chaude, brûlante, en sueur :	BELLADONA 4 CH	*3 granules 2 à 3 fois par jour*
ou remède intermédiaire entre ACONIT et BELLADONA indiqué surtout chez les enfants, fièvre peu élevée :	FERRUM PHOSPHORICUM	*3 granules 2 à 3 fois par jour*
Ajouter :	GELSEMIUM 5 CH	*3 granules 2 fois par jour*
alternés avec :	EUPATORIUM PERFOLIATUM 5 CH	*3 granules 2 fois par jour*

Particularités symptomatiques :

(à ajouter également en fonction des particularités).

Au début de la grippe : malades courbatus et enraidis, soulagés par le mouvement :	RHUS TOXICODENDRON 4 CH	*3 granules toutes les heures*
Si douleurs de tête localisées à l'occiput et irradiant au sommet de la tête, préférer :	RHUS RADICANS 4 CH	*3 granules toutes les heures*
Si vives douleurs dans la région lombaire :	PYROGENIUM 5 CH	*8 granules une seule fois*
Fièvre avec courbature - grande soif d'eau froide, douleur des globes oculaires à la pression :	EUPATORIUM PERFOLIATUM 7 CH	*3 granules toutes les deux heures*

Grippe

Sensation d'os brisés - nausées :	IPECA 5 CH	*3 granules 2 fois par jour*
Grippe survenue par temps froid et humide :	PHYTOLACCA 5 CH	*3 granules 2 fois par jour*
Grippe survenue par temps humide et chaud, absence de soif et douleur à la pression des globes oculaires :	GELSEMIUM 5 CH	*3 granules 2 fois par jour*
Sujet abattu : corps froid, sauf tête rouge et chaude, à l'exclusion du nez qui demeure froid :	ARNICA 5 CH	*3 granules 2 à 3 fois par jour*

• **FORMES DE LA GRIPPE**

Forme pulmonaire (toux) :	ANTIMONIUM TARTARICUM 4 CH	*3 granules 3 fois par jour*
alternés avec :	IPECA 4 CH	*3 granules 3 fois par jour*
Forme nerveuse :	GELSEMIUM 5 CH	*3 granules 2 fois par jour*
alternés avec :	EUPATORIUM PERFOLIATUM 5 CH	*3 granules 2 fois par jour*
Ajouter :	ARNICA 9 CH	*8 granules 1 seule fois*
Forme intestinale :	ANTIMONIUM CRUDUM 4 CH	*3 granules 2 fois par jour*
alternés avec :	BAPTISIA TINCTORIA 5 CH	*3 granules 2 fois par jour*

Haleine

Dans tous les cas :	SOLIDAGO 4 CH	*3 granules le matin*
Ajouter suivant les modalités :		
Mauvaise haleine avant les règles :	CAULOPHYLLUM 4 CH	*3 granules 2 fois par jour*
alternés avec :	SEPIA 5 CH	*3 granules 2 fois par jour*
Mauvaise haleine durant les règles :	MERCURIUS SOLUBILIS 5 CH	*5 granules une fois*
	BARYTA MURIATICA 5 CH	*3 granules 2 fois par jour*
alternés avec :	CEDRON 5 CH	*3 granules 2 fois par jour*
Odeur putride et fétide de la bouche :	ARSENICUM ALBUM 5 CH	*3 granules 2 fois par jour*
ou :	KREOSOTUM 5 CH	*3 granules 2 fois par jour*
ou :	BAPTISIA TINCTORIA 5 CH	*3 granules 2 fois par jour*
Goût acide ou amer dans la bouche :	SEPIA 5 CH	*3 granules par jour*
alternés avec :	NUX VOMICA 7 CH	*3 granules par jour*
Goût sucré dans la bouche :	CHINA 4 CH (*)	*3 granules 2 fois par jour*
ou :	KALIUM CARBONICUM 5 CH	*3 granules 2 fois par jour*
ou :	PULSATILLA 4 CH	*3 granules 2 fois par jour*
ou :	NITRICUM ACIDUM 5 CH	*3 granules 2 fois par jour*
Haleine à l'odeur de l'ail :	PETROLEUM 5 CH	*3 granules par jour*
alternés avec :	TELLURIUM 5 CH	*3 granules par jour*
Odeur horrible de la bouche :	HELIANTHUS 4 CH	*3 granules 2 fois par jour*
Mauvaise haleine des sujets maigres et faibles :	NATRUM CACODYLICUM 5 CH	*3 granules 1 fois par jour*

Hémorragies

Exemple de traitement :

(qui suffira dans la majorité des cas)

Prendre immédiatement :	PHOSPHORUS TRIIODATUS 5 CH	*5 granules*

(sauf en cas de crachements de sang d'origine pulmonaire : Hémoptysie).

Continuer ensuite par :	CHINA 4 CH (*)	*3 granules*
alternés avec :	ARNICA 4 CH	*3 granules toutes les 7 minutes*
Si l'hémorragie persiste, intercaler entre les remèdes ci-dessus :	MILLEFOLIUM 4 CH	*3 granules*
	SABINA 4 CH	*3 granules*
	CROTALUS HORRIDUS	*3 granules*

(Si symptômes alarmants appeler d'urgence le médecin).

• **Formule d'un mélange à réaliser en cas d'hémorragies aiguës :**

Faire fondre dans 1/2 verre d'eau genre Evian 5 granules des remèdes suivants ; battre violemment le mélange à l'aide d'une petite cuillère et en donner la valeur d'une cuillère à café tous les 1/4 d'heure :

ARNICA 4 CH
CHINA 4 CH (*)
IPECA 4 CH
MILLEFOLIUM 4 CH
TRILLIUM PENDULUM 4 CH

Particularités symptomatiques :

Hémorragie avec pâleur, sueurs froides, défaillance et nausées :	IPECA 4 CH	*3 granules toutes les 10 minutes*
Hémorragie de caractère congestif :	FERRUM PHOSPHORICUM 4 CH	*3 granules toutes les 10 minutes*
Hémorragie de sang rouge vif. Alterner les 3 remèdes :	ACONITUM NAPELLUS 4 CH (*)	
	IPECA 4 CH	
	TRILLIUM PENDULUM 4 CH	*3 granules toutes les 10 minutes*
Hémorragie veineuse :	CROCUS SATIVUS 4 CH	*3 granules toutes les 10 minutes*
alternés avec :	HAMAMELIS 4 CH	*3 granules*

• **Autres formes d'hémorragies**

■ **EPISTAXIS** (saignement du nez) *Voir Epistaxis*

■ **HÉMOPHILIE :** affection qui correspond à un défaut de coagulation du sang.

Exemple de traitement :

Prendre immédiatement :	PHOSPHORUS TRIIODATUS 7 CH	*5 granules à répéter tous les jours (pendant quelques jours).*
En cas d'hémorragie, ensuite :		
Alterner deux fois par jour :	CHINA 4 CH (*)	*3 granules*
et :	ARNICA 4 CH	*3 granules*

On peut ajouter les jours pairs : (pendant quelques semaines)	BOVISTA 4 CH	*3 granules le matin*
	CROTALUS HORRIDUS 5 CH	*3 granules l'après-midi*
	HAMAMELIS 5 CH	*3 granules le soir*
et les jours impairs :	KREOSOTUM 4 CH	*3 granules le matin*
	DABOIA 5 CH	*3 granules l'après-midi*
	ERIGERON 5 CH	*3 granules le soir*
Chaque dimanche, prendre :	PHOSPHORUS TRIIODATUS 7 CH	*5 granules au réveil*
	LACHESIS 7 CH (*)	*5 granules au coucher*

Autres remèdes de l'hémophilie :

	AILANTHUS GLANDULOSA 5 CH	*3 granules par jour*
	ARSENICUM ALBUM 5 CH	*3 granules par jour*
	MILLEFOLIUM 4 CH	*3 granules 2 fois par jour*

■ **HÉMOPTYSIE :** Crachements de sang d'origine pulmonaire.

Exemple de traitement :

	MILLEFOLIUM 4 CH	*3 granules toutes les 5 minutes*
Alterner ensuite toutes les 1/2 heures :	CHINA 4 CH (*)	*3 granules*
	ARNICA 4 CH	*3 granules*
	ACONITUM 4 CH (*)	*3 granules*

Particularités symptomatiques :

(à prendre en 5 CH - 3 granules 2 à 3 fois par jour)

Hémoptysie de sang rouge vif :	ACONITUM NAPELLUS (*) - AMMONIUM CARBONICUM - ARNICA - BELLADONA - HAMAMELIS - IPECA - LEDUM PALUSTRE - MILLEFOLIUM
Sensation de sang qui bouillonne dans la poitrine, d'où le sang semble provenir :	LEDUM PALUSTRE
Hémoptysie consécutive à la suppression des règles :	BELLADONA
Hémoptysie avec sueurs froides, nausées :	IPECA
Le malade semble ne pas souffrir :	CHINA (*)
Hémoptysie consécutive à une contusion, un traumatisme, un effort :	ARNICA
Hémoptysie avec chaleur, rougeur et tremblement des membres :	AMMONIUM CARBONICUM

■ **HÉMATÉMÈSE :** (Vomissements de sang d'origine digestive)

Exemple de traitement :

Immédiatement :	PHOSPHORUS TRIIODATUS 5 CH	*5 granules*
Alterner ensuite toutes les 10 minutes, 3 granules des remèdes suivants :	CHINA 4 CH (*)	
	CROTALUS HORRIDUS 4 CH	
	ELAPS CORRALINUS 4 CH	
	GERANIUM 4 CH	

■ **HÉMATURIE :** (Hémorragie rénale et vésicale - sang dans les urines)

Exemple de traitement :

Immédiatement :	PHOSPHORUS TRIIODATUS 5 CH	*5 granules*
Si consécutive à un traumatisme, alterner :	CHINA 4 CH (*)	*3 granules toutes les 10 minutes*
avec :	ARNICA 4 CH	*3 granules*
Si l'hémorragie est de sang rouge vif, ajouter :	MILLEFOLIUM 4 CH	*3 granules toutes les 15 minutes*
Si l'hémorragie est de sang couleur brunâtre :	SECALE 4 CH	*3 granules tous les 1/4 d'heure*
alternés avec :	TEREBENTHINA 4 CH	*3 granules*
Si l'hémorragie est de sang foncé, avec de gros caillots :	COCCUS CACTI 4 CH	*3 granules tous les 1/4 d'heure*
alternés avec :	THLASPI BURSA PASTORIS 4 CH	*3 granules*

■ **HÉMORRAGIE GINGIVALE :** (Saignement des gencives)

Exemple de traitement :

	CHINA 4 CH (*)	*3 granules 2 fois par jour*
alternés avec :	ARNICA 4 CH	*3 granules 2 fois par jour*

Particularités symptomatiques :

Ajouter en fonction des particularités symptomatiques :

Gingivite scorbutique :	NASTURTIUM 4 CH	*3 granules 2 fois par jour*
alternés avec :	AGAVE 5 CH	*3 granules 2 fois par jour*
Vésicules dans la bouche, douleur brûlante, gonflement douloureux des gencives :	AMBRA GRISEA 5 CH	*3 granules 2 fois par jour*
Gencives tuméfiées et brûlantes, aphtes :	ARSENICUM ALBUM 5 CH	*3 granules 2 fois par jour*
Légère douleur durant la mastication :	CARBO VEGETABILIS 5 CH	*3 granules 2 fois par jour*
Gencives ulcérées et spongieuses ; tendance aux caries :	KREOSOTUM 5 CH	*3 granules 2 fois par jour*
Gencives gonflées et ulcérées, haleine très fétide :	MERCURIUS SOLUBILIS 5 CH	*3 granules par jour*

■ **HÉMORRAGIE RÉTINIENNE**

(Hémorragie de l'œil)
(''Dépôt de sang dans l'œil'')

Consulter d'urgence un spécialiste afin d'en déterminer la cause.

Exemple de traitement :

	CHINA 4 CH (*)	*3 granules tous les 1/4 d'heure*
Ajouter :	LACHESIS 7 CH (*)	*5 granules 1 seule fois*
Jours pairs :	ARNICA 5 CH	*3 granules le matin*
	CROTALUS HORRIDUS 5 CH	*3 granules l'après-midi*

Jours impairs :	HAMAMELIS 5 CH	*3 granules le matin*
	BOTHROPS LANCEOLATUS 5 CH	*3 granules l'après-midi*

■ **HÉMORRAGIE DENTAIRE** (Hémorragie après ablation dentaire)

Immédiatement :	PHOSPHORUS TRIIODATUS 5 CH	*5 granules*
Alterner ensuite :	CHINA 4 CH (*)	*3 granules tous les 1/4 d'heure*
avec :	ARNICA 4 CH	*3 granules*
On peut ajouter :	NAJA 4 CH (*)	*3 granules 2 fois par jour*
(Pour calmer en outre les douleurs dentaires, on peut prendre :	CHAMOMILLA 9 CH	*5 granules 1 à 2 fois par jour*
et/ou :	HYPERICUM 9 CH	*5 granules 1 à 2 fois par jour)*

■ **HÉMORRAGIE CÉRÉBRALE**

En attendant le docteur appelé d'urgence, si coma hémiplégique mettre sur la langue du malade 1 dose ou 8 granules d'OPIUM 9 CH - mieux : 15 CH - (si loin de tout secours, continuer par les remèdes ci-dessous).

Si le sujet ne perd pas connaissance, exemple de traitement :	PHOSPHORUS TRIIODATUS 5 CH	*5 granules 1 fois seulement*
Ensuite de 1/4 d'heure en 1/4 d'heure, chacun de ces remèdes :	CHINA 4 CH	*3 granules*
	OPIUM 5 CH	*3 granules*
	ARNICA 5 CH	*3 granules*
(Renouveler éventuellement cette série :)	CONIUM MACULATUM 5 CH	*3 granules*
	GLONOÏNUM 5 CH	*3 granules*
	ETHYLICUM 5 CH	*3 granules*

■ **HÉMORRAGIE RECTALE** (MELENA) - **Consulter d'urgence le médecin** - (rejet de sang par l'anus)

Sang de couleur rouge, peut provenir d'hémorroïdes. *Voir Hémorroïdes*

Sang de couleur foncée, hémorragie des voies digestives (œsophage - estomac - intestin).

En attendant le médecin :

Exemple de traitement :

PHOSPHORUS TRIIODATUS 5 CH	*5 granules 1 seule fois*

Ensuite de 1/4 d'heure en 1/4 d'heure, chacun de ces remèdes : (renouveler éventuellement cette série)

CHINA 4 CH (*)	*3 granules*
HAMAMELIS 5 CH	*3 granules*
CROTALUS HORRIDUS 5 CH	*3 granules*
IPECA 4 CH	*3 granules*
SECALE CORNUTUM 5 CH	*3 granules*
SEDUM REPENS 4 CH	*3 granules*

■ **HÉMORRAGIE UTÉRINE**

MÉNORRAGIE - Si règles trop abondantes *Voir Hyperménorrhée*

HÉMORRAGIE EN DEHORS DES RÈGLES : Consulter son médecin rapidement.

Exemple de traitement en cas d'urgence :

Mettre 15 granules de DRYMIS 4 CH dans 1/2 verre d'eau genre eau d'Evian.
Faire fondre les granules en agitant violemment le mélange à l'aide d'une petite cuillère. Donner ensuite une cuillère à café toutes les 7 minutes.
En attendant donner CHINA 4 CH (*) 3 granules (renouveler toutes les 10 minutes en alternance avec DRYMIS 4 CH).
On peut ajouter en fonction des particularités symptomatiques ci-dessous :

Sang pâle mais face rouge et chaude :	FERRUM METALLICUM 4 CH	*3 granules 2 à 3 fois par jour*
Sang rouge, sans caillots :	ERIGERON CANADENSIS 4 CH	*3 granules 2 à 3 fois par jour*
et/ou :	IPECA 4 CH	*3 granules 2 à 3 fois par jour*
Sang rouge, avec caillots noirâtres :	SABINA 4 CH	*3 granules 2 à 3 fois par jour*
Sang foncé, sans caillots :	SECALE CORNUTUM 4 CH	*3 granules 2 à 3 fois par jour*
Sang foncé, avec caillots :	CROCUS SATIVUS 4 CH	*3 granules 2 à 3 fois par jour*
et/ou :	USTILAGO MAÏDIS 4 CH	*3 granules 2 à 3 fois par jour*
Sang noirâtre avec caillots :	BOVISTA 4 CH	*3 granules 2 à 3 fois par jour*

Autres particularités symptomatiques :

Petite hémorragie utérine entre les règles :	PHOSPHORUS TRIIODATUS 5 CH	*5 granules 1 seule fois (ajouté aux autres remèdes)*
Hémorragie après accouchement :	CHAMOMILLA 4 CH	*3 granules 2 à 3 fois par jour*
Hémorragie utérine abondante :	APOCYNUM CANNABINUM 4 CH	*3 granules 2 à 3 fois par jour*
Hémorragie de sang noirâtre, s'écoulant lentement et coagulant facilement :	HAMAMELIS 4 CH	*3 granules 2 à 3 fois par jour*
Ecoulement sanguin entre les règles, provoqué par la marche :	NITRICUM ACIDUM 5 CH	*3 granules 2 fois par jour*
Hémorragie utérine survenant la nuit :	BOVISTA 4 CH	*3 granules 2 à 3 fois par jour*
Ecoulement utérin sanguin provoqué par une contusion ou des secousses violentes :	HAMAMELIS 4 CH	*3 granules 2 à 3 fois par jour*
Hémorragie après coït :	ARGENTUM NITRICUM 5 CH	*3 granules 2 à 3 fois par jour*
alternés avec :	KREOSOTUM 5 CH	*3 granules 2 à 3 fois par jour*

■ HEMORRAGIE OMBILICALE

Suitement sanguin ombilical du nouveau-né :	ABROTANUM 4 CH	*3 granules 2 fois par jour*

Hémorroïdes

Exemple de traitement :

Tous les jours :	SOLIDAGO 4 CH	*3 granules le matin*
Ajouter :	AESCULUS COMPOSÉ	*3 granules 3 fois par jour*
Si les douleurs sont brûlantes ajouter :	SEDUM ACRE 4 CH	*3 granules 2 à 3 fois par jour*
et/ou :	RATANHIA 4 CH	*3 granules 2 à 3 fois par jour*
et/ou :	NITRICUM ACIDUM 4 CH	*3 granules 2 à 3 fois par jour*
et/ou :	ALOE 5 CH	*3 granules 2 à 3 fois par jour*
Si les douleurs sont brûlantes et piquantes :	ARSENICUM ALBUM 5 CH	*3 granules 2 fois par jour*
et/ou :	KALIUM CARBONICUM 5 CH	*3 granules 2 fois par jour*
et/ou :	AESCULUS HIPPOCASTANUM 4 CH	*3 granules 2 fois par jour*
Hémorroïdes douloureuses :	SEDUM ACRE 4 CH	*3 granules 2 fois par jour*
et/ou :	MURIATICUM ACIDUM 4 CH	*3 granules 2 fois par jour*
et/ou :	CAUSTICUM 4 CH	*3 granules 2 fois par jour*
Hémorroïdes saignantes :	CHINA 4 CH (*)	*3 granules 2 fois par jour*
alternés avec :	HAMAMELIS 4 CH	*3 granules 2 fois par jour*
et avec :	MILLEFOLIUM 4 CH	*3 granules 2 fois par jour*
(On peut ajouter aussi :	COLLINSONIA 4 CH	*3 granules 2 fois par jour)*

Particularités symptomatiques :

(Ajouter ou remplacer par le remède approprié en fonction des particularités ci-dessous).

Sensation que le rectum est rempli d'aiguilles, aggravation par la marche :	AESCULUS HIPPOCASTANUM 4 CH	*3 granules 2 fois par jour*
Hémorroïdes brûlantes, gonflées et douloureuses empêchant la selle qui ne peut s'effectuer facilement qu'en position debout :	CAUSTICUM 4 CH	*3 granules 2 fois par jour*
Hémorroïdes douloureuses, saignantes avec sensation que le rectum est rempli d'épines (souvent en relation avec constipation opiniâtre) :	COLLINSONIA 4 CH	*3 granules 2 fois par jour*
Sensation de fer rouge enfoncé dans l'anus, amélioration par un bain de siège froid :	KALIUM CARBONICUM 5 CH	*3 granules 2 fois par jour*
Hémorroïdes "en grappe de raisins", coloration bleue foncée, sensation de déchirure dans l'anus :	MURIATICUM ACIDUM 5 CH	*3 granules 2 fois par jour*
Hémorroïdes avec démangeaison soulagées par l'eau froide :	NUX VOMICA 4 CH	*3 granules 2 fois par jour*
Hémorroïdes volumineuses, enflammées douloureuses, très sensibles au toucher. Sensation d'élancements, d'écharde ou de brûlure :	PAEONIA 4 CH	*3 granules 2 fois par jour*
Hémorroïdes saignant en dehors de la défécation :	COBALTUM 5 CH	*3 granules par jour*

Herpès *Voir Eruptions*

Hoquet

Exemple de traitement :

Prendre immédiatement :	CUPRUM METALLICUM 5 CH	*5 granules*
On peut prendre en alternance tous les 1/4 d'heure :	CUPRUM METALLICUM 5 CH HYOSCYAMUS NIGER 5 CH MUREX PURPUREA 5 CH	*5 granules* *5 granules* *5 granules*
Autre formule :	NUX VOMICA 4 CH	*5 granules*
alternés avec :	CUPRUM METALLICUM 5 CH	*5 granules 1/4 d'heure après*

Particularités symptomatiques :

On peut ajouter en fonction des particularités décrites ci-dessous :

Hoquet "nerveux" :	IGNATIA 5 CH	*3 granules répétés tous les 1/4 d'heure (2 à 3 fois)*

(Si habitué à l'homéophatie, on peut prendre directement IGNATIA 9 CH).

Hoquet du nourrisson :		
(après la tétée) :	TEUCRIUM MARUM 4 CH	*3 granules 1 fois*
On peut ajouter :	AETHUSA CYNAPIUM 5 CH	*3 granules 1 fois 1/4 d'heure ensuite*
et :	CHAMOMILLA 5 CH	*3 granules 1 fois 1/4 d'heure ensuite*
Hoquet des enfants après une crise de larmes :	ARNICA 5 CH	*3 granules répétés 1 à 2 fois*
Hoquet pendant la grossesse avec bâillements :	CYCLAMEN 5 CH	*3 granules 2 fois par jour*
Hoquet violent et douloureux chez une femme nerveuse :	VIBURNUM PRUNIFOLIUM 5 CH	*3 granules 2 fois par jour*
Hoquet chez un sujet hypersensible :	MOSCHUS 5 CH	*3 granules 2 fois par jour*
Hoquet survenant le matin :	VERATRUM ALBUM 5 CH	*3 granules 2 fois par jour*
Hoquet survenant la nuit :	GELSEMIUM 5 CH	*3 granules répétés 1 à 2 fois*
Hoquet survenant sans motif apparent :	CUPRUM METALLICUM 5 CH	*3 granules 2 fois par jour*
Hoquet qui survient à la suite d'une émotion :	IGNATIA 5 CH	*3 granules 2 fois par jour*
Hoquet violent :	BELLADONA 5 CH	*3 granules 2 fois par jour*
Hoquet violent et prolongé, provoquant des douleurs gastriques aiguës :	RATANHIA 5 CH	*3 granules 2 fois par jour*
Hoquet convulsif :	STRAMONIUM 5 CH	*3 granules 2 fois par jour*
Hoquet continu :	HYOSCYAMUS 5 CH	*3 granules 2 fois par jour*
Hoquet fréquent :	CYCLAMEN 5 CH	*3 granules 2 fois par jour*
Hoquet spasmodique après absorption de boissons alcooliques :	STAPHYSAGRIA 5 CH	*3 granules 2 fois par jour*
et/ou :	RANUNCULUS BULBOSUS 5 CH	*3 granules 2 fois par jour*
Hoquet au cours des repas :		
hoquet au cours du repas :	HYOSCYAMUS 5 CH	*3 granules 2 fois par jour*
hoquet dès que l'on a bu ou mangé :	IGNATIA 5 CH	*3 granules 2 fois par jour*
hoquet après un repas copieux :	NUX VOMICA 5 CH	*5 granules 1 fois par jour*

Hoquet

hoquet après avoir bu des boissons chaudes :	VERATRUM ALBUM 5 CH	*3 granules 2 fois par jour*
hoquet aggravé par le café :	IGNATIA 5 CH	*5 granules 2 fois par jour*
hoquet après les repas :	STAPHYSAGRIA 5 CH	*3 granules 2 fois par jour*
Hoquet après avoir fumé :	AMBRA GRISEA 5 CH	*3 granules 2 fois par jour*
et/ou :	IGNATIA 5 CH	*3 granules 2 fois par jour*
et/ou :	SEPIA 5 CH	*3 granules 2 fois par jour*

Hyperménorrhée *(règles abondantes)*

Voir aussi Hémorragies si hémorragie utérine.

Exemple de traitement :

	FOLLICULINUM 9 CH	*8 granules 1 seule fois à répéter 7 jours après*
	CHINA 4 CH (*)	*3 granules 2 fois par jour*
Ajouter :	IPECA 5 CH	*3 granules 2 fois par jour*
et :	AMBRA GRISEA 5 CH	*3 granules 1 fois par jour*

Particularités symptomatiques :

On peut ajouter également en fonction des particularités décrites ci-dessous :

Si douleurs sacro-pubiennes	SABINA 4 CH	*3 granules 2 fois par jour*
Sang noir épais, coagulé, avec caillots et crampes utérines :	THLASPI BURSA PASTORIS 4 CH	*3 granules 2 fois par jour*
Bouffées de chaleur, frissons, sensation de lourdeur au bas-ventre :	FRAXINUS AMERICANA 4 CH	*3 granules 2 fois par jour*
Diminue les règles abondantes de sang noir filant **qui ne coagule pas** :	CROTALUS HORRIDUS 5 CH	*3 granules 1 fois par jour*
Règles abondantes de sang noir qui **coagule** :	CROCUS SATIVUS 5 CH	*3 granules 2 fois par jour*

Hypertension

Il existe de nombreux remèdes de terrain en homéopathie correspondant aux diverses formes d'hypertension. **Seul le médecin sera à même de choisir les remèdes indiqués.**

Exemple de traitement :

■ **HYPERTENSION CONGESTIVE** (pléthore)

Tous les 10 jours en alternance :	SULFUR 7 CH (*)	*8 granules*
	NUX VOMICA 7 CH	*8 granules*
Les jours pairs :	SOLIDAGO 4 CH	*3 granules au lever*
	NUX VOMICA 4 CH	*3 granules le matin*
	ALOE 4 CH	*3 granules l'après-midi*
	AURUM METALLICUM 5 CH	*3 granules au coucher (sur prescription médicale)*
Les jours impairs :	AESCULUS HIPPOCASTANUM 4 CH	*3 granules au lever*
	ACONITUM NAPELLUS 5 CH (*)	*3 granules le matin*
	SANGUINARIA 4 CH	*3 granules l'après-midi*
	GLONOÏNUM 5 CH	*3 granules au coucher*

■ **HYPERTENSION SOLITAIRE**
(maligne)

Tous les 10 jours en alternance :	AURUM 7 CH	*8 granules (sur prescription médicale)*
	THUYA 7 CH	*8 granules*
Les jours pairs :	SOLIDAGO 4 CH	*3 granules au lever*
	ACONITUM NAPELLUS 5 CH (*)	*3 granules le matin*
	SCILLA MARITIMA 4 CH	*3 granules l'après-midi*
	AURUM METALLICUM 5 CH	*3 granules au coucher (sur prescription médicale)*
Les jours impairs :	ARNICA 4 CH	*3 granules au lever*
	BARYTA MURIATICA 5 CH	*3 granules le matin*
	CHOLESTERINUM 4 CH	*3 granules l'après-midi*
	GLONOÏNUM 5 CH	*3 granules au coucher*

■ **HYPERTENSION SPASMODIQUE** (éréthisme)

Tous les 10 jours en alternant :	IGNATIA 7 CH	*8 granules*
	GELSEMIUM 7 CH	*8 granules*
Les jours pairs :	CRATAEGUS 4 CH	*3 granules au lever*
	BELLADONA 5 CH	*3 granules le matin*
	PASSIFLORA 4 CH	*3 granules l'après-midi*
	LACHESIS 5 CH	*3 granules au coucher (sur prescription médicale)*
Les jours impairs :	LILIUM TIGRINUM 4 CH	*3 granules au lever*
	SPIGELIA 5 CH	*3 granules le matin*
	LYCOPUS VIRGINICUS 4 CH	*3 granules l'après-midi (sur prescription médicale)*
	TABACUM 5 CH	*3 granules au coucher (sur prescription médicale)*

Hypocondrie *Voir aussi Dépression nerveuse*

Douleurs "sine materia"

En dehors de tout trouble organique, le sujet ressent des douleurs que l'entourage qualifie d'"imaginaires", puisqu'aucun mal n'a été décelé par tous les médecins consultés, qu'aucune origine inquiétante n'a été découverte parmi les nombreux examens effectués.

Là encore l'homéopathie peut aider ces "malades imaginaires" qui souffrent réellement et les délivrer de ces souffrances en leur faisant recouvrer la joie de vivre en bonne santé.

Voici comment il faut procéder :

Il existe trois grands remèdes des "maladies imaginaires" : CROCUS SATIVUS, NUX MOSCHATA, SABADILLA

qu'il convient d'essayer **en traitant également le symptôme ressenti.**

Supposons un symptôme douloureux qui réclamerait CAUSTICUM (sur l'indication d'une douleur à forme de brûlure dans la hanche droite)

il faudrait prendre, le 1er jour :	CROCUS SATIVUS 4 CH	*5 granules le matin*
et :	CAUSTICUM 5 CH	*3 granules 2 fois par jour*
Le 2e jour :	CROCUS SATIVUS 5 CH	*5 granules le matin*
et :	CAUSTICUM 5 CH	*3 granules 2 fois par jour*
Le 3e jour :	CROCUS SATIVUS 7 CH	*5 granules le matin*
et :	CAUSTICUM 5 CH	*3 granules 2 fois par jour*
Le 4e jour :	CROCUS SATIVUS 9 CH	*5 granules le matin*
et :	CAUSTICUM 5 CH	*3 granules 2 fois par jour*
Le 5e jour :	CROCUS SATIVUS 12 CH	*5 granules le matin*
et :	CAUSTICUM 5 CH	*3 granules 2 fois par jour*

Nota : l'amélioration doit commencer à se faire sentir dès le 2e jour et toute douleur doit cesser vers le 4e ou le 5e jour.

On peut essayer de même avec SABADILLA pris en échelle sur 5 jours : 4 - 5 - 7 - 9 - 12 CH et avec NUX MOSCHATA pris de la même façon en conjuguant avec le ou les remèdes spécifiques au(x) trouble(s) ressenti(s).

Peur de ne pas guérir et de ne pas pouvoir supporter les remèdes :	ALLIUM SATIVUM 9 CH	*3 granules par jour*
Hypocondrie avec asthénie nerveuse des vieux garçons et vieilles filles (par continence) :	CONIUM MACULATUM 15 CH	*8 granules 2 fois par semaine*

Hypotension

Consulter son médecin pour en découvrir l'origine.
Si produite par fatigue concomitante *Voir Asthénie*

Incontinence d'urine (énurésie)

Exemple de traitement :

■ **Chez l'enfant :**	CALCAREA CARBONICA 7 CH	*8 granules le matin le 1er jour*
	IGNATIA 7 CH	*8 granules le matin du 8e jour*
	SULFUR IODATUM 7 CH (*)	*8 granules le matin du 15e jour*

(Recommencer ce cycle 2 à 3 fois). (Ne prendre rien d'autre ces jours-là).

Les autres jours :

Jours pairs :	PLANTAGO MAJOR 4 CH	*3 granules le matin*
	BELLADONA 5 CH	*3 granules l'après-midi*
	FERRUM PHOSPHORICUM 9 CH	*3 granules le soir*
Jours impairs :	EQUISETUM ARVENSE 4 CH	*3 granules le matin*
	CAUSTICUM 5 CH	*3 granules l'après-midi*
	FERRUM PHOSPHORICUM 9 CH	*3 granules le soir*
Si l'enfant a des vers intestinaux, ajouter :	CINA 5 CH	*3 granules chaque matin au lever*
■ **Chez l'adulte et le vieillard :**	CAUSTICUM 7 CH	*8 granules tous les 7 jours*
Les autres jours :		
Jours pairs :	RHUS AROMATICA 5 CH	*3 granules le matin*
	CAUSTICUM 5 CH	*3 granules l'après-midi*
Jours impairs :	ARGENTUM NITRICUM 5 CH	*3 granules le matin*
	KALIUM CARBONICUM 5 CH	*3 granules l'après-midi*

Particularités symptomatiques :

Emission involontaire d'urine en riant ou en toussant :	SCILLA MARITIMA 9 CH	*5 granules tous les 2 jours pendant quelques jours*
alternés avec :	SCILLA MARITIMA 4 CH	*3 granules 2 fois par jour*
Emission involontaire d'urine en toussant :	RUMEX CRISPUS 5 CH	*3 granules 2 fois par jour*
Emission involontaire d'urine au cours d'un rêve :	KREOSOTUM 5 CH	*3 granules 2 fois par jour*
L'enfant mouille son lit dès qu'il est couché :	SEPIA 5 CH	*3 granules 2 fois par jour*
Incontinence d'urine la première partie de la nuit :	CAUSTICUM 5 CH	*3 granules 2 fois par jour*
Incontinence d'urine la deuxième partie de la nuit :	CHLORAL 5 CH	*3 granules 2 fois par jour*
Urine involontairement dans un sommeil profond :	BELLADONA 5 CH	*3 granules 2 fois par jour*
Incontinence d'urine chez un enfant qui crie et grince des dents en dormant :	ZINCUM METALLICUM 7 CH	*8 granules chaque jour pendant quelques jours*
Incontinence d'urine chez une femme, provoquée par la toux, le rire ou le moindre mouvement :	TARENTULA HISPANICA 9 CH	*8 granules par semaine*

Infection, états septiques

L'Homéopathie est très armée pour lutter contre les infections.
Voici une liste de remèdes qu'il conviendra d'employer en fonction de leurs particularités (on peut éventuellement conjuguer leur action).

Etats inflammatoires aigus : abcès - anthrax - blessures suppurées - plaies infectées :	PYROGENIUM 5 CH ou 7 CH	*5 granules par jour*
Etats septicémiques - furoncles récidivants - anthrax - abcès - mauvais effets de piqûres d'insectes ou de morsures de bêtes venimeuses :	ECHINACEA 4 CH	*3 granules 2 à 4 fois par jour*
Panaris - le remède hâte la suppuration et fait ouvrir l'abcès :	MYRISTICA 4 CH	*3 granules 3 fois par jour*
Grippes intestinales - états infectieux graves - fièvres intestinales :	BAPTISIA TINCTORIA 5 CH	*3 granules 2 à 3 fois par jour*
Etats infectieux graves - une indication de ce remède : la langue du malade est sèche, racornie, comme une lanière de cuir :	MURIATICUM ACIDUM 7 CH	*3 granules 2 à 4 fois par jour*
Infections cutanées, aiguës, brûlantes, améliorées par la chaleur - anthrax - furoncles :	ARSENICUM ALBUM 5 à 9 CH	*3 granules 2 à 3 fois par jour suivant l'acuité du cas*
Douleurs atroces de brûlures et de piqûres - couleur bleuâtre des parties enflammées - anthrax - furoncles - panaris - phlegmons :	TARENTULA CUBENSIS 7 ou 9 CH	*3 granules 2 fois par jour*
Ulcération avec bords bleuâtres saignant facilement, anthrax, escarres :	LACHESIS 5 CH (*)	*3 granules 2 fois par jour*

Infections, états septiques

Lésions de couleur bleu-noirâtre, avec inflammation et induration, sensation de brûlure très intense. - La couleur noirâtre évoque ANTHRACINUM :	ANTHRACINUM 7 ou 9 CH	*8 granules 1 fois par jour*
Remède des lymphangites - affections de la peau avec sécrétions irritantes putrides et réaction ganglionnaire :	BUFO 5 CH	*5 granules 2 à 3 fois par jour*
Inflammations sévères et tendance à la gangrène :	CANTHARIS 7 ou 9 CH	*5 granules 2 à 3 fois par jour*
Gros furoncles successifs - dermatoses infectées - mycoses - toutes affections cutanées consécutives à un traitement allopathique par la pénicilline :	PENICILLINUM 5 CH	*3 granules 2 fois par jour*

Nota : Ne pas employer dans les cas de tuberculose, même guérie ; réserver à la prescription médicale (Cf. Dr BERGERET).

Tendance aux éruptions symétriques sur le corps - furoncles - fièvre avec état de faiblesse :	ARNICA 5 CH	*3 granules 2 à 3 fois par jour*
Etats infectieux - fièvre avec frissons mais absence de sueurs - aggravation par le mouvement :	SIEGESBECKIA 4 CH	*3 granules 2 à 3 fois par jour*
Fièvre avec état de faiblesse - raideur douloureuse des membres - éruptions vésiculeuses, brûlantes et prurigineuses :	RHUS TOXICODENDRON 7 ou 9 CH	*3 granules 2 fois par jour*

HEPAR SULFUR Remède de maniement délicat dont la prescription doit être réservée au médecin, à savoir :

Les basses dilutions 4 ou 5 CH favorisent la collecte du pus d'une plaie infectée.

Les dilutions moyennes 7 CH ou 9 CH continuent le processus entamé (soit de collecte ou de résorption du pus).

Les hautes dilutions 15 à 30 CH stoppent, résorbent ou tarissent la suppuration.

Ce remède peut et doit être associé à PYROGENIUM 5 CH.

Exemple pour un abcès en formation (suppuration déjà formée), le 1er jour :	PYROGENIUM 5 CH	*5 granules*
Une heure après :	HEPAR SULFUR 7 CH	*5 granules*
Le 2e jour :	PYROGENIUM 5 CH	*5 granules*
Une heure après :	HEPAR SULFUR 9 CH	*5 granules*
Le 3e jour :	PYROGENIUM 5 CH	*5 granules*
Une heure après :	HEPAR SULFUR 12 CH	*5 granules*
Le 4e jour :	PYROGENIUM 5 CH	*5 granules*
Une heure après :	HEPAR SULFUR 15 CH	*5 granules*

Insolation

Effet préventif :	MYRISTICA SEBIFERA 4 CH	*3 granules avant l'exposition au soleil (à renouveler une ou deux fois ensuite)*

Exemple de traitement de l'insolation :

	BELLADONA 4 CH	*3 granules alternés tous les 1/4 d'heure avec*
	GLONOÏNUM 4 CH	*3 granules et*
	GELSEMIUM 4 CH	*3 granules*

Localement pommade HOMÉOPLASMINE sur les zones de peau douloureuses.

On peut ajouter :	URTICA URENS 4 CH	*3 granules*
et :	CANTHARIS 5 CH	*3 granules*
Si sensation intense de brûlure.		

Particularités symptomatiques :

Pour lutter contre l'allergie au soleil (préventif et curatif) :	SOL 7 CH	*5 granules par jour*
Malaises après exposition au soleil :		
Maux de tête après exposition au soleil (région occipitale) :	NATRUM CARBONICUM 9 CH	*5 granules*
Maux de tête et palpitations :	PYROGENIUM 5 CH	*5 granules*
Mal de tête pulsatif, congestif, face rouge et afflux de sang à la tête :	GLONOÏNUM 5 CH	*5 granules*
Mal de tête avec troubles cardiaques, provoqué et aggravé par la lumière intense du soleil :	KALMIA LATIFOLIA 9 CH	*5 granules*
Grande faiblesse par les chaleurs de l'été ; malaise : le malade se sent affaibli :	ANTIMONIUM CRUDUM 5 CH	*5 granules 1 à 2 fois par jour*
et/ou :	NATRUM CARBONICUM 9 CH	*5 granules*
Congestion de la tête par insolation :	GLONOÏNUM 5 CH	*5 granules*
et/ou :	ASTERIAS RUBENS 7 CH	*5 granules*
Si perte de connaissance ou peur de perdre connaissance :	OPIUM 5 CH	*5 granules*
Si urticaire ou rash après exposition :	MURIATICUM ACIDUM 5 CH	*3 granules 2 à 3 fois par jour*

Insomnie

Une personne qui se fait traiter habituellement par l'homéopathie ne peut souffrir qu'accidentellement d'insomnie (à la suite d'une émotion, d'une contrariété, etc...). Voici plusieurs remèdes indiqués dans l'insomnie. Il conviendra de découvrir celui qui réussit le mieux à votre organisme. On pourra éventuellement en changer chaque soir (ou changer de "formule") :

■ **1ère formule :**	NUX VOMICA 7 CH	*5 granules au coucher*
	et PASSIFLORA COMPOSE	*3 granules 2 à 3 fois par jour et en cas de réveil*
■ **2e formule :**	CYPRIPEDIUM 9 CH	*5 granules au coucher*
■ **3e formule :**	NYKTERINIA 7 CH	*3 granules au coucher*
	et NYKTERINIA 4 CH	*3 granules au cours de la nuit en cas de réveil*
On peut ajouter : si impossibilité de s'endormir par afflux d'idées :	COFFEA 9 CH	*5 granules*
Si agitation physique et sensation de froid généralisé :	VALERIANA 9 CH	*5 granules*

Femme nerveuse avec mauvais sommeil :	AQUILEGIA 5 CH	*5 granules*
■ **4e formule :**	MAGNESIUM 5 CH - PALLADIUM 5 CH - PHOSPHORICUM ACIDUM 5 CH - TELLURIUM 5 CH	*2 granules de chaque tube chaque soir,* **en même temps,** *durant plusieurs jours*

INSOMNIE DES ENFANTS

	CHAMOMILLA 5 CH	*3 granules 2 fois par jour*
et :	CYPRIPEDIUM 4 CH	*3 granules 1 fois par jour*
Au moment du coucher :	SEDATIF P.C.	*3 granules*
Enfants qui "prennent la nuit pour le jour" c'est-à-dire calmes le jour mais énervés, ne dorment pas la nuit :	JALAPA 7 CH	*3 granules par jour pendant quelques jours*
Enfants agités la nuit comme le jour (l'enfant désire être porté) :	CHAMOMILLA 9 CH	*5 granules*
Enfant grognon et criard :	RHEUM 9 CH	*5 granules*
Origine vermineuse, l'enfant n'aime pas être touché, approché ou caressé :	CINA 9 CH	*5 granules*

Particularités symptomatiques :

Insomnie chronique :	LUESINUM 7 CH ou 9 CH	*8 granules 1 seule fois*
15 jours après :	LUESINUM 15 CH	*8 granules 1 seule fois*
Les autres soirs :	NUX VOMICA 7 CH	*5 granules au coucher la première semaine*
	NUX VOMICA 9 CH	*5 granules au coucher la deuxième semaine*
Insomnie à la montagne :	ARSENICUM ALBUM 7 CH	*5 granules*
On ne peut se rendormir :	ARSENICUM ALBUM 7 CH	*5 granules*
A sommeil mais ne peut dormir :	CHAMOMILLA 9 CH	*5 granules*
ou :	BELLADONA 9 CH	*5 granules*
ou :	APIS MELLIFICA 9 CH	*5 granules*
ou :	OPIUM 5 CH	*5 granules*
Insomnie avec acuité de l'ouïe (ne supporte pas de bruits répétitifs qui l'agacent : tic-tac d'un réveil - coq qui chante - chaudière qui se remet en marche automatiquement etc...) :	OPIUM 5 CH	*5 granules 2 fois par jour*
Insomnie par grande joie :	COFFEA 9 CH	*8 granules*
Insomnie par suite d'anxiété :	ARSENICUM ALBUM 7 CH	*5 granules*
ou :	COCCULUS 9 CH	*5 granules*
Insomnie par suite de chagrins :	AMMONIUM MURIATICUM 7 CH	*5 granules*
et :	ARNICA 9 CH	*5 granules quelques heures ensuite*
On peut prendre aussi :	IGNATIA 7 CH	*5 granules*
et :	KALIUM BROMATUM 5 CH	*5 granules 1 heure après*
Insomnie suite à un choc, une commotion :	ARSENICUM ALBUM 7 CH	*5 granules*
ou :	ARNICA 9 CH	*5 granules*

ou :	ARGENTUM METALLICUM 7 CH	*5 granules*
Insomnie suite à une contrariété :	CHAMOMILLA 9 CH	*5 granules*
ou :	KALIUM PHOSPHORICUM 5 CH	*5 granules*
ou :	STAPHYSAGRIA 9 CH	*5 granules*
Insomnie suite à une discussion animée :	AMBRA GRISEA 9 CH	*5 granules*
Insomnie par abus de vin :	NUX VOMICA 9 CH	*5 granules*
Insomnie suite à un effort intellectuel intense :	ARSENICUM ALBUM 7 CH	*3 granules*
ou :	AMBRA GRISEA 9 CH	*5 granules*
ou :	COFFEA 9 CH	*5 granules*
ou :	HYOSCYAMUS 9 CH	*5 granules*
ou :	PHOSPHORICUM ACIDUM 5 CH	*5 granules*
Insomnie suite à une fatigue :	ARSENICUM ALBUM 7 CH	*5 granules*
Insomnie suite à un énervement :	COFFEA 9 CH	*5 granules*
ou :	HYOSCYAMUS 9 CH	*5 granules*
ou :	NUX VOMICA 9 CH	*5 granules*
Insomnie suite à une humiliation :	COLOCYNTHIS 9 CH	*5 granules*
Ne peut s'endormir parce qu'il a froid :	CISTUS CANADENSIS 5 CH	*5 granules*
Insomnie avant les règles :	SENECIO 5 CH	*5 granules*
Insomnie entrecoupée de réveils fréquents :	PHOSPHORUS TRIIODATUS 5 CH	*5 granules*
Insomnie par épuisement nerveux :	AVENA SATIVA 4 CH	*3 granules 2 fois par jour*
Insomnie après un excès de colère :	BRYONIA 5 CH	*5 granules*
Insomnie rebelle des personnes qui ont longtemps veillé une personne malade :	COCCULUS 5 CH	*3 granules chaque jour le matin*
En outre, conjointement :	COCCULUS 7 CH	*8 granules le 1er soir*
	COCCULUS 9 CH	*8 granules le 2e soir*
	COCCULUS 12 CH	*8 granules le 3e soir*
	COCCULUS 15 CH	*8 granules le 4e soir*
Insomnie avec agitation et nervosité :	THEA 5 CH	*5 granules le soir*
Insomnie après travaux physiques ou intellectuels chez une femme déprimée :	HELONIAS 9 CH	*5 granules*

TABLEAU INDICATIF DES PRINCIPAUX REMÈDES D'INSOMNIE EN FONCTION DE L'HORAIRE D'ASSOUPISSEMENT OU DE RÉVEIL

Insomnie avant minuit	AMBRA GRISEA - ARSENICUM ALBUM - COFFEA - KALIUM CARBONICUM - NATRUM CARBONICUM - PICRICUM ACIDUM - PULSATILLA - RHUS TOXICODENDRON - SEPIA - SILICEA - SULFUR
S'endort vers 1 h	BRYONIA - CALADIUM - CAUSTICUM - CONIUM - GELSEMIUM - NITRICUM ACIDUM - PHOSPHORUS - THUYA

Insomnie

S'endort vers 2 h	ALLIUM CEPA - ANACARDIUM ORIENTALE - BERBERIS - COCA - DULCAMARA - NATRUM MURIATICUM - PALLADIUM - SILICEA
S'endort vers 3 h	AMMONIUM MURIATICUM - ARSENICUM - BRYONIA - CHINA - EUPHRASIA - MEZEREUM - RHUS TOXICODENDRON
S'endort vers 4 h	ALOE - NITRICUM ACIDUM - TARENTULA HISPANICA
Insomnie jusqu'au matin	CHINA - ACTEA RACEMOSA - CYCLAMEN - MERCURIUS - NATRUM MURIATICUM - SILICEA - ZINCUM
Se réveille vers minuit	ARSENICUM - CAPSICUM - COFFEA - KALIUM CARBONICUM - NUX VOMICA - PHOSPHORICUM ACIDUM - SILICEA
Se réveille vers 1 h	AMBRA GRISEA - NATRUM CARBONICUM - SEPIA
Se réveille vers 2 h	ALLIUM CEPA - BAPTISIA - BENZOÏCUM ACIDUM - CAUSTICUM - NITRICUM ACIDUM - PTELEA - MEZEREUM - NATRUM MURIATICUM - PALLADIUM - THUYA
Se réveille vers 2 h, mais ne peut se rendormir ensuite :	KALIUM CARBONICUM
Se réveille vers 3 h	COFFEA - MAGNESIA CARBONICA - SEPIA - SULFUR
Se réveille vers 4 h	BORAX - BUFO - CAUSTICUM - CYCLAMEN - PHOSPHORICUM ACIDUM - STAPHYSAGRIA - SULFUR
Insomnie de 1 h à 2 h	SULFUR
Insomnie de 3 h à 5 h	BORAX
Insomnie une nuit sur deux	ANACARDIUM ORIENTALE - LACHESIS

Nota : Pour l'utilisation de ce tableau, il est préférable de demander conseil à son médecin homéopathe. Dans le cas d'auto-médication, il convient de se reporter à la MATIÈRE MÉDICALE située en fin d'ouvrage afin de découvrir le remède qui se rapporte à votre état ou personnalité (ou s'en rapproche le plus). Le remède retenu (en tenant compte d'éventuelles précautions d'emploi) serait alors à prendre en 5 CH, 3 granules chaque soir la première semaine, et en 9 CH, 3 granules chaque soir, la deuxième semaine.

Intoxications *Voir Digestion*

Ivresse

Par absorption de boissons alcoolisées *Voir Alcool*

Sensation d'ivresse sans avoir bu

Embarras de tête comme par ivresse : MEZEREUM 9 CH *5 granules*

Jambes lourdes

Identifier la cause par une consultation médicale.
Si trouble passager :

Exemple de traitement :

Jours pairs :	HAMAMELIS COMPOSÉ	*3 granules le matin*
	APIS MELIFFICA 5 CH	*3 granules l'après-midi*
	PULSATILLA 5 CH	*3 granules le soir*

Jours impairs :	AESCULUS COMPOSÉ	*3 granules le matin*
	CANTHARIS 5 CH	*3 granules l'après-midi*
	SCILLA MARITIMA 5 CH	*3 granules le soir*
Le 1er dimanche :	PULSATILLA 7 CH	*8 granules (rien d'autre)*
Le 2e dimanche :	NATRUM MURIATICUM 7 CH (*)	*8 granules (rien d'autre)*

Particularités symptomatiques :

Douleur des pieds et des jambes par la station debout prolongée (coiffeuses, vendeuses, employés de magasin, etc) :	SCILLA MARITIMA 5 CH	*3 granules par jour*
Douleur, endolorissement causés par des chaussures trop étroites :	PAEONIA 5 CH	*3 granules par jour*
Lourdeur des jambes chez une personne surmenée :	PICRICUM ACIDUM 9 CH	*3 granules par jour*
Jambes lourdes, infiltrées, œdématiées :	KALIUM CARBONICUM 7 CH	*3 granules par jour*

Lactation (Problèmes de)

■ **POUR AUGMENTER LA SÉCRÉTION LACTÉE**

Jours pairs :	SABAL SERRULATA 3 CH	*3 granules le matin*
	ACETICUM ACIDUM 4 CH	*3 granules l'après-midi*
Jours impairs :	RICINUS 3 CH	*3 granules le matin*
	ASA FOETIDA 4 CH	*3 granules l'après-midi*

■ **GALACTORRHEE** (secrétion surabondante de lait)

Jours pairs :	ASA FOETIDA 6 CH	*3 granules*
Jours impairs :	RICINUS 6 CH	*3 granules*
On peut ajouter si femme nerveuse et déprimée	LACTUCA VIROSA 9 CH	*3 granules par jour*

■ **SEVRAGE**

(Remèdes à prendre par la mère) :	CALCAREA CARBONICA 9 CH	*8 granules 1 seule fois*
Tous les jours, pendant quelques jours :	BRYONIA 5 CH	*3 granules le matin*
	PULSATILLA 5 CH	*3 granules l'après-midi*
	LAC CANINUM 5 CH	*3 granules le soir*

■ **DOULEURS DES SEINS DES NOURRICES**

Douleurs à la tétée dans le sein non tété :	BORAX 4 CH	*3 granules 2 fois par jour*
Douleur du mamelon au début de la tétée :	RHUS TOXICODENDRON 5 CH	*3 granules par jour*
Fortes douleurs lors des tétées :	OCIMUM CANUM 5 CH	*3 granules par jour*
Douleurs aggravées avant ou pendant les règles :	LAC CANINUM 5 CH	*3 granules par jour*
Douleurs élançantes :	CLEMATIS ERECTA 5 CH	*3 granules par jour*
La douleur irradie du mamelon à tout le corps (mamelon fissuré et douloureux) :	PHYTOLACCA 5 CH	*3 granules par jour*
Démangeaison du mamelon qui semble tiré vers le dos par un fil :	CROTON TIGLIUM 7 CH	*3 granules par jour*
Douleurs dans les seins en dehors et pendant les tétées :	PHELLANDRIUM 5 CH	*3 granules par jour*
Gonflement douloureux du sein après le sevrage :	ALLIUM SATIVUM 5 CH	*3 granules 2 fois par jour*

■ **LACTATION A LA PUBERTÉ OU HORS DE L'ALLAITEMENT :**

	PIPER NIGRUM 4 CH	*3 granules 2 fois par jour*

Langue (Problèmes de la) *Voir aussi Brûlures Sensation de et Douleurs*

Exemples de traitement :

■ INFLAMMATION DE LA LANGUE

(Si symptômes alarmants (gonflement, œdème), appeler d'urgence le docteur qui pourra éventuellement recourir à la cortisone).

*** forme aiguë :**	PYROGENIUM 5 CH	*5 granules par jour*
Prendre ensuite, à 10 minutes d'intervalle :	CANTHARIS 4 CH	*3 granules*
	ARNICA 4 CH	*3 granules*
	APIS MELLIFICA 4 CH	*3 granules*
	BELLADONA 4 CH	*3 granules*
(Renouveler 1 ou 2 fois par jour cette série).		
On peut ajouter :	MERCURIUS SOLUBILIS 5 CH	*5 granules 1 seule fois par jour*
Si œdème, on pourra prendre :	APIS MELLIFICA 7 CH	*5 granules 2 fois par jour*
et :	CALADIUM 9 CH	*5 granules 1 seule fois*
*** forme chronique :**		
• Si œdème persistant :	APIS MELLIFICA 7 CH	*5 granules*
1/4 d'heure ensuite :	LACHESIS 5 CH (*)	*5 granules*
1/4 d'heure ensuite :	CALADIUM 9 CH	*5 granules*
1/4 d'heure ensuite :	CROTALUS HORRIDUS 5 CH	*5 granules*

(**• Si glossite par piqûre d'insecte,** on pourra ajouter 10 gouttes de T.M. de CALENDULA qu'on laissera séjourner le plus longtemps possible dans la bouche - recracher ensuite).

• Si par suite d'un mauvais état digestif :	MERCURIUS CYANATUS 5 CH	*5 granules 1 seule fois*
	NUX VOMICA COMPOSÉ	*3 granules 2 fois par jour*
alternés avec :	ANTIMONIUM CRUDUM 5 CH	*3 granules 2 fois par jour*

■ ULCÉRATION DE LA LANGUE

Tuméfaction indurée et douloureuse de la langue :	KALIUM CYANATUM 5 CH	*3 granules 2 fois par jour*
On peut ajouter :		
Si induration avec sensation de brûlure :	RADIUM BROMATUM 5 CH	*3 granules 2 fois par jour*
Sans induration :	CITRICUM ACIDUM 5 CH	*3 granules 2 fois par jour*
Si douleur et saignement :	HOANG NAN 4 CH	*3 granules 2 fois par jour*
Induration avec sensation de sécheresse :	ALUMEN 5 CH	*3 granules 2 fois par jour*

Particularités symptomatiques :

(Prendre ces remèdes en 5 CH 3 granules 1 à 2 fois par jour)

Sensation comme si la langue avait été échaudée :	AESCULUS HIPPOCASTANUM
Langue parsemée d'aphtes :	AGARICUS MUSCARIUS
Picotements à l'extrémité de la langue :	AGARICUS MUSCARIUS
Langue racornie, sèche comme une lanière de cuir :	MURIATICUM ACIDUM
Sensation que la langue est gonflée et adhère au palais :	CAUSTICUM
Brûlure à la pointe de la langue :	TEREBENTHINA
Sensation d'un cheveu sur la langue :	ALLIUM SATIVUM - KALIUM BICHROMICUM - NATRUM PHOSPHORICUM

Larmoiement

Exemples de traitement :

LARMOIEMENT PAR CORPS ÉTRANGER DANS L'ŒIL

	LEDUM PALUSTRE 5 CH	*3 granules 2 fois par jour*
alternés avec :	HYPERICUM 4 CH	*3 granules 2 fois par jour*

LARMOIEMENT PAR EXPOSITION AU VENT FROID ET SEC

	BELLADONA 4 CH	*3 granules 2 fois par jour*
alternés avec :	EUPHRASIA 4 CH	*3 granules 2 fois par jour*

Particularités symptomatiques :

Larmoiement corrosif avec sensation de brûlure dans les yeux, avec démangeaison :	KREOSOTUM 5 CH	*3 granules 2 fois par jour*
Larmoiement par hypersécrétion glandulaire, yeux gonflés, congestionnés : (traumatisme, courant d'air ou coryza) :	GUAREA 4 CH	*3 granules 2 à 3 fois par jour*
Larmoiement aggravé par les émotions, se produit surtout à gauche, avec sensation de sable dans l'œil :	IGNATIA 5 CH	*3 granules 2 fois par jour*
Larmoiement par obstruction des canaux excréteurs :	MURIATICUM ACIDUM 5 CH	*3 granules 2 fois par jour*
alternés avec :	CLEMATIS ERECTA 4 CH	*3 granules 2 fois par jour*
Larmoiement abondant et irritant par inflammation oculaire :	KALIUM IODATUM 5 CH	*3 granules 2 fois par jour*
Ecoulement nasal brûlant et excoriant avec larmoiement doux :	ALLIUM CEPA 5 CH (*)	*3 granules 2 fois par jour*
Larmoiement irritant avec écoulement nasal doux :	EUPHRASIA 4 CH	*3 granules 2 à 3 fois par jour*

Leucorrhée

Exemple de traitement :

Dans l'attente d'un examen médical qui déterminera la cause, on peut essayer : (ne pas dépasser quelques jours)

Jours pairs :	PYROGENIUM 5 CH	*5 granules le matin*
	HYDRASTIS 5 CH	*3 granules l'après-midi*
	HELONIAS 4 CH	*3 granules le soir*
Jours impairs :	COLIBACILLINUM 5 CH	*3 granules le matin*
	KREOSOTUM 5 CH	*3 granules l'après-midi*
	MERCURIUS CORROSIVUS 5 CH	*3 granules le soir*

Particularités symptomatiques :

Pertes blanches albumineuses comme du lait caillé :	HELONIAS 5 CH	*5 granules par jour*
Leucorrhée jaunâtre :	STANNUM 7 CH	*5 granules par jour*
Leucorrhée corrosive, acide, brûlante :	ARSENICUM ALBUM 5 CH	*5 granules par jour*
Leucorrhée comme du blanc d'œuf, avec douleur au nombril :	AMMONIUM MURIATICUM 5 CH	*5 granules par jour*

Leucorrhée

Leucorrhée comme du blanc d'œuf, très corrosive :	MEZEREUM 5 CH	*5 granules par jour*
Leucorrhée très abondante, en filaments, irritante, brûlante :	ALUMINA 5 CH	*5 granules par jour*
Leucorrhée albumineuse, avec sensation d'écoulement d'eau chaude :	BORAX 5 CH	*5 granules par jour*
Leucorrhée jaune - verdâtre :	KREOSOTUM 5 CH	*5 granules par jour*
Leucorrhée brunâtre, aqueuse :	NITRICUM ACIDUM 7 CH	*5 granules par jour*
Leucorrhée épaisse, acide, visqueuse :	IODUM 7 CH	*5 granules par jour*

Lèvres *Voir Bouche*

Lienterie (Selles contenant des aliments non digérés) *Voir Selles*

Lithiase biliaire *Voir Coliques hépatiques*

Lithiase rénale *Voir Coliques néphrétiques*

Lumbago

Exemple de traitement :

	COLIBACILLINUM 9 CH	*8 granules 1 fois*
Ajouter :	KALIUM CARBONICUM 5 CH	*3 granules 2 fois par jour*
alternés avec :	SCOLOPENDRIUM OFFICINALE 5 CH	*3 granules 2 fois par jour*

Particularités symptomatiques :

On peut ajouter suivant les particularités observées :

Lumbago après traumatisme ou effort, sensation de meurtrissure, le lit paraît dur :	ARNICA 4 CH	*3 granules 2 fois par jour*
Douleurs violentes dans le bas du dos, obligeant à garder le lit et aggravées en montant un escalier :	AESCULUS HIPPOCASTANUM 5 CH	*3 granules 2 à 3 fois par jour*
Courbature du dos avec raideur, amélioration par le mouvement ou couché sur un plan dur :	RHUS TOXICODENDRON 5 CH	*3 granules 2 fois par jour*
Douleur des muscles lombaires gauches en se baissant :	IPOMEA 5 CH	*3 granules 2 fois par jour*
Lumbago après exposition au froid humide :	DULCAMARA 9 CH	*3 granules 2 à 3 fois par jour*
Douleurs intenses dans la région lombaire et dans les vertèbres cervicales :	HAMAMELIS 5 CH	*3 granules 2 fois par jour*
Lumbago avec contracture musculaire :	PIMPINELLA ANISUM 5 CH	*3 granules 2 fois par jour*

Lombalgie chronique :	PENICILLINUM 5 CH	*3 granules par jour (sur avis médical)*
Vives douleurs lombaires :	PYROGENIUM 5 CH	*3 granules par jour*
Lumbago avec contractures douloureuses :	KALMIA LATIFOLIA 4 CH	*3 granules 2 fois par jour*
alternés avec :	MAGNESIA PHOSPHORICA 5 CH	*3 granules 2 fois par jour*
Si le lumbago fait suite à une colère chez un individu irritable :		
Douleur plus à gauche :	COLOCYNTHIS 9 CH	*5 granules 1 à 2 fois par jour*
Douleur plus à droite :	BRYONIA 5 CH	*5 granules 1 à 2 fois par jour*
alternés avec :	SULFUR IODATUM 7 CH	*5 granules 1 fois par jour*
Lumbago après coït :	SABAL SERRULATA 4 CH	*3 granules 2 à 3 fois par jour*

Malaises divers

Ces remèdes d'urgence feront disparaître rapidement les troubles dans la majorité des cas. Il va de soi qu'en présence de leur gravité évidente ou de leur récidive, il faut consulter sans tarder un médecin.

Exemples de traitement :

■ **"ATTAQUE", ON SE SENT MAL A L'AISE** ***(VOIR ÉGALEMENT INSOLATION)***

En attendant le médecin

• **Face rouge, sueurs chaudes, congestion :**	OPIUM 9 CH	*5 granules*
(donner OPIUM dans la dilution que l'on a en cas d'urgence).		
Ajouter :	CHINA 4 CH (*)	*3 granules*
puis de 1/4 d'heure en 1/4 d'heure :	GLONOÏNUM 4 CH	*3 granules*
alternés avec :	ARNICA 4 CH	*3 granules*
(Recommencer éventuellement cette série).		
• **Face rouge devenant pâle si le malade veut se lever**		
(congestion suite à un froid vif ou au contraire à une exposition de chaleur extrême : insolation - angoisse - peur de la mort - agitation du malade) :	ACONITUM 9 CH (*)	*5 granules toutes les 6 heures*
Espacer dès amélioration.		
(donner ACONITUM dans la dilution que l'on a, en cas d'urgence).		
• **Face blanche, sueurs froides :**	HELLEBORUS 9 CH	*5 granules toutes les 6 heures.*
Espacer dès amélioration.		
Si tendance à l'évanouissement, ajouter 1/4 d'heure ensuite :	AMMONIUM CARBONICUM 5 CH	*5 granules 1 fois*
• **Face pâle, sueurs froides abondantes, surtout au front :**	VERATRUM ALBUM 7 CH	*5 granules (1 à 2 fois)*
• **Face pâle, corps glacé, absence de sueur et besoin paradoxal de se découvrir :**	CAMPHORA 7 CH	*5 granules (1 à 2 fois)*

• Face pâle, sueurs froides, impression de défailance, vertiges et nausées, amélioration à l'air frais ou en fermant les yeux :

	TABACUM 7 CH (*)	*5 granules (1 à 2 fois)*
(si vertiges **aggravés** en fermant les yeux :	THERIDION 7 CH	*5 granules (1 à 2 fois)*

■ MAL A L'AISE, MAIS ON IGNORE LA CAUSE DE SON MAL

Sans origine connue :	ARNICA 7 CH	*5 granules 1 fois*
Origine supposée : excès alimentaire ou abus de boissons alcooliques :	NUX VOMICA 7 CH	*5 granules 1 fois*

■ MALAISE AVEC PEUR DE MOURIR *Voir également Dépression nerveuse, peur de la mort.*

Agitation physique et mentale, a peur de la mort mais désire être secouru :	ACONITUM 9 CH (*)	*5 granules toutes les 6 heures*

Espacer dès amélioration.

Peur d'une mort imminente, pour y échapper :

• reste immobile :	BRYONIA 5 CH	*5 granules 1 fois*
désire absolument bouger, fuir l'endroit où il se trouve :	GELSEMIUM 9 CH	*5 granules (1 ou 2 fois)*
ou :	STRAMONIUM 9 CH	*8 granules (1 à 2 fois)*

Sensation de constriction au plexus solaire avec peur de mourir :

• avec nausées et sueurs froides :	LOBELIA 7 CH	*5 granules (1 fois)*
• douleur angoissante, mais pas d'impression de froid :	MEDORRHINUM 9 CH (ne pas répéter fréquemment ce remède)	*5 granules (1 fois)*
Peur de la mort au plus petit malaise :	PETROLEUM 7 CH	*3 granules par jour*
En pleine nuit, réveil avec peur de mourir étouffé, car ne peut déglutir (souvent une jeune femme nerveuse) :	GRINDELIA 5 CH	*3 granules 1 à 2 fois*

■ MALAISE AVEC SUFFOCATION

Sensation d'obstruction des narines :	SAMBUCUS NIGRA 5 CH	*5 granules toutes les 7 minutes (espacer dès amélioration)*

Oppression immédiate après s'être couché :

• inspiration pénible (comme s'il y avait un corps étranger dans la gorge) :	ARALIA RACEMOSA 7 CH	*5 granules (1 ou 2 fois)*
• expiration pénible (sensation de constriction à la gorge) :	CHLORUM 5 CH	*5 granules (1 ou 2 fois)*
Apnée en s'endormant (arrêt plus ou moins prolongé de la respiration en s'endormant) :	CURARE 9 CH	*5 granules*
Sensation de strangulation en s'endormant :	VALERIANA 9 CH	*5 granules*

Par nervosisme, le sujet "s'étrangle" souvent en mangeant et en buvant et suffoque :

Lors de l'accès :	MEPHITIS PUTORIUM 4 CH	*5 granules 1 à 2 fois*
Traitement :	MEPHITIS PUTORIUM 7 CH	*3 granules par jour*

Suffocation en s'endormant :

Doit s'asseoir dans le lit ou se lever, avec accélération du cœur :	GRINDELIA 5 CH	*3 à 5 granules, 1 à 2 fois*

Sensation de strangulation améliorée penché en avant, ne peut pas supporter un vêtement serré au cou - besoin d'air frais :	LACHESIS 5 CH (*)	*3 à 5 granules 1 à 2 fois*
Etouffe, palpitations de cœur avec sensation de mort imminente :	AMMONIUM CARBONICUM 7 CH	*3 à 5 granules, 1 à 2 fois*
Avec sensation de strangulation :	VALERIANA 9 CH	*5 granules*
Se réveille en pleine nuit avec suffocation vers minuit :		
Surtout chez les enfants, avec toux brusque et étouffante, amélioré en position assise :	SAMBUCUS NIGRA 5 CH	*3 granules toutes les 7 minutes*
Suffocation intense comme si le larynx était bouché, avec grande anxiété :	SPONGIA 5 CH	*3 granules toutes les 7 minutes*
Irritation brûlante du larynx et de la trachée - tonalité changeante de la voix, s'écorche les lèvres :	ARUM TRIPHYLLUM 5 CH	*3 granules toutes les 7 minutes*

■ SUFFOCATION D'ORIGINE CARDIAQUE

En attendant le médecin :		
Le malade veut s'asseoir dans son lit ou se lever pour améliorer sa suffocation :	LACTUCA VIROSA 5 CH	*3 granules toutes les 7 minutes*
Le malade étreint sa gorge, sensation d'étranglement, parfois toux suffocante :	NAJA 5 CH (*)	*3 granules toutes les 7 minutes*
Suffocation aggravée en s'asseyant dans le lit, diminuée en s'allongeant :	LAUROCERASUS 5 CH	*3 granules toutes les 7 minutes*

■ IMPRESSION DE DÉFAILLANCE

Impression de défaillance avec sensation de froid, engourdissement, tremblements et spasmes :	AMBRA GRISEA 9 CH	*5 granules 1 fois par jour*
Défaillances fréquentes, tendance à s'évanouir pour la moindre cause :	MOSCHUS 9 CH	*5 granules 1 fois par jour*
ou :	NUX MOSCHATA 9 CH	*5 granules 1 fois par jour*
S'évanouit facilement :	IGNATIA 9 CH	*5 granules 1 fois par jour*
Sensation de malaise, de vide, de défaillance dans l'estomac, même après les repas :	MUREX PURPUREA 9 CH	*5 granules 1 fois par jour*
ou :	SEPIA 9 CH	*5 granules 1 fois par jour*
Douleur piquante dans la région du cœur avec défaillance :	ARNICA 9 CH	*5 granules 1 fois par jour*
Tendance aux syncopes :	AMMONIUM MURIATICUM 5 CH	*3 granules 2 fois par jour*
Malaise avec départ au creux épigastrique, avec défaillance et oppression :	APOCYNUM CANNABINUM 5 CH	*5 granules 1 fois par jour*

■ CRISE DE NERFS

Prévient ou stoppe très rapidement une crise de nerfs :	MOSCHUS 4 ou 5 CH	*5 granules lors des crises*
	MOSCHUS 7 ou 9 CH	*5 granules par jour en dehors des crises*

Malaises divers

Avec bouffées congestives :	SUMBUL 5 CH	*3 granules 1 à 2 fois par jour*
Médication de fond :	IGNATIA 9 CH	*5 granules par jour*

Particularités symptomatiques :

(Prendre ces remèdes en 9 CH, 5 granules par jour, à défaut utiliser la dilution que l'on possède).

Malaises ayant pour origine :

la colère :	COLOCYNTHIS - CHAMOMILLA - GELSEMIUM
une émotion, un choc, une fatigue physique ou intellectuelle :	ARNICA - GELSEMIUM
la contrariété :	IGNATIA
la peur :	OPIUM - ACONITUM (*)
les émotions en général :	SAMBUCUS NIGRA
une nouvelle triste :	GELSEMIUM - CHAMOMILLA
une nouvelle joyeuse :	COFFEA - CHAMOMILLA - CAUSTICUM
des chagrins prolongés :	AMMONIUM MURIATICUM
les règles :	SEPIA
les fortes odeurs :	COLCHICUM
jalousie :	HYOSCYAMUS - STAPHYSAGRIA
malaises des lieux élevés :	COCA
malaises en descendant un escalier, un ascenseur :	BORAX

Mal de cœur *Voir Nausées*

Mal de gorge

IMPORTANT

Si on ne parvient pas à enrayer rapidement un mal de gorge il faut appeler un médecin, car on prend le risque d'une angine mal soignée ce qui peut entraîner de sérieuses complications.

Exemples de traitement :

Pour stopper une inflammation bénigne de la gorge :

Prendre tout de suite :	MERCURIUS SOLUBILIS 5 CH	*5 granules (une seule fois)*
Alterner ensuite tous les 1/4 d'heure :	APIS MELLIFICA 4 CH	*3 granules*
	BELLADONA 4 CH	*3 granules*
	GUAIACUM 4 CH	*3 granules*
	PHYTOLACCA 4 CH	*3 granules*

(On peut recommencer 1 ou 2 fois cette série).

On peut ajouter s'il y a la moindre douleur d'oreilles :	OSCILLOCOCCINUM 200	*1 dose 1 fois*
et :	CAPSICUM 5 CH	*3 granules 2 fois par jour*

Le lendemain, prendre :	MERCURIUS CYANATUS 9 CH	*5 granules 1 fois*
et continuer la série :	APIS-BELLADONA GUAIACUM-PHYTOLACCA	
On peut ajouter aussi, dès le premier jour :	LACHESIS 5 CH (*)	*5 granules si mal de gorge maximum à gauche*
ou :	LYCOPODIUM 5 CH	*5 granules si mal de gorge maximum à droite*

Particularités symptomatiques :

Tuméfaction considérable du pharynx avec muqueuse rouge sombre et petites ulcérations :	AILANTHUS GLANDULOSA 5 CH	*3 granules 2 à 3 fois par jour*
Irritation rouge vif des muqueuses - lèvres sèches et saignantes, le malade s'arrache jusqu'au sang les petites peaux :	ARUM TRIPHYLLUM 5 CH	*3 granules 2 à 3 fois par jour*
Sensation de brûlures intenses, améliorées par la chaleur :	ARSENICUM ALBUM 5 CH	*5 granules 1 fois par jour*
Petites ulcérations, surtout à droite, sur les piliers du voile du palais :	KALIUM BICHROMICUM 5 CH	*5 granules 2 à 4 fois par jour*
Angines à répétition, avec douleur dans les oreilles et dans la tête :	THYMUS SERPYLLUM 5 CH	*5 granules par jour*

Mal des transports

Exemple de traitement :

(on peut commencer la veille du voyage).

AVION : alterner 2 fois en 24 heures :	GELSEMIUM 7 CH	*5 granules*
	BORAX 5 CH	*3 granules*
	COCA 5 CH	*3 granules*
	COCCULUS 5 CH	*3 granules*
BATEAU, TRAIN, VOITURE : alterner 2 fois en 24 heures :	IGNATIA 7 CH	*5 granules*
	COCCULUS 5 CH	*3 granules*
	PETROLEUM 5 CH	*3 granules*
	TABACUM 5 CH (*)	*3 granules*
On peut ajouter :	KALIUM BROMATUM 5 CH	*3 granules 2 fois par jour*
Malaise en bateau ou en voiture :	LAC DEFLORATUM 5 CH	*3 granules 1 fois*

Nota : Il existe une excellente spécialité des laboratoires BOIRON : COCCULINE qui constitue donc un traitement simplifié.

Martèlement - Sensation de *Voir Céphalées*

Maux d'estomac *Voir Digestion Pyrosis*

Maux de tête *Voir Céphalées*

Mémoires - Troubles de la

Exemple de traitement :

Tous les jours :	ACIDUM PHOSPHORICUM COMPOSÉ	*3 granules 2 fois par jour*
Ajouter le 1er jour :	MEZEREUM 9 CH	*8 granules*
Ajouter le 3e jour :	ANACARDIUM ORIENTALE 9 CH	*8 granules*
Ajouter le 6e jour :	KALIUM PHOSPHORICUM 9 CH	*8 granules*
Ajouter le 9e jour :	BARYTA CARBONICA 9 CH	*8 granules*
Ajouter le 12e jour :	COCCULUS 9 CH	*8 granules*

Particularités symptomatiques :

Distrait et étourdi, faiblesse de la mémoire :	OLEANDER 7 CH	*3 granules par jour*
Perd le fil de ses pensées en parlant :	CAUSTICUM 9 CH	*3 granules par jour*
Baisse de la mémoire avec lenteur de la parole et des réponses :	NUX MOSCHATA 9 CH	*3 granules par jour*
Perte persistante de la mémoire :	CICUTA VIROSA 7 CH	*5 granules 1 fois par semaine*

Migraines *Voir Céphalées*

Morsures *Voir Plaies*

Nausées

Il est indispensable d'en rechercher l'origine afin d'établir que la cause en est bénigne (abus alimentaires, mal des transports, troubles hépatiques, tabagisme, etc...).

Exemple de traitement :

Nausées persistantes (indigestion avec langue propre) :	IPECA 5 CH	*3 granules 2 à 3 fois par jour*
Nausées et vomissements avec sensation de vertige - amélioration par la chaleur (voiture, chemin de fer, bateau) :	COCCULUS 5 CH	*3 granules 2 fois par jour*
Vertiges et nausées avec pâleur de la face, sueurs froides, impression de défaillance, **amélioration** en grand air ou **en fermant les yeux**, besoin de découvrir son abdomen :	TABACUM 5 CH (*)	*3 granules 2 à 3 fois par jour*
Vertiges et nausées **améliorés en fermant les yeux**, vertiges le matin comme le mal de mer :	PETROLEUM 5 CH	*3 granules 2 à 3 fois par jour*
Nausées et vomissements avec vertiges, **aggravation en fermant les yeux** :	THERIDION 5 CH	*3 granules 2 à 3 fois par jour*

Particularités symptomatiques :

Nausées après absorption de pâtisseries, glaces, graisse :	PULSATILLA 5 CH	*3 granules 2 à 3 fois par jour*
Nausées après avoir fumé :	NUX VOMICA 5 CH	*3 granules 2 à 3 fois par jour*
et :	CALADIUM 5 CH	*3 granules 2 à 3 fois par jour*
Nausées en se lavant les dents :	COCCUS CACTI 5 CH	*3 granules 2 à 3 fois par jour*
ou :	SEPIA 7 CH	*3 granules 1 fois par jour*
Nausées par l'odeur des aliments :	COLCHICUM 9 CH	*8 granules par semaine*
Nausées au réveil :	BRYONIA 5 CH	*3 granules 2 fois par jour*
Nausées de la grossesse :		
On peut utiliser :	IPECA - COCCULUS - TABACUM (*) - PETROLEUM	
Si nausées importantes, on peut y ajouter :	SYMPHORICARPUS 5 CH	*3 granules 2 fois par jour*

Nervosisme *Voir Dépression nerveuse*

Neurasthénie *Voir Dépression nerveuse*

Névralgies

Exemples de traitement :

■ **NÉVRALGIES FACIALES**

Ressentie dans les os de la mâchoire irradiant à l'œil, à la tempe, à l'oreille ou aux dents :	MEZEREUM 9 CH	*5 granules 2 à 3 fois par jour*
Douleur aiguë avec sensation de chaleur et d'engourdissement, départ dans les os de la mâchoire :	PARIS QUADRIFOLIA 9 CH	*5 granules 2 à 3 fois par jour*
Névralgie irradiant du maxillaire supérieur dans toutes les directions :	SANGUINARIA 7 CH	*5 granules 2 à 3 fois par jour*
Névralgies faciales avec sensation que les nerfs sont atteints par des aiguilles de glace :	AGARICUS MUSCARIUS 9 CH	*5 granules 2 fois par jour*
Névralgies avec douleurs déchirantes s'étendant jusque dans l'intérieur de l'oreille avec rougeur des joues et spasmes musculaires :	NUX VOMICA 9 CH	*5 granules 2 fois par jour*
Névralgie faciale avec larmoiement abondant :	CHININUM SULFURICUM 9 CH	*5 granules 2 fois par jour*

■ **NÉVRALGIES FACIALES GAUCHES**

Douleur irradiant à l'oreille, aux tempes et s'étendant jusqu'au nez et aux dents :	COLOCYNTHIS 9 CH	*5 granules 2 à 3 fois par jour*
Avec douleur cuisante des joues et engourdissement :	DULCAMARA 9 CH	*5 granules 2 à 3 fois par jour*
Localisée au-dessus de l'œil gauche :	SPIGELIA 9 CH	*5 granules 2 à 3 fois par jour*
Névralgies à gauche avec fourmillements :	ACONITUM 9 CH (*)	*5 granules 2 à 3 fois par jour*

Névralgies

■ NÉVRALGIES FACIALES DROITES

Névralgies au-dessus de l'œil droit et devant l'oreille droite avec larmoiement :	CHELIDONIUM 9 CH	*5 granules 2 à 3 fois par jour*
Névralgie avec douleur aiguë au niveau du maxillaire inférieur droit :	ARANEA DIADEMA 9 CH	*5 granules 2 à 3 fois par jour*
Névralgie s'étendant à l'œil, à l'oreille, à la tempe du côté droit :	CLEMATIS ERECTA 9 CH	*5 granules 2 à 3 fois par jour*
Névralgie s'étendant à l'œil, à l'oreille, à la tempe, aux dents, au cou, à l'épaule, du côté droit :	MEZEREUM 9 CH	*5 granules 2 à 3 fois par jour*
Névralgie s'étendant du côté droit du menton à l'oreille :	CALCAREA CARBONICA 9 CH	*5 granules 2 à 3 fois par jour*
Douleurs névralgiques commençant dans la région temporale droite avec larmoiement abondant du même côté :	PULSATILLA 9 CH	*5 granules 2 à 3 fois par jour*
Névralgies sus et sous-orbitaires droites et souvent de tout le côté droit de la face :	MAGNESIA PHOSPHORICA 9 CH	*5 granules 2 à 3 fois par jour*

■ NÉVRALGIES DU TRIJUMEAU

Névralgies du trijumeau :	ARANEA DIADEMA 9 CH	*5 granules 2 à 3 fois par jour*
Névralgies du trijumeau commençant à minuit :	VERBASCUM 9 CH	*5 granules 2 à 3 fois par jour*
Névralgies zygomatiques :	VERBASCUM 9 CH	*5 granules 2 à 3 fois par jour*

■ NÉVRALGIES OCULAIRES

Douleurs brûlantes ou battantes :	APIS MELLIFICA 9 CH	*5 granules 2 à 3 fois par jour*
Douleurs fulgurantes :	KALMIA LATIFOLIA 9 CH	*5 granules 2 à 3 fois par jour*
Avec contraction des muscles de la face :	MAGNESIA PHOSPHORICA 9 CH	*5 granules 2 à 3 fois par jour*
Avec douleurs élançantes à travers les yeux :	SPIGELIA 9 CH	*5 granules 2 à 3 fois par jour*
Ajouter :	GINGKO BILOBA 5 CH	*5 granules si œil droit*
et :	KALIUM BICHROMICUM 5 CH	*5 granules si œil gauche*
Névralgies autour des yeux :	ALLIUM CEPA 9 CH (*)	*5 granules 2 à 3 fois par jour*
Névralgies ciliaires après intervention sur le globe oculaire :	MEZEREUM 9 CH	*5 granules 2 à 3 fois par jour*
Névralgies élançantes de l'œil droit à l'occiput :	PRUNUS SPINOSA 9 CH	*5 granules 2 à 3 fois par jour*
Névralgies sus-orbitaires :	ACTEA RACEMOSA 9 CH	*5 granules 2 à 3 fois par jour*
ou :	CARBOLICUM ACIDUM 9 CH	*5 granules 2 à 3 fois par jour*
Névralgies au-dessus de l'œil droit :	CHELIDONIUM 9 CH	*5 granules 2 à 3 fois par jour*
ou :	AESCULUS HIPPOCASTANUM 9 CH	*5 granules 2 à 3 fois par jour*

■ NÉVRALGIES DU CUIR CHEVELU

Névralgies du cuir chevelu crampoïdes ou spasmodiques :	COLOCYNTHIS 9 CH	*5 granules 2 à 3 fois par jour*

■ NÉVRALGIES DENTAIRES

Névralgies dentaires la nuit, (dentition des enfants), essayer :	MAGNESIA PHOSPHORICA 9 CH	*5 granules 2 à 3 fois par jour*
Névralgies avec dents cariées, gonflement des gencives :	BELLADONA 9 CH	*5 granules 2 à 3 fois par jour*
Névralgies survenant la nuit :	CHAMOMILLA 9 CH	*5 granules 2 à 3 fois par jour*
Névralgies insupportables, améliorées par l'eau glacée :	COFFEA 9 CH	*5 granules 2 à 3 fois par jour*
Névralgies insupportables quand le froid touche les dents :	MANGANUM ACETICUM 9 CH	*5 granules 2 à 3 fois par jour*
Avec irradiation aux oreilles et larmoiement :	PLANTAGO 9 CH	*5 granules 2 à 3 fois par jour*
Névralgies après le repas :	STAPHYSAGRIA 9 CH	*5 granules 2 à 3 fois par jour*

■ NÉVRALGIES AURICULAIRES

Avec impression de brûlure :	CAPSICUM ANNUUM 9 CH	*5 granules 2 à 3 fois par jour*
Douleurs intolérables avec engourdissement, aggravées par la chaleur :	CHAMOMILLA 9 CH	*5 granules 2 à 3 fois par jour*
Douleurs battantes, aggravées la nuit :	FERRUM PHOSPHORICUM 9 CH	*5 granules 2 à 3 fois par jour*
Douleurs en éclair dans les oreilles :	VERBASCUM 9 CH	*5 granules 2 à 3 fois par jour*

■ NÉVRALGIES APRÈS LE COÏT

Névralgies après les rapports sexuels :	CEDRON 9 CH	*5 granules 2 à 3 fois par jour*

■ NÉVRALGIE DES TESTICULES

	SPONGIA 9 CH	*5 granules 2 à 3 fois par jour*
On peut ajouter :	RHODONDENDRON 5 CH PULSATILLA 5 CH CLEMATIS ERECTA 5 CH	*3 granules de chaque tube 2 fois par jour*

■ NÉVRALGIE DES CORDONS SPERMATIQUES

	OXALICUM ACIDUM 9 CH	*5 granules 2 à 3 fois par jour*
On peut ajouter :	OXYTROPIS 7 CH HAMAMELIS 5 CH BERBERIS VULGARIS 5 CH PHYTOLACCA 5 CH STAPHYSAGRIA 5 CH	*3 granules de chaque tube 1 ou 2 fois par jour, en alternance*

ou commencer par OXYTROPIS et continuer par les autres remèdes pour découvrir celui ou ceux qui réussissent le mieux.

■ NÉVRALGIES UTÉRINES *Voir Dysménorrhée*

■ NÉVRALGIES INTERCOSTALES

Névralgies très vives avec sensation d'engourdissement et de fourmillement :	ACONITUM NAPELLUS 9 CH (*)	*2 à 3 fois par jour*
Douleurs lancinantes, aiguës, piquantes :	BRYONIA 9 CH	*2 à 3 fois par jour*
Douleurs élançantes, aggravées par le moindre mouvement :	RANUNCULUS BULBOSUS 9 CH	*2 à 3 fois par jour*

Douleur en-dessous de l'angle inférieur de l'omoplate droite :	CHELIDONIUM 5 CH	*5 granules 2 fois par jour*
Douleur en-dessous de l'angle inférieur de l'omoplate gauche :	CHENOPODII GLAUCI APHIS 5 CH	*5 granules 2 fois par jour*

■ NÉVRALGIES DES MOIGNONS

(suite à une amputation)

Avec sensation de piqûre comme par une épingle :	ALLIUM CEPA 9 CH (*)	*5 granules 2 à 3 fois par jour*
Avec grande sensibilité au toucher :	ASA FOETIDA 9 CH	*5 granules 2 à 3 fois par jour*
et ajouter :	HYPERICUM 9 CH	*5 granules 2 à 3 fois par jour*
Avec dépression nerveuse :	PHOSPHORICUM ACIDUM 9 CH	*5 granules 2 à 3 fois par jour*
Avec douleur osseuse au point de fracture :	SYMPHYTUM 9 CH	*5 granules 2 à 3 fois par jour*
Avec douleur d'ulcération :	AMMONIUM MURIATICUM 9 CH	*5 granules 2 à 3 fois par jour*

■ NÉVRALGIES SCIATIQUES *Voir à Sciatique*

■ NÉVRALGIES CRURALES

• **Névralgies au niveau de l'articulation coxo-fémorale :**	STAPHYSAGRIA 9 CH	*5 granules 2 à 3 fois par jour*
et/ou :	COLOCYNTHIS 9 CH	*5 granules 2 à 3 fois par jour*
et/ou :	GNAPHALIUM POLYCEPHALUM 9 CH	*5 granules 2 à 3 fois par jour*
et/ou :	IGNATIA 9 CH	*5 granules 2 à 3 fois par jour*
et/ou :	MENYANTHES 9 CH	*5 granules 2 à 3 fois par jour*
• **Névralgies crurales droites :**	COLOCYNTHIS 9 CH	*5 granules 2 à 3 fois par jour*
et/ou :	ECBALIUM ELATERIUM 9 CH	*5 granules 2 à 3 fois par jour*
et/ou :	SOLANUM LYCOPERSICUM 9 CH	*5 granules 2 à 3 fois par jour*
• **Névralgies crurales gauches :**	XANTHOXYLUM 9 CH	*5 granules 2 à 3 fois par jour*

Particularités symptomatiques :

Névralgies périodiques :	COLOCYNTHIS 9 CH	*5 granules 2 à 3 fois par jour*
Névralgies à heure fixe :	CEDRON 9 CH	*5 granules 2 à 3 fois par jour*
Névralgies erratiques :	KALIUM BICHROMICUM 9 CH	*5 granules 2 à 3 fois par jour*
ou :	LEDUM PALUSTRE 9 CH	*5 granules 2 à 3 fois par jour*
Névralgies brûlantes :		
• améliorées par la chaleur :	ARSENICUM ALBUM 9 CH	*5 granules 2 à 3 fois par jour*
• améliorées par le froid :	SECALE CORNUTUM 9 CH	*5 granules 2 à 3 fois par jour*
Névralgies à douleur en forme d'éclair, ou de décharge électrique :	KALMIA LATIFOLIA 9 CH	*5 granules 2 à 3 fois par jour*
ou :	PHYTOLACCA 9 CH	*5 granules 2 à 3 fois par jour*
Névralgies après suppression d'une éruption :	MEZEREUM 9 CH	*5 granules 2 à 3 fois par jour*
Névralgies améliorées en pressant fortement la tête contre un plan dur (plancher par exemple) :	SANGUINARIA 9 CH	*5 granules 2 à 3 fois par jour*

Névralgies irradiant anormalement loin :	XANTHOXYLUM 9 CH	*5 granules 2 à 3 fois par jour*
Névralgies bilatérales (des deux côtés en même temps, symétriques) :	IRIS VERSICOLOR 9 CH	*5 granules 2 à 3 fois par jour (sus-orbitaire)*
	ARNICA 9 CH	*5 granules 2 à 3 fois par jour (symétriques)*

Obésité

Pour un bon résultat, il est préférable de consulter un médecin homéopathe qui prescrira un traitement adapté au sujet.

Exemple de traitement : (sur 4 semaines)

Prendre le matin au réveil :	SOLIDAGO 4 CH	*3 granules*
Jours pairs :	GRAPHITES 5 CH	*3 granules le matin*
	CALOTROPIS GIGANTEA 4 CH	*3 granules l'après-midi*
	ANACARDIUM ORIENTALE 9 CH	*5 granules vers 18 heures*
Jours impairs :	ANTIMONIUM CRUDUM 5 CH	*3 granules le matin*
	PULSATILLA 4 CH	*3 granules l'après-midi*
	CAPSICUM 9 CH	*5 granules vers 18 heures*
Le 7e jour, prendre :	HYPOTHALAMUS 9 CH	*5 granules (ne rien prendre d'autre)*

Le 14e jour, prendre en 9 CH le même remède choisi ci-dessous en fonction des particularités symptomatiques.

Le 21e jour, prendre en 12 CH le même remède choisi ci-dessous en fonction des particularités symptomatiques.

Le 28e jour, prendre en 15 CH le même remède choisi ci-dessous en fonction des particularités symptomatiques.

Particularités symptomatiques :

Personnes fortes, robustes, teint pâle d'aspect triste et timide, constipées, sensibles au froid, forte tendance à l'obésité : GRAPHITES

Personnes grasses, molles, indolentes, lymphatiques avec gros abdomen et membres grêles : AMMONIUM MURIATICUM

Gros mangeurs peu actifs, auto-intoxiqués, faibles, lents, frileux et anxieux, les femmes ont des seins très développés : CALCAREA CARBONICA

Personnes de forte constitution aux cheveux blonds et aux yeux bleus proéminents, redoutant tout effort : CAPSICUM

Sujets pressés, hâtifs, boulimiques, fringale vers 11 h du matin, irritables et d'humeur changeante : SULFUR IODATUM

Sujets gloutons, de caractère difficile. Le sujet présente une langue blanche, souffrant de maux de tête avec des alternances de constipation et de diarrhée : ANTIMONIUM CRUDUM

Personnes faibles, peu disposées au travail physique ou intellectuel, déprimées et hypersensibles au bruit, craignant la chaleur du soleil. Possédant des articulations fragiles, elles souffrent souvent d'entorses des chevilles : NATRUM CARBONICUM

Personnes corpulentes, adipeuses, molles et lentes avec cellulite sur l'abdomen, aux fesses et aux cuisses. Tristes, déprimées, sont sensibles au froid humide : NATRUM SULFURICUM

Obésité

Personnes aux cheveux blonds, aux yeux bleus, timides et opulentes avec tendance à l'obésité : PULSATILLA

CELLULITE

Formule "passe-partout" pour combattre la cellulite :	PULSATILLA 4 CH BADIAGA 9 CH BOVISTA 9 CH	*Prendre **ensemble** 2 granules de chacun de ces remèdes 2 fois par jour (ne pas dépasser une vingtaine de jours sans avis médical)*

Œdèmes

A titre de première urgence - Si symptômes alarmants, appeler le médecin.

Exemple de traitement :

L'ŒDÈME N'A PAS DE CAUSE CONNUE

	SERUM EQUI 5 CH	*5 granules immédiatement.*
Alterner ensuite toutes les 10 minutes :	APIS 4 CH	*3 granules*
	KALIUM IODATUM 4 CH	*3 granules*
	BELLADONA 4 CH	*3 granules*
	URTICA URENS 4 CH	*3 granules*

L'ŒDÈME FAIT SUITE A UNE PIQÛRE D'INSECTE *Voir Piqûres (accidentelles)*

Particularités symptomatiques :

Œdème de QUINCKE : APIS MELLIFICA - BOVISTA - CALADIUM - KALIUM IODATUM - SERUM EQUI - URTICA URENS

Utiliser ces remèdes en 5 CH 5 granules - Renouveler éventuellement la série au bout de 40 minutes. On peut prendre des remèdes différents à la suite les uns des autres. (Réserver au moins 7 minutes d'intervalle entre les remèdes.)

Ajouter :	PHENOBARBITAL 9 CH	*8 granules*
Œdèmes apparaissant brusquement avec diminution des urines :	HELLEBORUS 9 CH	*8 granules*

Œdème généralisé, avec soif vive et intense

• aggravation par le froid :	APOCYNUM CANNABINUM 4 CH	*5 granules 2 à 3 fois par jour*

• avec absence de soif, amélioration par le froid, aggravation par la chaleur,

douleurs piquantes, brûlantes :	APIS MELLIFICA 9 CH	*5 granules toutes les 10 minutes dans un cas aigu (remède rapide mais d'action courte)*
• avec urines fréquentes et brûlantes :	CAHINCA 4 CH	*5 granules 2 à 3 fois par jour*
Sensation de gonflement d'une partie quelconque du corps :	CAJUPUTUM 7 CH	*5 granules*
Au réveil :	BOVISTA 7 CH	*5 granules*
La nuit, couché :	ARANEA DIADEMA 5 CH	*5 granules*

Localisations de l'œdème

• œdème des paupières :	IODUM 7 CH	*5 granules 2 fois par jour*
On peut ajouter : Espacer dès amélioration.	APIS MELLIFICA 9 CH	*3 granules toutes les 10 minutes*

Plus particulièrement

Si paupières inférieures, ajouter :	ARSENICUM ALBUM 7 CH	*5 granules par jour*
et :	RAPHANUS 5 CH	*5 granules 2 fois par jour*
Si paupières supérieures :	KALIUM CARBONICUM 7 CH	*5 granules 2 fois par jour*
• **œdème de la glotte :**	APIS MELLIFICA 9 CH	*3 granules toutes les 10 minutes.*
Espacer dès amélioration.		
Autres remèdes à prendre en 5 CH 5 granules si non amélioration : (Réserver au moins 7 minutes d'intervalle entre les remèdes.)	ARSENICUM ALBUM - HISTAMINUM - KALIUM IODATUM - SERUM EQUI - URTICA URENS	
• **œdème de la langue :**	APIS MELLIFICA 9 CH	*3 granules toutes les 10 minutes.*
Espacer dès amélioration.		
On peut ajouter aussi :	POUMON HISTAMINE 7 CH	*5 granules*
et :	PHENOBARBITAL 7 CH	*5 granules*
Autre remèdes (à prendre en 5 CH 5 granules) : (Réserver au moins 7 minutes d'intervalle entre les remèdes.)	SERUM EQUI - KALIUM CHLORICUM - CALADIUM - URTICA URENS	
• **gonflement des parotides :**	COCCULUS 5 CH	*5 granules 2 fois par jour*
• **œdème de la main gauche :**	CACTUS 5 CH	*5 granules 2 à 3 fois par jour*
On peut ajouter, si absence de soif :	APIS MELLIFICA 7 CH	*5 granules*
ou, si grande soif :	APOCYNUM CANNABINUM 4 CH	*3 granules toutes les 3 ou 4 heures*
• **enflure des bras** surtout le matin :	ARANEA DIADEMA 5 CH	*5 granules 1 à 2 fois par jour*
• **œdème des jambes :**		
Si grande soif et troubles gastriques et amaigrissement :	ACETICUM ACIDUM 7 CH	*5 granules 1 fois par jour*
Ajouter :	QUERCUS GLANDIUM SPIRITUS 4 CH	*3 granules 2 à 3 fois par jour*
• **œdème des extrémités (mains et pieds) :**	ARSENICUM ALBUM 5 CH	*3 granules 2 fois par jour*
et :	CACTUS 5 CH	*3 granules 2 fois par jour*
• **œdème des pieds :**		
Si faiblesse, frilosité et pâleur :	ACETALIDINUM 7 CH	*3 granules 2 fois par jour*
Si pieds froids :	KALIUM CARBONICUM 5 CH	*3 granules 2 fois par jour*
Si ulcérations aux pieds :	CARDUUS MARIANUS 5 CH	*3 granules 2 fois par jour*
Avec hypotension, douleur sous la clavicule gauche et sueur des mains :	CRATAEGUS 4 CH	*3 granules 2 fois par jour*
• **gonflement du gros orteil :**	LEDUM PALUSTRE 5 CH	*5 granules 2 fois par jour*
On peut ajouter :	AMMONIUM CARBONICUM 5 CH	*5 granules 2 fois par jour*
	COLCHICUM 4 CH	*3 granules 2 fois par jour*
	RHODODENDRON 5 CH	*3 granules 2 fois par jour*

• œdème des parties génitales :		
Sensation que l'ovaire gauche est augmenté de volume :	ARGENTUM METALLICUM 5 CH	*3 granules 2 fois par jour*
Enflure des parties génitales féminines avec démangeaison intense :	RHUS TOXICODENDRON 7 CH	*3 granules 2 fois par jour*
• œdème du scrotum et du prépuce (des bourses et du gland) :	APIS MELLIFICA 9 CH	*3 granules toutes les 10 minutes*
Espacer dès amélioration.		
• douleur et gonflement des testicules :	APIS MELLIFICA 9 CH	*3 granules toutes les 10 minutes*
Espacer dès amélioration.		
On peut ajouter :	RHODODENDRON 4 CH	*3 granules 2 à 3 fois par jour*
gonflement et induration des testicules :		
ajouter :	IODUM 7 CH	*5 granules 2 fois par jour*
enflure des parties génitales chez les enfants :		
ajouter :	ABROTANUM 5 CH	*3 granules 2 fois par jour*

Oreilles

Douleurs des oreilles *Voir Douleurs*

Chaleur brûlante aux oreilles *Voir Brûlures - Sensation de*

Si prurit des oreilles *Voir Démangeaisons*

Mal d'oreilles, otalgie, otites *Voir Otites*

■ SURDITÉ, DIMINUTION DE L'OUÏE

Avec bruits dans la tête :	QUERCUS GLANDIUM SPIRITUS 4 CH	*3 granules 2 fois par jour*
Surdité progressive pour la voix humaine, mais reste encore sensible aux autres sons, entend mieux les sons aigus que les graves :	CHENOPODIUM 5 CH	*3 granules 2 fois par jour*
Dureté de l'ouïe, mais sensibilité aux bruits :	NITRICUM ACIDUM 7 CH	*3 granules 2 fois par jour*
Entend mieux au milieu du bruit :	GRAPHITES 7 CH	*3 granules 2 fois par jour*
Dureté de l'ouïe chez les vieillards, avec sensation de sécheresse dans les oreilles :	PETROLEUM 5 CH	*3 granules 2 fois par jour*
Dureté de l'ouïe, surtout pour la voix humaine, avec résonance de tous les bruits dans la tête :	PHOSPHORUS TRIIODATUS 5 CH	*3 granules 2 fois par jour (ne pas dépasser quelques jours)*

■ HYPERACOUSIE

Hypersensibilité au bruit des véhicules de la rue :	NITRICUM ACIDUM 7 CH	*3 granules 2 fois par jour*
Hypersensiblité au bruit des pas :	COFFEA 9 CH	*3 granules par jour*
On peut ajouter :	NUX VOMICA 5 CH	*3 granules par jour*
Hyperacousie telle que la musique lui est intolérable et produit une certaine anxiété :	RANA BUFO 7 CH	*5 granules par jour*
Intolérance au moindre bruit qui semble pénétrer dans tout le corps :	THERIDION 7 CH	*5 granules 2 fois par jour*

■ BRUITS DANS LES OREILLES (HALLUCINATIONS AUDITIVES)

Craquements dans les oreilles lors de la mastication d'aliments :	GRAPHITES 7 CH	*5 granules 2 fois par jour*
et/ou :	RHUS TOXICODENDRON 7 CH	*5 granules par jour*
et/ou :	NITRICUM ACIDUM 7 CH	*5 granules 2 fois par jour*
Pulsations dans les oreilles :	MEDORRHINUM 9 CH	*8 granules 1 seule fois par quinzaine (ne pas répéter fréquemment ce remède)*
Bruissements et tintements dans les oreilles :	SANGUINARIA 5 CH	*5 granules 2 fois par jour*
Craquements et bourdonnements dans les oreilles :	PETROLEUM 5 CH	*5 granules 2 fois par jour*
Résonance dans les oreilles :	LAC CANINUM 5 CH	*5 granules 2 fois par jour*
et/ou :	CAUSTICUM 9 CH	*5 granules 2 fois par jour*
et/ou :	BARYTA CARBONICA 9 CH	*3 granules par jour*
et/ou :	COLOCYNTHIS 9 CH	*5 granules 2 fois par jour*
et/ou :	GRAPHITES 7 CH	*5 granules 2 fois par jour*
Cliquetis dans les oreilles :	SABADILLA 9 CH	*5 granules 2 fois par jour*
alternés avec :	MANGANUM 5 CH	*3 granules 2 fois par jour*
Eclatements et craquements dans les oreilles :	KALIUM MURIATICUM 5 CH	*3 granules 2 fois par jour*
Entend des voix :	ANACARDIUM ORIENTALE 7 CH	*5 granules 2 fois par jour*
et/ou :	CHAMOMILLA 9 CH	*5 granules 2 fois par jour*
Entend marcher dans sa chambre :	CANTHARIS 9 CH	*5 granules 2 fois par jour*
et/ou :	CARBO VEGETABILIS 5 CH	*3 granules 2 fois par jour*
et/ou :	CONIUM MACULATUM 7 CH	*5 granules 2 fois par jour*
Entend des bruits de cloches :	PHOSPHORICUM ACIDUM 7 CH	*5 granules 2 fois par jour*
"Bruits hurlants" et bourdonnements dans les oreilles :	LATRODECTUS HASSELTI 7 CH	*5 granules 1 fois par jour*

(consulter un médecin afin d'en déterminer la cause).

■ BOURDONNEMENTS D'OREILLES

Pour un soulagement provisoire :	SECALE CORNUTUM 5 CH	*5 granules 2 fois par jour*
et/ou :	SEPIA 5 CH	*5 granules 2 fois par jour*
et/ou :	CHININUM SULFURICUM 7 CH	*5 granules 2 fois par jour*

Autres remèdes pouvant être indiqués :

Bourdonnements persistants dans les oreilles :	CAUSTICUM 9 CH	*5 granules 2 fois par jour*
Bourdonnements et sifflements dans les oreilles :	GRAPHITES 9 CH	*5 granules 2 fois par jour*
Bourdonnements, bruissements, tintements dans les oreilles, surtout après une hémorragie :	CHINA 7 CH (*)	*5 granules 1 fois par jour*
Bourdonnements, craquements dans les oreilles, tintements :	PETROLEUM 5 CH	*5 granules 2 fois par jour*
Bruits d'éclatements ou de craquements dans les oreilles :	KALIUM MURIATICUM 5 CH	*5 granules 2 fois par jour*

Oreilles

Bourdonnements d'oreilles avec vertiges :	CHININUM SALICYLICUM 5 CH	*5 granules 2 fois par jour*
Bourdonnements d'oreilles avec vertiges et tintements ou "coups de canon" :	CHENOPODIUM ANTHELMINTHICUM 5 CH	*5 granules 2 fois par jour*
ou (sans vertiges) :	CHENOPODII GLAUCI APHIS 5 CH	*5 granules 2 fois par jour*
Bourdonnements d'oreilles congestifs :	GLONOÏNUM 4 CH	*5 granules 2 fois par jour*
Bourdonnements d'oreilles avec dureté de l'ouïe et vertiges :	NATRUM SALICYLICUM 5 CH	*5 granules 2 fois par jour*

Orgelets

Exemple de traitement :

	PYROGENIUM 5 CH	*5 granules le matin un jour sur deux*
alternés avec :	STAPHYSAGRIA 7 CH	*5 granules le matin*
Ajouter :		
Jours pairs :	APIS MELLIFICA 4 CH	*5 granules fin de matinée*
	PULSATILLA 5 CH	*5 granules dans l'après-midi*
	SULFUR IODATUM 5 CH (*)	*5 granules en soirée*
Jours impairs :	BELLADONA 4 CH	*5 granules fin de matinée*
	ARSENICUM ALBUM 5 CH	*5 granules dans l'après-midi*
	KALIUM IODATUM 5 CH	*5 granules en soirée*
On peut ajouter aussi (surtout chez les enfants) :	FERRUM PHOSPHORICUM 4 CH	*3 granules 2 fois par jour*
Si orgelet rebelle, on peut prendre en plus :	STAPHYLOCOCCINUM 7 CH	*8 granules (1 seule fois)*

Otalgies

Douleur d'oreilles après exposition à un courant d'air ou après avoir pris froid :

Tout de suite :	MANGANUM METALLICUM 9 CH	*8 granules (1 seule fois)*
Si menace d'otite, ajouter :	OSCILLOCOCCINUM 200	*1 dose*
suivie de :	ARSENICUM ALBUM 7 CH	*8 granules 1 heure après*
Alterner ensuite toutes les heures : (réserver au moins 7 minutes d'intervalle entre les remèdes)	ACONITUM NAPELLUS 4 CH (*)	*3 granules*
	CAPSICUM ANNUUM 5 CH	*3 granules*
	MAGNESIA PHOSPHORICA 5 CH	*3 granules*
	CHAMOMILLA 7 CH	*3 granules*
Ajouter chez les enfants :	FERRUM PHOSPHORICUM 4 CH	*3 granules 2 fois par jour*
et :	BELLADONA 4 CH	*3 granules 2 fois par jour*
(On peut ajouter aussi :	PYROGENIUM 5 CH	*5 granules 1 fois par jour si menace d'infection).*

Otites

Si otite aiguë, appeler d'urgence le médecin en commençant le traitement ci-dessous.

Si otites chroniques, consulter un médecin homéopathe qui prescrira des remèdes de terrain (CALCAREA, LUESINUM, MEDORRHINUM, TUBERCULINUM, etc...).

Exemple de traitement :

Débuter par :	PYROGENIUM 5 CH	*5 granules 1 fois*
Ajouter ensuite :	BELLADONA 7 CH	*5 granules*
1/4 d'heure après :	CAPSICUM ANNUUM 5 CH	*5 granules*
1/4 d'heure après :	MANGANUM 7 CH	*5 granules*
1/4 d'heure après :	FERRUM PHOSPHORICUM 5 CH	*5 granules*

Recommencer cette série 2 à 3 fois dans la journée.

Ajouter le soir 1 fois :	FERRUM PHOSPHORICUM 9 CH	*5 granules*

Nota : ne pas continuer ce traitement au-delà de 3 ou 4 jours sans avis médical.

Ouïe - Problèmes de l' *Voir Oreilles*

Ovaires - Douleurs des *Voir également Dysménorrhée*

Exemple de traitement :

	HELONIAS COMPOSÉ	*3 granules 2 à 3 fois par jour*
Ajouter en alternance 1 à 2 fois par jour :	APIS MELLIFICA 5 CH	*3 granules*
	COFFEA 5 CH	*3 granules*
	SABINA 5 CH	*3 granules*
	CHAMOMILLA 5 CH	*3 granules*
Si névralgie ovarienne, on peut prendre également :	PHYTOLACCA 9 CH	*5 granules 2 fois par jour*

Particularités symptomatiques :

OVARIALGIE GAUCHE (douleur plus marquée à gauche)

Douleur vive et aiguë dans l'ovaire gauche :	ARGENTUM METALLICUM 5 CH	*5 granules 2 fois par jour*
ou :	ARGENTUM NITRICUM 5 CH	*5 granules 2 fois par jour*
Avec irradiation à l'ovaire droit :	ACTEA RACEMOSA 7 CH	*5 granules 1 fois par jour*
Avec irradiation au sein droit :	MUREX PURPUREA 9 CH	*5 granules 1 fois par jour*
Avec irradiation dans le dos :	ARGENTUM METALLICUM 5 CH	*5 granules 2 fois par jour*
et/ou :	ACTEA RACEMOSA 7 CH	*5 granules 1 fois par jour*
Avec irradiation à la hanche gauche :	OVI GALLINAE PELLICULA 5 CH	*3 granules 2 fois par jour*

Ovaires

Avec irradiation à la cuisse, et douleurs dans les reins :	XANTHOXYLUM 9 CH	*5 granules 1 fois par jour*
Avec irradiation dans l'aine ou dans la cuisse gauche :	ARGENTUM METALLICUM 5 CH	*5 granules 2 fois par jour*
et/ou :	LILIUM TIGRINUM 7 CH	*5 granules 1 fois par jour*
et/ou :	XANTHOXYLUM 9 CH	*5 granules 1 fois par jour*
et/ou :	ZINCUM VALERIANICUM 5 CH	*5 granules 2 fois par jour*
Les ovaires semblent augmentés de volume :	ARGENTUM METALLICUM 5 CH	*5 granules 2 fois par jour*
Douleur perçante dans l'ovaire gauche :	COLOCYNTHIS 9 CH	*5 granules 2 fois par jour*
Douleur diminuée couchée sur le côté gauche :	APIUM GRAVEOLENS 5 CH	*5 granules 2 fois par jour*

OVARIALGIE DROITE (douleur plus marquée à droite)

Douleur piquante aggravée en levant les bras :	APIS MELLIFICA 5 CH	*5 granules 1 à 2 fois par jour*
Douleurs vives après les règles :	PALLADIUM 5 CH	*5 granules 2 fois par jour*
Douleurs ovariennes après le coït :	PLATINA 5 CH	*5 granules 1 fois par jour*
Avec irradiation à la cuisse droite, avec colique et diarrhée :	PODOPHYLLUM 7 CH	*5 granules 2 fois par jour*
Avec irradiation au sein gauche :	MUREX PURPUREA 5 CH	*5 granules 1 fois par jour*

Palpitations

Palpitations nerveuses :	IGNATIA 7 CH	*5 granules*
Ajouter 2 fois par jour :	LYCOPUS VIRGINICUS 5 CH	*5 granules*
On peut ajouter également :	SPIGELIA 4 CH	*3 granules*
et :	CRATAEGUS 4 CH	*3 granules 2 fois par jour*
Palpitations après les rapports sexuels chez une femme nerveuse :	AGARICUS MUSCARIUS 7 CH	*5 granules par jour*
Palpitations après surmenage physique :	ARNICA 7 CH	*5 granules 1 fois*
Ajouter :	RHUS TOXICODENDRON 5 CH	*3 granules*
et :	CRATAEGUS 4 CH	*3 granules, alternés, 2 fois par jour*
Palpitations après une émotion :	ARGENTUM NITRICUM 9 CH	*3 granules 2 fois par jour*
et/ou :	GELSEMIUM 5 CH	*3 granules 2 fois par jour*
et/ou :	PODOPHYLLUM 9 CH	*5 granules 2 fois par jour*
Palpitations par abus de café :	ANGUSTURA VERA 5 CH	*3 granules 2 fois par jour*
et :	CHAMOMILLA 5 CH	*3 granules 2 fois par jour, alternés*

Tachycardie paroxystique (le cœur bat anormalement très rapidement)

Prendre de 10 minutes en 10 minutes les remèdes ci-dessous - ne pas répéter la série, mais reprendre éventuellement LYCOPUS VIRGINICUS -

	COFFEA 5 CH	*3 granules*
	SPIGELIA 5 CH	*3 granules*
	LYCOPUS VIRGINICUS 5 CH	*3 granules*
	CACTUS 5 CH	*3 granules*
	KALIUM CARBONICUM 5 CH	*3 granules*
	IODUM 5 CH	*3 granules*

Parasitoses

Les remèdes homéopathiques pourront aider à modifier le terrain mais il faudra consulter un médecin qui prescrira un produit destiné à détruire les parasites en place. Voici quelques remèdes fréquemment utilisés :

OXYURES :	TEUCRIUM MARUM 4 CH SPIGELIA 4 CH CUPRUM METALLICUM 5 CH CINA 4 CH	*3 granules de chaque tube par jour en alternance*
Ajouter en alternance, tous les 7 jours :	CINA 7 CH	*8 granules*
et :	OXYURUS VERMICULARIS 9 CH	*8 granules*

AMIBIASE

Consulter un médecin homéopathe. Remèdes souvent utilisés :	GERANIUM - IRIS VERSICOLOR - RHEUM - CUPRUM METALLICUM - VERATRUM ALBUM	

Pertes blanches *Voir Leucorrhées*

Peurs diverses *Voir Dépression nerveuse*

Pesanteur - Sensation de

■ **Tête** *Voir CEPHALÉES*

■ **Estomac :**

Pression comme par une pierre à l'estomac :	RHUS TOXICODENDRON 5 CH	*3 granules 1 à 2 fois par jour*
et :	AESCULUS HIPPOCASTANUM 4 CH	*3 granules 1 à 2 fois par jour*
Sensation de pesanteur le matin au réveil :	PULSATILLA 7 CH	*5 granules 1 fois par jour*
Distension de l'estomac quelques heures après les repas :	NUX VOMICA 5 CH	*3 granules 1 fois par jour*
alternés avec :	AESCULUS HIPPOCASTANUM 4 CH	*3 granules 1 à 2 fois par jour*
Pesanteur à l'estomac soulagée par les éructations :	BRYONIA 5 CH	*3 granules par jour*

■ **Abdomen**

La femme pense que ses organes vont tomber ou même sortir :		
Amélioré en s'asseyant et en croisant fortement ses jambes :	SEPIA 5 CH	*5 granules 2 fois par jour*
Aggravation pendant et après les règles :	AGARICUS 7 CH	*5 granules 1 fois par jour*

Pesanteur

Aggravation le matin :	BELLADONA 7 CH	*5 granules 1 fois par jour*
Avec sensation que les règles vont apparaître :	NATRUM CARBONICUM 9 CH	*8 granules 1 fois par semaine*
et :	MOSCHUS 5 CH	*3 granules 1 fois par jour*
Avec douleur du côté droit du ventre s'irradiant aux seins :	MUREX 5 CH	*3 granules 1 fois par jour*
Avec douleur dans l'ovaire gauche :	OVI GALLINAE PELLICULA 5 CH	*3 granules 2 fois par jour*
Accompagné d'excitation sexuelle :	MUREX 5 CH	*3 granules 1 fois par jour*
et/ou :	MOSCHUS 5 CH	*3 granules 1 fois par jour*
Avec malaise constant dans la région utérine :	HELONIAS 5 CH	*5 granules 2 fois par jour*

■ **Jambes** *Voir Jambes lourdes*

Phobies *Voir Dépression nerveuse*

Photophobie

(ne peut supporter la lumière)

Suite à conjonctivite aiguë après exposition au vent froid et sec :	ACONITUM NAPELLUS 5 CH (*)	*5 granules 1 fois ou plus suivant l'acuité du cas*
Suite à conjonctivite avec larmoiement brûlant et excoriant :	ARSENICUM ALBUM 5 CH	*5 granules 1 fois ou plus suivant l'acuité du cas*
Photophobie surtout à la lumière du jour :	GRAPHITES 7 CH	*5 granules 1 à 2 fois par jour*
Photophobie intense :		
• surtout dans une chambre chaude :	ARGENTUM NITRICUM 5 CH	*5 granules 1 à 2 fois par jour*
• surtout par la lumière artificielle, avec larmoiement excessif :	CONIUM MACULATUM 9 CH	*5 granules 1 à 2 fois par jour*
• avec état inflammatoire des yeux (rougeur, brûlure, battement) :	BELLADONA 5 CH	*5 granules 1 fois ou plus suivant l'acuité du cas*

Picotements (sensation de) *Voir aussi Piqûres - Sensation de*

Picotements dans les mains et les doigts, comme par des insectes :	AMBRA GRISEA 7 CH	*5 granules 1 fois par jour*
Picotements à l'extrémité de la langue :	AGARICUS 7 CH	*5 granules 1 fois par jour*
Sensation de pincement dans la région du cœur :	AESCULUS HIPPOCASTANUM 5 CH	*5 granules 2 fois par jour*
Sensation que des insectes courent sur la peau :	HELODERMA 5 CH	*3 granules 2 fois par jour*

FOURMILLEMENTS

Sensation de picotements intenses dans un membre ou une portion de membres. **Si fréquents, consulter un médecin.**

(Il peut s'agir aussi de la suite d'une mauvaise position entraînant la compression d'un membre). Pour un homéopathe, c'est souvent l'indication d'un remède :

Fourmillements dans les doigts :	ACONITUM (*) - AMMONIUM MURIATICUM - LYCOPODIUM - RHUS TOXICODENDRON - SECALE CORNUTUM	
Fourmillements dans les talons :	ARANEA DIADEMA	
Fourmillements dans les pieds :	COBALTUM	

(**Nota** - Si symptômes occasionnels, on peut prendre ces remèdes en 5 CH, 5 granules de 1 à 2 fois par jour).

Fourmillement désagréable et tenace de la voûte du palais :	SABADILLA 9 CH	*5 granules*

Piqûres (sensation de)

■ CŒUR

Douleurs piquantes dans la région du cœur :	ARNICA 9 CH	*5 granules 1 fois par jour*
Avec aggravation par une profonde respiration :	PODOPHYLLUM 9 CH	*5 granules 1 à 2 fois par jour*
Sensation que le cœur est transpercé par une flèche :	CEREUS BONPLANDII 5 CH	*3 granules 1 à 2 fois par jour*
Douleur piquante aiguë, avec irradiation sous les fausses côtes :	LEPIDIUM 5 CH	*3 granules 1 à 2 fois par jour*
Sensation d'un couteau à la pointe émoussée qui s'enfoncerait lentement dans le cœur :	SPIGELIA 7 CH	*5 granules 2 fois par jour*

■ GORGE

Douleur piquante comme par une écharde dans la gorge :	ARGENTUM NITRICUM 5 CH	*3 granules 2 fois par jour*
et/ou :	ALUMINA 5 CH	*5 granules 1 fois par jour*
et/ou :	DOLICHOS PRURIENS 5 CH	*3 granules 2 fois par jour*
et/ou :	KALIUM CARBONICUM 7 CH	*3 granules 2 fois par jour*

■ POITRINE

Sensation de piqûres en coups d'aiguilles à la base du poumon droit :	KALIUM CARBONICUM 7 CH	*3 granules 2 fois par jour*
et/ou :	BRYONIA 5 CH	*3 granules 1 à 2 fois par jour*
et/ou :	CHELIDONIUM 5 CH	*3 granules 2 fois par jour*
Douleur piquante dans le sommet du poumon gauche irradiant à l'omoplate gauche :	MYRTUS COMMUNIS 5 CH	*3 granules 2 fois par jour*

■ DOS

Douleurs piquantes sous l'omoplate droite :	PICRICUM ACIDUM 5 CH	*5 granules 1 à 2 fois par jour*

■ **MÉAT URINAIRE**

Piqûres au méat urinaire avant et après la miction :	CLEMATIS ERECTA 5 CH	*3 granules 2 à 3 fois par jour*
et :	PULSATILLA 4 CH	*3 granules 2 à 3 fois par jour*

■ **GÉNÉRALITÉS :**

Sensation de clou enfoncé dans le corps :	IGNATIA 7 CH	*5 granules par jour*
Sensation de piqûres comme par des aiguilles de glace :	AGARICUS 7 CH	*5 granules 2 fois par jour*
Douleurs en coup de couteau à n'importe quel endroit du corps, mais à gauche :	LEPIDIUM 5 CH	*3 granules 1 à 2 fois par jour*

Piqûres (accidentelles)

■ **PAR INSTRUMENT PIQUANT**

Après soins habituels de désinfection :	PYROGENIUM 5 CH	*3 granules 1 seule fois par jour (pendant 2 ou 3 jours si nécessaire)*
Ajouter ensuite :	ARNICA 5 CH	*3 granules 2 fois par jour*
alternés avec :	HYPERICUM 5 CH	*3 granules 2 fois par jour*
On peut ajouter :	LEDUM PALUSTRE 5 CH	*3 granules 2 fois par jour*

■ **PAR INSECTE**

• **ABEILLE OU GUÊPE**

ATTENTION ! si la personne est "allergique" ou en cas de symptômes alarmants appeler immédiatement le médecin.

Immédiatement :	CARBOLICUM ACIDUM 5 CH	*5 granules (2 fois par jour)*
On peut ajouter :	APIS MELLIFICA 4 CH	*3 granules toutes les 2 heures*
	CALENDULA 5 CH	*5 granules 1 seule fois*
	LEDUM PALUSTRE 4 CH	*3 granules 2 fois par jour*

(si piqûre dans la gorge, ajouter un **filet** de CALENDULA T.M. avec lequel vous ferez un gargarisme prolongé. **Recracher ensuite** (Ne pas s'inquiéter si l'on en avale un peu).

■ **PAR MOUSTIQUES**

	CULEX 4 CH	*3 granules 2 à 3 fois par jour*
et :	RUMEX CRISPUS 4 CH	*3 granules 2 fois par jour*
On peut ajouter :	CALENDULA 5 CH	*5 granules 1 fois par jour*

■ **PAR ARAIGNÉES**

	APIS MELLIFICA 4 CH	*3 granules 2 fois par jour*
alternés avec :	LEDUM PALUSTRE 4 CH	*3 granules 2 fois par jour*
On peut ajouter si piqûres importantes :	TARENTULA CUBENSIS 5 CH	*5 granules 1 fois par jour*
et :	MYGALE LASIODORA 5 CH	*5 granules 1 fois par jour*

Plaies

Après les soins habituels de désinfection :	PYROGENIUM 5 CH	*5 granules 1 seule fois par jour (pendant 2 ou 3 jours si nécessaire)*

Ajouter :	ARNICA 5 CH	*3 granules 2 fois par jour*
alternés avec :	HYPERICUM 5 CH	*3 granules 2 fois par jour*
On peut ajouter pour une coupure :	STAPHYSAGRIA 4 CH	*3 granules 2 fois par jour*
On peut ajouter pour une morsure :	ARSENICUM ALBUM 5 CH	*3 granules 2 fois par jour*
BRÛLURES ACCIDENTELLES		
Après les soins habituels :	PYROGENIUM 5 CH	*5 granules 1 fois par jour (durant 2 ou 3 jours)*
Alterner ensuite : (Réserver au moins 7 minutes d'intervalle entre les remèdes.)	APIS MELLIFICA 4 CH	*3 granules 2 fois par jour*
	ARNICA 4 CH	*3 granules 2 fois par jour*
	CANTHARIS 4 CH	*3 granules 2 fois par jour*
	URTICA URENS 4 CH	*3 granules 2 fois par jour*
Si vésicules (cloques) ajouter :	ECHINACEA 4 CH	*3 granules 2 fois par jour*
et/ou :	CALENDULA 4 CH	*3 granules 2 fois par jour*
et/ou :	RHUS TOXICODENDRON 5 CH	*3 granules 2 fois par jour*
Si brûlures par le soleil *Voir Insolation*		
CICATRICES		
Pour hâter la cicatrisation :	CALENDULA 5 CH	*5 granules 1 fois par jour*
et :	SYMPHYTUM 7 CH	*5 granules 1 fois par jour*
et :	ARNICA 7 CH	*5 granules 1 fois par jour*
Cicatrices douloureuses :		
On peut ajouter :	CAUSTICUM 7 CH	*5 granules 1 fois par jour*
et :	STAPHYSAGRIA 4 CH	*3 granules 2 fois par jour*

Point de côté

(Si fréquents consulter un médecin pour en déterminer la cause).

	BRYONIA 5 CH	*5 granules 1 fois par jour*
Alternés avec :	RANUNCULUS BULBOSUS 5 CH	*5 granules 1 fois par jour*

Prurit *Voir Démangeaison*

Psoriasis *Voir Eruptions*

Psychisme

Nécessité de consulter un médecin qui entreprendra un traitement destiné à corriger et à normaliser des états psychiques excessifs.

REMÈDES FRÉQUEMMENT INDIQUÉS

■ COLÈRES

Ces remèdes judicieusement choisis, pris au moment des accès de colère, éviteraient les mauvais effets de ces crises.

Se met en colère très facilement :	COLOCYNTHIS 9 CH	*5 granules lors de l'accès de colère*

Colères d'une extrême violence au point de rendre malade ; se met facilement en colère :	CHAMOMILLA 9 CH	*5 granules lors de l'accès de colère*
Se met facilement en colère, très susceptible, se vexe pour des futilités :	PETROLEUM 9 CH	*5 granules lors de l'accès de colère*
Se met en colère pour les plus petites choses, reste ensuite longtemps de mauvaise humeur :	PLATINA 9 CH	*5 granules lors de l'accès de colère*
Très susceptible, s'emporte pour des riens et entre dans une violente colère au cours de laquelle il brise parfois des objets :	NUX VOMICA 9 CH	*5 granules lors de l'accès de colère*
Tremble au cours de ses colères provenant parfois de ses propres erreurs :	NITRICUM ACIDUM 9 CH	*5 granules lors de l'accès de colère*
Se met en colère pour des bagatelles mais le regrette après :	MEZEREUM 9 CH	*5 granules lors de l'accès de colère*
Un rien le met en colère - sujet hypersensible et extrêmement irritable - ne supporte aucune contrariété :	FERRUM METALLICUM 9 CH	*5 granules lors de l'accès de colère*
Emporté facilement, se met en colère même pour des plaisanteries :	CAPSICUM 9 CH	*5 granules lors de l'accès de colère*
S'emporte facilement et sa colère ne s'apaise que très lentement :	AESCULUS HIPPOCASTANUM 9 CH	*5 granules lors de l'accès de colère*

Nota : les remèdes suivants doivent être pris en haute dilution et faire partie d'un traitement prescrit par un médecin homéopathe.

■ TIMIDITÉ

Timidité des jeunes filles émotives :	PULSATILLA
(avec rougeur subite :	FERRUM METALLICUM)
Timidité par trac :	GELSEMIUM
Timidité en société :	
par manque de confiance en soi :	KALIUM SULFURICUM - COLIBACILLINUM
parce que sans idées de conversation :	AMBRA GRISEA
par timidité maladive ; sujet inhibé en société :	COCA
déteste le monde et cependant craint d'être seul :	CONIUM MACULATUM

■ MÉLANCOLIE

Mélancolie profonde et inquiétude :	PLUMBUM
Nostalgie avec chagrin excessif, désir de solitude :	CAPSICUM
Désespoir après chagrin :	PHOSPHORICUM ACIDUM
Nostalgie avec vif désir de revoir ses amis, mélancolique :	IGNATIA
Triste, craintif, pleure fréquemment :	MAGNESIA MURIATICA

■ **PERSONNALITÉ ORGUEILLEUSE**

Hautain, très fier de sa situation, recherche les défauts des autres pour les leur reprocher :	VERATRUM ALBUM
Orgueilleux, hautain, désire être remarqué en société :	PALLADIUM
Egoïste, orgueilleuse, hautaine, constipée en voyage :	PLATINA

■ **DÉSIR DE SOLITUDE**

(Si, au contraire, peur de la solitude, *voir* DÉPRESSION NERVEUSE - Angoisses)

Ne supporte pas la présence d'autrui :	AMBRA GRISEA
Aversion pour les étrangers ou la société :	BARYTA CARBONICA
Ne souhaite avoir personne auprès de lui :	GELSEMIUM
Recherche la solitude :	STAPHYSAGRIA
Désire être seul et tranquille et répugne à la conversation :	NUX VOMICA
Désire être seul après chagrin ou désillusion :	IGNATIA
Désir de solitude avec tristesse et pleurs faciles, scrupules :	CYCLAMEN

Pyrosis

Régurgitations acides, hyperchlorhydrie.

Exemple de traitement :

	ROBINIA 4 CH	*5 granules au moment des spasmes*
Ajouter		
Jours pairs :	ARGENTUM NITRICUM 5 CH	*3 granules le matin*
	SULFURICUM ACIDUM 5 CH	*3 granules l'après-midi*
Jours impairs :	IRIS VERSICOLOR 5 CH	*3 granules le matin*
	MURIATICUM ACIDUM 5 CH	*3 granules l'après-midi*

Particularités symptomatiques :

Brûlures d'estomac - irradiation des brûlures gastriques entre les épaules :	ROBINIA 5 CH	*5 granules 2 fois par jour*
Pyrosis et renvois sûrs après le repas :	CARBO VEGETABILIS 5 CH	*5 granules 2 fois par jour*
Renvois acides le soir en allant se coucher :	CONIUM MACULATUM 5 CH	*5 granules au moment des troubles*
Entre minuit et 2 heures du matin :	ARSENICUM ALBUM 5 CH	*5 granules au moment des troubles*
Entre 1 heure et 3 heures du matin :	KALIUM BICHROMICUM 5 CH	*5 granules au moment des troubles*
Les renvois se produisent surtout le matin :	NATRUM PHOSPHORICUM 5 CH	*5 granules au moment des troubles*

Rapports sexuels - Problèmes lors des *Voir sexualité - Problèmes sexuels*

Règles

- Arrêt, retard des règles *Voir Aménorrhée*
- Règles trop abondantes *Voir Hyperménorrhée*
- Règles douloureuses *Voir Dysménorrhée*
- Hémorragies utérines *Voir Hémorragies*

Religion - Soucis religieux

Il conviendra de prendre ces remèdes à haute dilution. Un traitement doit donc être entrepris par un médecin homéopathe. Les indications ci-dessous ne sont données que pour des cas passagers ou pour information.

Scrupules exagérés, maladifs, de conscience :	BARYTA CARBONICA	
ou :	SILICEA	
Pense qu'il n'a pas fait son devoir :	CYCLAMEN 9 CH	*8 granules 1 fois par semaine*
Scrupules de conscience ridicules :	IGNATIA 9 CH	*5 granules chaque jour*
ou :	STRAMONIUM 9 CH	*5 granules chaque soir*
Peur maladive d'être damné :	CYCLAMEN 9 CH	*8 granules 1 fois par semaine*
ou :	LACHESIS	
S'accuse constamment d'actes répréhensibles, sans fondement :	LACHESIS	
Irrésistible envie de jurer ou blasphémer :	ANACARDIUM ORIENTALE 9 CH	*8 granules 1 fois par semaine*
Remords maladifs :	COFFEA 9 CH	*5 granules chaque soir*
Grande anxiété au sujet de son salut éternel :	LILIUM TIGRINUM 9 CH	*5 granules chaque jour*
ou :	MEDORRHINUM	
ou :	VERATRUM ALBUM	
Croit avoir commis des péchés impardonnables :	LACHESIS	
Mélancolie religieuse :	PULSATILLA 9 CH	*5 granules chaque jour*
ou :	SULFUR	
ou :	LILIUM TIGRINUM	
Se croit sous la dépendance d'esprits supérieurs :	LACHESIS	

Rétention d'urines

Consulter un médecin si symptômes alarmants.

■ **diminution de la quantité des urines** (OLIGURIE) :	CANTHARIS 9 CH	*8 granules 1 fois*
Ajouter :	APIS MELLIFICA 4 CH	*3 granules 2 fois par jour*
alternés avec :	BERBERIS VULGARIS 4 CH	*3 granules 2 fois par jour*
et :	PAREIRA BRAVA 4 CH	*3 granules 2 fois par jour*

■ **arrêt de la sécrétion urinaire** (ANURIE). En attendant le médecin, utiliser les remèdes de l'oligurie.

Ajouter, si intenses brûlures dans l'urètre :	MERCURIUS CORROSIVUS 7 CH	*5 granules 2 à 3 fois par jour*
■ **l'urine ne peut s'écouler malgré les efforts du malade** (RÉTENTION D'URINES) :	COLIBACILLINUM 9 CH	*8 granules tout de suite*
Ajouter :	CANTHARIS 9 CH	*8 granules 1 fois, 1/2 heure ensuite*
entre-temps prendre :	APIS MELLIFICA 4 CH	*3 granules*
alternés avec :	PAREIRA BRAVA 4 CH	*3 granules*
et :	CAPSICUM ANNUUM 4 CH	*3 granules (toutes les 7 minutes)*

Autres remèdes indiqués

Doit faire un effort pour uriner, envies fréquentes et impérieuses :	ALUMINA 5 CH	*5 granules par jour*
Sujets âgés :	TEREBENTHINA 5 CH	*5 granules par jour*
Sujets nerveux :	ZINCUM METALLICUM 7 CH	*5 granules par jour*
■ **l'urine ne peut s'écouler par suite du rétrécissement de l'urètre :**	CLEMATIS ERECTA 4 CH	*3 granules 2 à 3 fois par jour*

Nota : CLEMATIS ERECTA a la curieuse propriété de **dilater les vaisseaux** (on pourra donc également l'employer pour un rétrécissement du canal lacrymal provoquant un larmoiement).

Si le rétrécissement est dû occasionnellement à un spasme, prendre :	CLEMATIS ERECTA 7 CH	*5 granules 1 à 2 fois par jour*
Si le jet est intermittent :	CONIUM MACULATUM 5 CH	*5 granules par jour*
Si la miction est très pénible :	CHIMAPHILA 4 CH	*5 granules 2 fois par jour*

Rêves

Des rêves dont l'objet est répétitif, familier, voire obsédant, peuvent orienter vers le choix du remède curateur.

On trouvera ci-dessous la liste de ces rêves, avec, en regard, les remèdes qu'ils évoquent.

Cauchemars :	ALLIUM CEPA - ARGENTUM NITRICUM - ARSENICUM ALBUM - BELLADONA - HELLEBORUS - HYOSCYAMUS - IRIS VERSICOLOR - LEDUM PALUSTRE - MEZEREUM - PYROGENIUM - STRAMONIUM
Rêves axés sur le même objet :	CALCAREA PHOSPHORICA - HEPAR SULFUR - OPIUM - SILICEA - PULSATILLA

Rêves

Rêves dont on ne parvient pas à conserver le souvenir :	CHELIDONIUM - CAUSTICUM - GRAPHITES - NITRICUM ACIDUM - PODOPHYLLUM
Rêves agités :	OLEANDER - OPIUM
Rêves effrayants qui laissent une forte impression :	IGNATIA - MANGANUM - OPIUM - TUBERCULINUM
Rêves agréables :	OPIUM - SILICEA
Rêves de viol :	SEPIA
Rêves lascifs :	AMMONIUM MURIATICUM - CANTHARIS - COLOCYNTHIS - BORAX - KALIUM PHOSPHORICUM - OLEANDER - PHOSPHORICUM ACIDUM - PHOSPHORUS - PLATINA - PLUMBUM - SELENIUM - STANNUM - SEPIA - STAPHYSAGRIA - HYDROPHOBINUM - COBALTUM - CANNABIS INDICA - DIOSCOREA
Rêves lascifs fréquents avec émission de sperme :	STAPHYSAGRIA - SELENIUM - DIOSCOREA - COBALTUM - CANNABIS INDICA
Rêve à haute voix :	CACTUS
Crie en s'endormant :	SULFUR - TUBERCULINUM
Rêves laissant fatigué au réveil :	APIS - CHELIDONIUM - FERRUM - GRAPHITES - HYDROCYANICUM ACIDUM
Rêves de grand exercice physique :	RHUS TOXICODENDRON
Rêves de travaux :	CROTALUS - GELSEMIUM
Rêves fantastiques :	NATRUM SULFURICUM - OPIUM
Rêves de voyages :	BROMIUM - THERIDION
Rêves de poursuite :	KREOSOTUM - NUX MOSCHATA
Rêves de chute :	KREOSOTUM - NUX MOSCHATA - THUYA - KALIUM PHOSPHORICUM
Rêves d'affaires commerciales :	NUX VOMICA - PYROGENIUM
Rêves de comptes et de calculs :	SELENIUM
Rêves de ses occupations journalières :	RHUS TOXICODENDRON
Rêve de dangers :	PSORINUM
Rêve d'un danger imminent :	CALCAREA FLUORICA
Rêves de mariage :	NATRUM SULFURICUM
Rêves de feu :	KALIUM PHOSPHORICUM - KREOSOTUM - MAGNESIA CARBONICA - NATRUM MURIATICUM
Rêves d'incendie :	KALIUM PHOSPHORICUM
Rêves de maladies :	CALCAREA CARBONICA - CONIUM MACULATUM - KALIUM CARBONICUM
Rêve que l'on urine :	LAC CANICUM
Rêves que l'on se noie :	VERATRUM VIRIDE
Rêves de cruauté :	SELENIUM
Rêves de décharges d'arme à feu :	MERCURIUS VIVUS
Rêves d'assassins :	NATRUM MURIATICUM - SILICEA - BROMIUM
Rêves de voleurs :	ALUMINA - KALIUM CARBONICUM - KALIUM PHOSPHORICUM - MAGNESIA CARBONICA - MERCURIUS VIVUS - NATRUM MURIATICUM - SILICEA - PSORINUM

Rêves de querelles :	BROMIUM - CONIUM MACULATUM - MAGNESIA CARBONICA - SELENIUM
Rêves de corps mutilés :	ARNICA
Rêves de cadavres :	CROTALUS HORRIDUS
Rêves de personnes mortes :	ALUMINA - ARNICA - ARSENICUM - BROMIUM - CONIUM MACULATUM - CROTALUS HORRIDUS - CALCAREA CARBONICA - HYDROCYANICUM ACIDUM - KALIUM CARBONICUM - LACHESIS - MEDORRHINUM - THUYA
Rêves d'enterrement :	LACHESIS
Rêves de spectres, de fantômes :	ALUMINA - KALIUM CARBONICUM - KALIUM PHOSPHORICUM - LACHESIS - MEDORRHINUM - SILICEA
Rêves de promenades à cheval :	THERIDION
Rêves de serpents :	ARGENTUM NITRICUM - KALIUM CARBONICUM - LAC CANINUM
Rêves de chiens qui veulent mordre :	MERCURIUS VIVUS
Rêves de cafards :	CRESOLUM
Rêves de rats :	ETHYLICUM
Rêves de bêtes horribles :	LAC CANINUM
Rêves de mort :	CROTALUS HORRIDUS

Rhino-pharyngite

Exemple de traitement :

	OSCILLOCOCCINUM 200	*1 dose tout de suite*
1/2 heure ensuite :	MERCURIUS SOLUBILIS 4 CH	*5 granules 1 fois*
Si l'inflammation du nez et du pharynx est apparue :		
■ par temps froid et **sec** :	ACONITUM 9 CH (*)	*5 granules*
ou		
■ par temps froid et humide :	BELLADONA 9 CH	*5 granules*
(enfant resté sous la pluie)		
Ajouter : **Jours pairs :**	HYDRASTIS 7 CH	*5 granules le matin*
	FERRUM PHOSPHORICUM 7 CH	*5 granules l'après-midi*
	SULFUR IODATUM 9 CH (*)	*5 granules en soirée*
Jours impairs :	KALIUM BICHROMICUM 7 CH	*5 granules le matin*
	CORALLIUM RUBRUM 7 CH	*5 granules l'après-midi*
	PULSATILLA 9 CH	*5 granules en soirée (ne pas dépasser quelques jours)*
Le 2e jour, on peut ajouter le matin :	MERCURIUS CYANATUS 5 CH	*5 granules 1 seule fois*

Désinfection des fosses nasales avec un pois de pommade HOMÉOPLASMINE dans chaque narine.

Particularités symptomatiques :

Autres remèdes pouvant être indiqués et ajoutés ou substitués aux remèdes ci-dessus en fonction des particularités relevées :

Irritation rouge vif (comme la viande crue) des muqueuses : narine, gorge, des lèvres sèches avec des petites peaux que le malade arrache, un coryza qui irrite les ailes du nez, narines bouchées - surtout la gauche - :	ARUM TRIPHYLLUM 5 CH	*3 granules 2 à 3 fois par jour*
Coryza fluide qui débute par des éternuements, irritation de la lèvre supérieure et du pourtour des narines :	ALLIUM CEPA 5 CH (*)	*3 granules 2 à 3 fois par jour*
Coryza chronique avec sécrétion épaisse jaune verdâtre, le malade est aggravé en fermant les yeux, agité, hypersensible au bruit :	THERIDION 5 CH	*3 granules 2 à 3 fois par jour*
Rhino-pharyngite chronique avec irritation de la gorge, sécheresse de la bouche, besoin constant de "racler", toux sèche :	WYETHIA 5 CH	*3 granules 2 à 3 fois par jour*
Pharyngite des fumeurs ou des orateurs :	WYETHIA 5 CH	*3 granules 2 à 3 fois par jour*

Rhume *Voir aussi Grippe, Mal de gorge, Coryza* et *Rhume des foins, Rhino-pharyngite*

Ne pas oublier que CAMPHORA 4 CH, 3 ou 4 granules pris **immédiatement** après les premières sensations d'"un coup de froid", stoppe souvent un rhume. (De même SAPONARIA 4 CH 5 granules).

Rhume des foins *Voir aussi Coryza*

Coryza spasmodique lié aux périodes de floraison (ou d'origine allergique).

Exemple de traitement :

Le matin :	SOLIDAGO 4 CH	*3 granules*
Toutes les semaines :	POLLANTINUM 9 CH	*8 granules 1 fois*
Jours pairs :	ALLIUM CEPA 5 CH (*)	*3 granules dans la matinée*
	NAPTHALINUM 5 CH	*3 granules vers midi*
	SANGUINARIA 5 CH	*3 granules dans l'après-midi*
	SABADILLA 5 CH	*3 granules en soirée*
Jours impairs :	KALIUM IODATUM 5 CH	*3 granules dans la matinée*
	EUPHRASIA 5 CH	*3 granules vers midi*
	KALIUM BICHROMICUM 5 CH	*3 granules dans l'après-midi*
	HISTAMINUM 5 CH	*3 granules en soirée*

Rhumatismes *Voir Douleurs*

Salivation - Problèmes de

Exemples de traitement :

■ **Diminution de la salivation :**

Jours pairs :	ALUMINA 5 CH	*3 granules le matin*
	PULSATILLA 5 CH	*3 granules l'après-midi*
Jours impairs :	NUX MOSCHATA 5 CH	*3 granules le matin*
	FLUORICUM ACIDUM 5 CH	*3 granules l'après-midi*

■ **Salivation exagérée :**

Jours pairs :	JABORANDI 4 CH	*3 granules le matin*
	MERCURIUS SOLUBILIS 5 CH	*3 granules l'après-midi*
Jours impairs :	TRIFOLIUM PRATENSE 4 CH	*3 granules le matin*
	LOBELIA INFLATA 5 CH	*3 granules l'après-midi*
On peut ajouter :	LUESINUM 9 CH	*8 granules tous les 15 jours*

Particularités symptomatiques :

Salivation abondante :	AGARICUS 7 CH	*5 granules 2 fois par jour*
Salivation abondante de goût douceâtre et sucré, après le repas, surtout celui du soir :	ALLIUM SATIVUM 5 CH	*3 granules 2 fois par jour*
Salivation abondante acide :	ALUMINA 5 CH	*3 granules 2 fois par jour*
Salivation intense :	PRIONURUS AUSTRALIS 5 CH	*3 granules 1 fois par jour*

Autres remèdes de l'hypersalivation (à prendre en 5 CH 3 granules par jour - ne pas dépasser quelques jours -)

HELONIAS - MERCURIUS SOLUBILIS - IPECA - IRIS VERSICOLOR

Sciatique

Exemple de traitement :

	COLOCYNTHIS 15 CH	*8 granules 1 fois par jour*
Ensuite alterner :	RHUS TOXICODENDRON 9 CH	*3 granules 2 fois par jour*
avec :	GNAPHALLIUM POLYCEPHALUM 4 CH	*3 granules 2 fois par jour*
(et ajouter :	CUPRUM 5 CH	*3 granules 2 fois par jour si crampes)*

On peut ajouter aussi en fonction des particularités symptomatiques indiquées ci-dessous :

Particularités symptomatiques :

■ **Sciatique gauche**

Aggravation : assis Amélioration : marchant rapidement et couché :	AMMONIUM MURIATICUM 5 CH	*3 granules 2 fois par jour*
Aggravation : mouvement - froid et humidité Amélioration : chaleur - air sec et chaud :	STILLINGIA 7 CH	*3 granules 2 fois par jour*

Aggravation : debout - couché - assis
Amélioration : mouvement - membre fléchi : KALIUM BICHROMICUM 7 CH *3 granules 2 fois par jour*

■ **Sciatique droite :**

Aggravation : assis - par le repos - après les repas
Amélioration : debout - par la friction - par le mouvement : INDIGO 9 CH *3 granules 2 fois par jour*

Aggravation : matin - station debout - repos - froid - entre minuit et 5 heures du matin
Amélioration : marche - chaleur : MANDRAGORA 9 CH *3 granules 2 fois par jour*

Aggravation : par le repos, au lit, la nuit ; doit se tenir debout constamment
Amélioration : par la pression - par la flexion du membre douloureux : MAGNESIA PHOSPHORICA 15 CH *3 granules 2 fois par jour*

Aggravation : couché sur la région douloureuse, en riant, en toussant, en éternuant
Amélioration : debout : TELLURIUM 9 CH *3 granules 2 fois par jour*

Aggravation : temps chaud - matin de bonne heure
Amélioration : couché sur le ventre : PODOPHYLLUM 9 CH *3 granules 2 fois par jour*

Aggravation : nuit - par temps humide
Amélioration : temps sec et repos : PHYTOLACCA 9 CH *3 granules 2 fois par jour*

Aggravation : membre douloureux allongé - marche mouvement
Amélioration : assis en fléchissant le membre douloureux vers l'abdomen : GNAPHALLIUM POLYCEPHALUM 4 CH *3 granules 2 fois par jour*

Aggravation : froid - mouvement - le soir
Amélioration : chaleur - repos : PALLADIUM 7 CH *3 granules 2 fois par jour*

■ **Sciatique sans latéralité bien précise :**

Aggravation : par le moindre mouvement - chaleur et toucher
Amélioration : immobilité et la pression du membre douloureux : BRYONIA 7 CH *3 granules 2 fois par jour*

Aggravation : immobilité - extension du membre douloureux
Amélioration : mouvement - marche - changement de position : VALERIANA 7 CH *3 granules 2 fois par jour*

Aggravation : nuit - par la chaleur
Amélioration : marche : KALIUM IODATUM 5 CH *3 granules 2 fois par jour*

Aggravation : nuit - repos
Amélioration : mouvement : GELSEMIUM 9 CH *3 granules 2 fois par jour*

Aggravation : repos - jambe étendue - froid
Amélioration : jambe fléchie : COLOCYNTHIS 15 CH *3 granules 2 fois par jour*

■ **Autres modalités :**

Sciatique avec tremblement et faiblesse : GELSEMIUM 9 CH *3 granules 2 fois par jour*

Comme si les muscles étaient tordus par des pinces chaudes : VISCUM ALBUM 5 CH (*) *3 granules 2 fois par jour (sur avis médical)*

Douleurs brûlantes : GELSEMIUM 9 CH *3 granules 2 fois par jour*

et/ou : MANDRAGORA 9 CH *3 granules 2 fois par jour*

Douleurs crampoïdes : CUPRUM 9 CH *3 granules 1 fois par jour*

et/ou : MAGNESIA PHOSPHORICA 15 CH *3 granules 2 fois par jour*

Douleurs lancinantes, aiguës, piquantes :	BRYONIA 7 CH	*3 granules 2 fois par jour*
Sciatique avec des jambes pesantes comme du plomb :	VISCUM ALBUM 5 CH (*)	*3 granules 2 fois par jour (sur avis médical)*
Sciatique avec douleurs en forme de décharges électriques :	KALMIA LATIFOLIA 9 CH	*3 granules 2 fois par jour*
et/ou :	PHYTOLACCA 9 CH	*3 granules 2 fois par jour*
Sciatique alternante (un côté, puis l'autre) :	LAC CANINUM 5 CH	*3 granules 2 fois par jour*
Sciatique bilatérale (les 2 côtés en même temps) :	AMMONIUM MURIATICUM 5 CH	*3 granules 2 fois par jour*
et/ou :	ARNICA 9 CH	*3 granules 2 fois par jour*
et/ou :	KALIUM IODATUM 7 CH	*3 granules 2 fois par jour*
et/ou :	NUX VOMICA 9 CH	*3 granules 1 fois par jour*

Selles (*)

Couleur des selles et les remèdes qu'elles évoquent.

(important pour choisir le remède adapté aux différents cas de diarrhées).

(*) Nota : Ces renseignements seront très utiles en HOMÉOPATHIE VÉTÉRINAIRE pour soigner les chiens par exemple (Déposer cinq ou six granules du remède dans le creux de la main que le chien viendra absorber en léchant).
Utiliser les mêmes dilutions : 4 CH - 5 CH - 7 CH. Pour information les chiens supportent très bien les hautes dilutions 9 CH - 15 CH et même 30 CH qui provoquent souvent des rétablissements spectaculaires.

Selles sanguinolentes : ARSENICUM ALBUM - BAPTISIA - KREOSOTUM - MERCURIUS CORROSIVUS - SECALE CORNUTUM

Selles noirâtres : LEPTANDRA - CHINA - GRAPHITES
— selles noires, comme des crottes de mouton : PLUMBUM
— selles molles et noires : HELIANTHUS
— selles glaireuses : CHINA

Selles brunâtres :
— écumeuses, douloureuses : KALIUM BICHROMICUM
— comme du jus de pruneaux : ARSENICUM ALBUM

Selles jaunâtres : CHELIDONIUM - PODOPHYLLUM
— comme de la gelée, incolores, inodores : KALIUM BICHROMICUM
— aqueuses, abondantes, fétides : SULFUR IODATUM
— en jet, bruyantes, avec émission de gaz : NATRUM SULFURICUM
— en jet, le matin, précédées de borborygmes et suivies de tenesme rectal : PODOPHYLLUM
— comme de la confiture d'abricots : IPECA

Selles verdâtres :
— comme des épinards hachés : ACONITUM - ARGENTUM NITRICUM - CHAMOMILLA
— douloureuses et verdâtres : ACONITUM - ARGENTUM NITRICUM
— éclaboussantes, avec gaz bruyants et fétides : ARGENTUM NITRICUM
— diarrhée verte des enfants : CUPRUM ARSENICOSUM

Selles blanchâtres :
— écumeuses, claires, fétides, comme de l'eau de savon : BENZOÏCUM ACIDUM
— diarrhée blanchâtre : PHOSPHORICUM ACIDUM
— comme des crottes de mouton, de couleur argileuse blanche : CHELIDONIUM
— Selles blanchâtres renfermant des vers intestinaux : CINA
— écumeuses, blanchâtres comme du petit lait : IODUM

■ **CONSTIPATION**

Exemples de traitement :

Tous les matins :	CHELIDONIUM COMPOSÉ	*3 granules au réveil*
Jours pairs :	OPIUM 7 CH	*5 granules le matin*
	COLLINSONIA 5 CH	*3 granules l'après-midi*
	BRYONIA 5 CH	*3 granules au coucher*
Jours impairs :	NUX VOMICA 7 CH	*5 granules le matin*
	GRAPHITES 5 CH	*3 granules l'après-midi*
	ALUMINA 5 CH	*3 granules au coucher*

■ **CONSTIPATION PAR INERTIE INTESTINALE**

Suite à une opération chirurgicale :	OPIUM 9 CH	*5 granules matin et soir*
On peut ajouter :	ARNICA 7 CH	
	CHINA 5 CH (*)	
	RAPHANUS 5 CH (**)	*3 granules de chaque, alternés 2 à 3 fois par jour*

(**) Nota : pour faciliter l'évacuation des gaz.

Par paresse intestinale :	ALOE 5 CH	
	GRAPHITES 5 CH	
	OPIUM 5 CH	
	SANICULA 5 CH	*3 granules de chaque, alternés, 2 fois par jour*

■ **CONSTIPATION DES VIEILLARDS**

Jours pairs :	OPIUM 5 CH	*3 granules le matin*
	CONIUM MACULATUM 5 CH	*3 granules l'après-midi*
Jours impairs :	CAUSTICUM 5 CH	*3 granules le matin*
	BARYTA CARBONICA 5 CH	*3 granules l'après-midi*

■ **CONSTIPATION EN VOYAGE** (observée souvent chez des jeunes femmes nerveuses)

	NUX VOMICA 7 CH	*5 granules le matin*
	PLATINA 7 CH	*5 granules l'après-midi*

■ **CONSTIPATION PENDANT LES RÈGLES**

	GRAPHITES 5 CH	
	PLUMBUM 5 CH	
	KALIUM CARBONICUM 5 CH	*3 granules de chaque, alternés, 2 fois par jour*
Constipation avant et pendant les règles :	OPIUM 7 CH	*5 granules 2 fois par jour*

Particularités symptomatiques :

Constipation avec hémorroïdes, surtout chez les femmes :	COLLINSONIA 4 CH	*3 granules 2 à 3 fois par jour*
Reste des jours sans aller à la selle :	GRAPHITES 7 CH	*5 granules 2 fois par jour*
Constipation avec distension de l'abdomen et démangeaisons :	DOLICHOS PRURIENS 5 CH	*3 granules 2 fois par jour*
Constipation après abus de laxatifs :	HYDRASTIS 5 CH	*3 granules*
et :	NUX VOMICA 7 CH	*3 granules chaque jour*
Constipation particulière : la selle rentre après un début d'expulsion :	OPIUM 7 CH	*5 granules 2 fois par jour*
Evacuation difficile des selles molles :	AGNUS CASTUS 5 CH	*3 granules 2 fois par jour*
et/ou :	ANACARDIUM ORIENTALE 7 CH	*3 granules 2 fois par jour*
et/ou :	NUX MOSCHATA 7 CH	*3 granules 2 fois par jour*

■ DIARRHÉE

Exemple de traitement :

	ALOE 5 CH	*3 granules 2 fois par jour*
Diarrhée avec infection intestinale :	ARSENICUM ALBUM 4 CH	*3 granules 3 fois par jour*
On peut ajouter :	PYROGENIUM 5 CH	*5 granules 1 fois*
Diarrhée avec embarras gastrique et langue blanche :	ANTIMONIUM CRUDUM 5 CH	*3 granules 2 fois par jour*
La diarrhée est calmée ou améliorée : (souvent avec coliques)		
couché sur le ventre :	PODOPHYLLUM 4 CH	*3 granules 2 à 3 fois par jour*
en restant immobile :	BRYONIA 4 CH	*3 granules 2 à 3 fois par jour*
en se penchant en avant et en appuyant sur le ventre :	COLOCYNTHIS 4 CH	*3 granules 2 à 3 fois par jour*
en se redressant, en allant même vers l'arrière :	DIOSCOREA 4 CH	*3 granules 2 à 3 fois par jour*
diarrhée rebelle, ajouter :	PARATHYPHOÏDINUM "B" 9 CH	*5 granules 1 fois*
diarrhée par abus de laxatifs :	NUX VOMICA 5 CH	*3 granules 2 fois par jour*

Particularités symptomatiques :

(Prendre ces remèdes en 5 CH 3 granules 1 à 2 fois par jour).

(Dans le cas où plusieurs remèdes sont proposés, choisir celui ou ceux qui semblent le mieux convenir, après consultation de la matière médicale située en fin d'ouvrage).

Diarrhée matinale, avec besoins urgents :	ALOE - BRYONIA - KALIUM BICHROMICUM - LILIUM TIGRINUM - NATRUM SULFURICUM - PODOPHYLLUM - RUMEX CRISPUS
Selles en jet :	CROTON TIGLIUM - GRATIOLA - PODOPHYLLUM
Besoins constants d'aller à la selle, avec sensation de pesanteur dans le rectum :	ALOE - LILIUM TIGRINUM
Diarrhée immédiatement après avoir mangé ou bu :	ALOE - CHINA (*) - CROTON TIGLIUM - TROMBIDION
Diarrhée brusque après le petit déjeuner :	NATRUM SULFURICUM (précédée de coliques)
Selle involontaire en expulsant un gaz :	ALOE - MURIATICUM ACIDUM - OLEANDER
Selle involontaire en urinant :	ALOE - MURIATICUM ACIDUM
Selles involontaires :	ALOE - APIS MELLIFICA - ARNICA - HYOSCYAMUS - MURIATICUM ACIDUM — sensation que l'anus reste ouvert : APIS MELLIFICA — la nuit pendant le sommeil : ARNICA — dans le lit : HYOSCYAMUS
Diarrhée le matin en sortant du lit :	BRYONIA
Diarrhée revenant tous les matins :	KALIUM BICHROMICUM
Diarrhées survenant l'été, provoquées par l'eau froide :	GRATIOLA - BERBERIS - MERCURIUS CORROSIVUS (prendre ensuite PLUMBUM si un effet de constipation s'ensuit).

Selles

Diarrhées survenant après exposition à un grand vent :	ARSENICUM - BERBERIS - AESCULUS HIPPOCASTANUM - BISMUTHUM
Diarrhée par absorption de crustacés :	ARSENICUM ALBUM - BERBERIS - KALIUM BICHROMICUM
Diarrhée après avoir mangé des choux :	PETROLEUM
Diarrhée avec foie sensible et inappétence :	PHASEOLUS LUTANUS
Diarrhée avec faiblesse :	ARSENICUM ALBUM
Diarrhée avec gaz fétides :	CALCAREA PHOSPHORICA
Diarrhée avec beaucoup de gaz :	CHINA (*)
Diarrhée "comme de l'eau", brûlante avec coliques et gaz :	CHAMOMILLA
Diarrhée brutale, douloureuse, avec ténesme et prostation :	CUPRUM METALLICUM
Diarrhée avec sensation de froid dans l'abdomen :	COLCHICUM - GRATIOLA
Diarrhée avec crampes :	CUPRUM METALLICUM - GRATIOLA
Diarrhée survenant par la suite de la suppression d'une éruption :	GRAPHITES
Diarrhée émotive avant un examen ou une réunion que l'on redoute :	ARGENTUM NITRICUM
et/ou :	GELSEMIUM
Diarrhée suite à une mauvaise nouvelle :	IGNATIA

■ **LIENTERIE** (selles comportant des aliments non digérés)

Selles acides renfermant des aliments non digérés :	CALCAREA CARBONICA
Selles de matières non digérées, survenant la nuit, ou après avoir mangé ou bu :	FERRUM METALLICUM
Selles glaireuses renfermant des aliments non digérés avec abondance de gaz :	CHINA (*)
Selles involontaires d'aliments non digérés, pires le matin :	
selles aqueuses et irritantes :	PODOPHYLLUM
croit émettre un gaz :	OLEANDER

■ **TROUBLES INTESTINAUX CHRONIQUES**

Prendre à 15 jours d'intervalle :	ENTERROCOCCINUM 7 CH	*8 à 10 granules (ou 1 dose)*
	COLIBACILLINUM 7 CH	*8 à 10 granules (ou 1 dose)*
	EBERTHINUM 7 CH	*8 à 10 granules (ou 1 dose)*
	PARATHYPHOÏDINUM "B" 9 CH	*8 à 10 granules (ou 1 dose)*

Sexualité - Problèmes sexuels

■ **IMPUISSANCE MASCULINE** - Troubles passagers, sinon consulter un médecin homéopathe.

Exemple de traitement : (pour 1 à 2 semaines au maximum)

Jours pairs :	SELENIUM 7 CH	*3 granules le matin*
	PICRICUM ACIDUM 9 CH	*3 granules l'après-midi*
	DAMIANA 4 CH	*3 granules le soir*

Jours impairs :	NUPHAR LUTEUM 7 CH	*3 granules le matin*
	KALIUM PHOSPHORICUM 9 CH	*3 granules l'après-midi*
	SABAL SERRULATA 4 CH	*3 granules le soir*

Particularités symptomatiques :

On peut ajouter en fonction des particularités suivantes relevées :

Impuissance survenue à la suite d'abus sexuels (sans désirs sexuels) :	AGNUS CASTUS 9 CH	*5 granules par jour*
Impuissance avec conservation des désirs sexuels :	SELENIUM 7 CH	*5 granules par jour*
et :	KALIUM PHOSPHORICUM 9 CH	*5 granules par jour*
Impuissance survenue à la suite d'onanisme :	GELSEMIUM 12 CH	*3 granules tous les deux jours*
Absence de désirs sexuels :	NEPENTHES 5 CH	*3 granules par jour*
Faiblesse sexuelle malgré excitation physique :	DIOSCOREA 9 CH	*3 granules par jour*
Impuissance à la suite d'une longue abstinence :	CONIUM MACULATUM 9 CH	*8 granules le 1er jour*
	CONIUM MACULATUM 12 CH	*8 granules le 2e jour*
	CONIUM MACULATUM 15 CH	*8 granules le 3e jour*
(éventuellement :	CONIUM MACULATUM 30 CH	*8 granules 1 fois tous les 15 jours)*

■ **ÉRECTION** (par sollicitation sexuelle)

Erections douloureuses suite à des excès sexuels :	LUPULUS 5 CH	*5 granules par jour*
Erections violentes et douloureuses :	SALIX NIGRA 5 CH	*5 granules par jour*
et/ou :	CAMPHORA MONOBROMATA 9 CH	*5 granules par jour*
Erections lentes, insuffisantes :	SELENIUM 9 CH	*5 granules par jour*
Erections douloureuses et prolongées chez des sujets déprimés :	YOHIMBINE 9 CH	*5 granules par jour*
Erections impossibles lors du coït, ou qui cessent aussitôt :	ARGENTUM NITRICUM 7 CH	*3 granules 2 fois par jour*
Erections avec élancements dans l'urètre :	CLEMATIS ERECTA 5 CH	*3 granules 2 fois par jour*
Sensation de brûlure de l'urètre ou du pénis lors de l'éjaculation :	CLEMATIS ERECTA 5 CH	*3 granules 2 fois par jour*
Fréquentes érections avec grand désir de coït et démangeaisons aux organes sexuels :	AGARICUS 9 CH	*5 granules par jour*
Erections violentes et douloureuses chez un nerveux continuellement agité :	MYGALE 9 CH	*5 granules par jour*

■ **PRIAPISME** (érection violente et prolongée sans sollicitation érotique et n'aboutissant pas à une éjaculation).

Erections fréquentes suite à des excès sexuels :	BUFO 7 CH	*3 granules par jour*
Erections violentes longues et douloureuses :	CANTHARIS 9 CH	*3 granules par jour*

Erections vives et douloureuses avec impuissance sexuelle :	CAMPHORA MONOBROMATA 9 CH	*3 granules par jour*
Erections violentes et prolongées, survenant la nuit, avec douleurs dans le dos, aux testicules et à la verge :	PICRICUM ACIDUM 7 CH	*3 granules par jour*
Priapisme chez un sujet hypernerveux :	MOSCHUS 9 CH	*5 granules par jour*

■ MASTURBATION - EXCITATION SEXUELLE MASCULINE

Tendance à la masturbation :	BUFO 9 CH	*5 granules par jour*
Désir irrésistible de se masturber :	USTILAGO 9 CH	*5 granules par jour*
Tendance à l'onanisme chez des obsédés sexuels :	STAPHYSAGRIA 15 CH	*5 granules par jour*
(espacer suivant amélioration)		
Excitation sexuelle considérable chez un hypernerveux hypersensible :	MOSCHUS 9 CH	*5 granules par jour*

■ ÉJACULATION

Ejaculation à la moindre sollicitation :	CHINA 7 CH (*)	*5 granules par jour (ne pas dépasser 15 jours)*
Pollutions nocturnes douloureuses :	KALIUM PHOSPHORICUM 9 CH	*5 granules par jour*
Ejaculations prématurées :	AGARICUS 9 CH	*3 granules par jour*
et/ou :	NUPHAR LUTEUM 9 CH	*3 granules par jour*
et/ou :	ZINCUM PICRICUM 9 CH	*3 granules par jour*
Pollutions fréquentes :		
sans érection :	LUPULUS 9 CH	*5 granules par jour*
avec érection :	LUPULUS 4 CH	*5 granules par jour*
Ejaculations involontaires et prématurées en présence d'une femme ou par simples pensées érotiques (par suite de grande continence ou au contraire d'excès sexuels) :	CONIUM MACULATUM 9 CH	*8 granules par semaine*
Ejaculations trop rapides :	SELENIUM 9 CH	*5 granules par jour*

■ FRIGIDITÉ

Exemple de traitement :

Jours pairs :	CONIUM MACULATUM 5 CH	*3 granules le matin*
	DAMIANA 4 CH	*3 granules l'après-midi*
Jours impairs :	GRAPHITES 5 CH	*3 granules le matin*
	AGNUS CASTUS 4 CH	*3 granules l'après-midi*

Particularités symptomatiques :

On peut ajouter en fonction des particularités ci-dessous :

Répugnance pour le coït chez la femme :	AMMONIUM CARBONICUM 9 CH	*3 granules par jour*
alternés avec :	MUREX PURPUREA 9 CH	*3 granules par jour*
(espacer suivant amélioration).		
Frigidité chez les femmes grasses, frileuses et constipées :	GRAPHITES 9 CH	*3 granules par jour*
Aversion pour le coït chez une femme qui souffre d'insuffisance rénale ou d'uricémie :	BERBERIS 9 CH	*3 granules par jour*

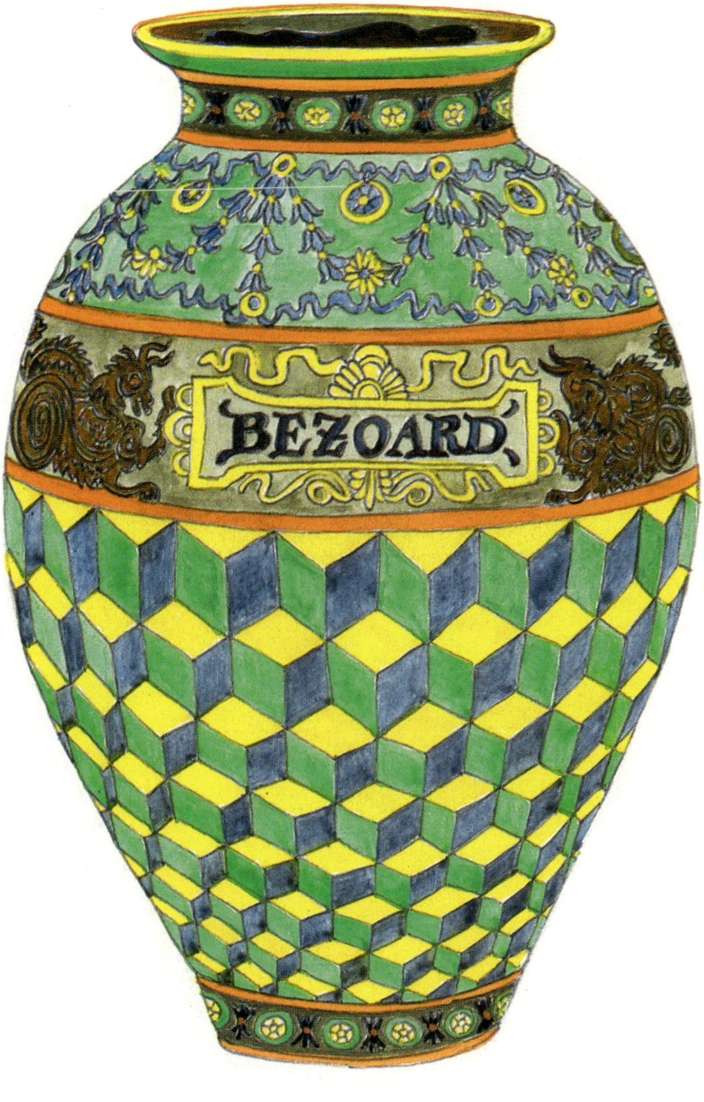

BEZOARD

Ce nom est tiré du persan BADZAHAR qui signifie "pierre à venin". Le Bézoard était une concrétion pierreuse trouvée dans l'estomac de certains animaux réels ou fabuleux, supposés vivre dans des contrées lointaines et à laquelle on attribuait des pouvoirs merveilleux (il pouvait - dit-on - neutraliser les poisons, faire tomber la fièvre, chasser les calculs et prévenir les maladies contagieuses). Le plus renommé provenait d'une antilope d'Orient qui tenait de la chèvre et du cerf: le Capricerva. Ces sortes de pierre étaient suspendues au cou de leur heureux possesseur ou, enchâssées dans des métaux précieux, figuraient en bonne place dans les cabinets de travail des gens fortunés.

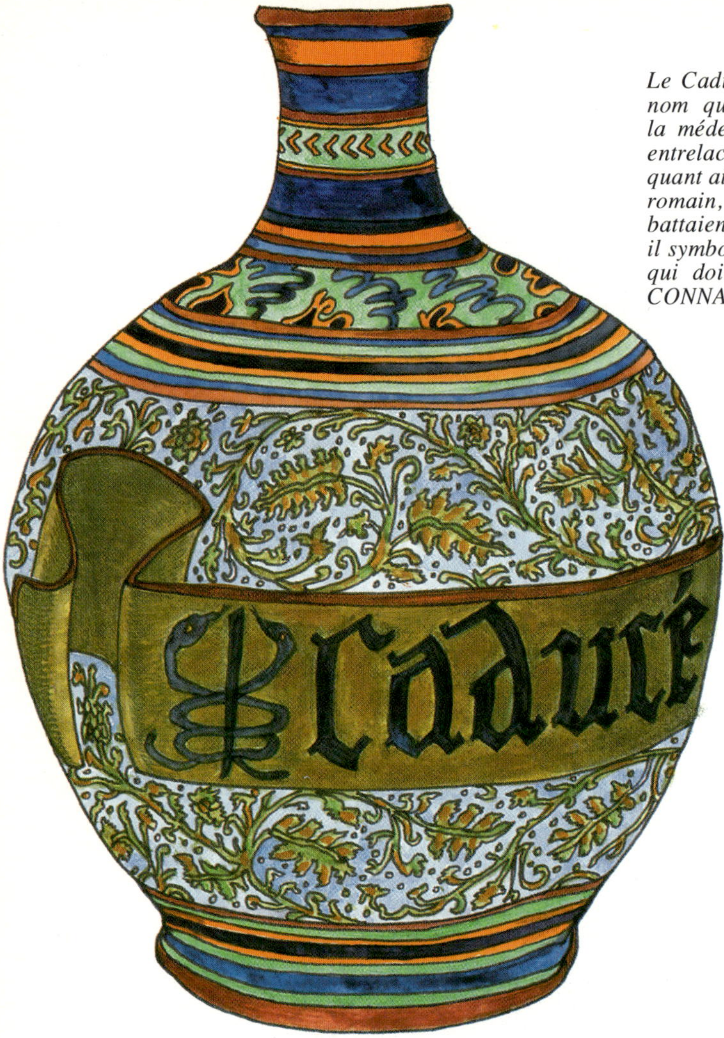

CADUCÉE

Le Caducée (en grec: "annoncer") est le nom que l'on attribue à l'emblème de la médecine. Il représente deux serpents entrelacés autour d'un bâton central, évoquant ainsi la légende de MERCURE, dieu romain, qui sépara deux serpents qui se battaient en jetant entre eux une baguette; il symbolise également l'équilibre médical qui doit exister entre le SAVOIR et la CONNAISSANCE.

La pharmacie, quant à elle, retient l'image d'un serpent s'approchant d'une coupe pour s'y abreuver: nous retrouvons là le demi-dieu grec ESCULAPE, héros de la médecine, initié à l'art de guérir par le Centaure CHIRON ; et sa fille HYGIE (d'où le mot hygiène) dont l'attribut était le serpent venant s'abreuver à une coupe tenue par cette déesse. Un culte leur était rendu à EPIDAURE neuf siècles avant Jésus-Christ.

SILPHIUM

Le SILPHIUM était une plante aux vertus quasi-miraculeuses, vantée par le naturaliste romain PLINE et le botaniste grec DIOSCORIDE. Cette plante, qui semble avoir disparu à tout jamais de la planète, croissait dans l'ancienne CYRENAIQUE et sa représentation stylisée figurait sur de nombreuses pièces de monnaie (tétradrachmes d'argent du IVème siècle avant Jésus-Christ). Sa possession était devenue pour le pays qui l'exploitait source de renommée et de fortune. L'embarquement sur des vaisseaux à destination de contrées lointaines de ce végétal si précieux, aux vertus magiques, médicales et condimentaires, ne se faisait qu'en présence du roi accompagné de toute sa cour.

De nos jours, on utilise en homéopathie le SILPHIUM CYRENAICUM qui doit être un cousin éloigné de la plante légendaire, mais qui rend néanmoins service, en 4 CH, dans les toux incessantes.

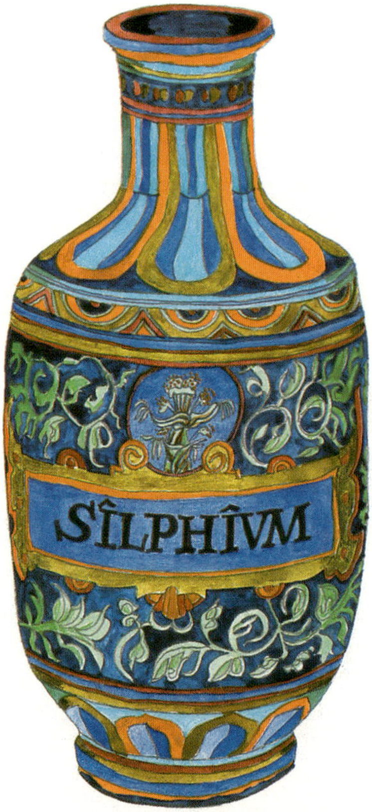

Jeune femme frigide, hommasse, avec peu de désirs sexuels :	BARYTA CARBONICA 9 CH	*3 granules par jour*
Insuffisance sexuelle dans les deux sexes :	SABAL SERRULATA 5 CH	*3 granules par jour*

■ EXCITATION SEXUELLE FÉMININE - NYMPHOMANIE

Désir excessif de coït chez la femme :	MUREX PURPUREA 9 CH	*5 granules par jour*
Le moindre attouchement des parties génitales cause une excitation violente :	MUREX PURPUREA 9 CH	*5 granules par jour*
ou :	PLATINA 9 CH	*5 granules 3 fois par semaine*
ou :	HYOSCYAMUS 9 CH	*5 granules 3 fois la semaine*
Intense excitation sexuelle féminine :	FERULA GLAUCA 7 CH	*5 granules par jour*
Excitation sexuelle chez la femme aggravée avant et après les règles :	SALIX NIGRA 5 CH	*5 granules par jour*
Excitation sexuelle considérable chez une femme ou jeune fille hypernerveuse et hypersensible :	MOSCHUS 9 CH	*5 granules par jour*
Excitation sexuelle chez une femme déprimée, mélancolique et anxieuse :	LILIUM TIGRINUM 9 CH	*5 granules par jour*
Excitation sexuelle féminine obsédante avec irritation des mamelons :	ORIGANUM 9 CH	*5 granules par jour*
Hyperexcitabilité sexuelle chez une femme orgueilleuse, méprisant les autres :	PLATINA 9 CH	*5 granules 3 fois par semaine*
Excitation sexuelle chez des femmes qui désirent se dévêtir par lubricité :	HYOSCYAMUS NIGER 15 CH	*8 granules 3 fois par semaine*

■ TROUBLES LORS DES RAPPORTS SEXUELS

Crampes suite aux rapports sexuels :	BUFO 7 CH	*5 granules 1 fois par jour*
Dyspnée (étouffement) après le coït :	COBALTUM 9 CH	*5 granules 1 fois par jour*
Aggravation générale des troubles après les rapports sexuels :	KALIUM PHOSPHORICUM 9 CH	*5 granules par jour*
Sensation de brûlure vaginale lors du coït :	SPIRANTHES 5 CH	*5 granules 2 fois par jour*
Hémorragies après coït :	ARGENTUM NITRICUM 5 CH	*3 granules 2 fois par jour*
alternés avec :	KREOSOTUM 5 CH	*3 granules 2 fois par jour*
Coït douloureux avec aversion pour les rapports sexuels :	BERBERIS 9 CH	*5 granules tous les 3 jours*
Lumbago après coït :	SABAL SERRULATA 4 CH	*3 granules 2 à 3 fois par jour*
Spasmes ou palpitations après le coït, chez des femmes nerveuses :	AGARICUS MUSCARIUS 7 CH	*5 granules par jour*
Douleurs des testicules ou des cordons spermatiques après le coït :	MAGNESIA MURIATICA 5 CH	*5 granules 2 à 3 fois par jour*
Sensation de faiblesse après le coït :	AGARICUS 9 CH	*5 granules par jour*
Douleur lombaire avec faiblesse des jambes (surtout les genoux) après le coït :	COBALTUM 9 CH	*5 granules par jour*
Faiblesse des jambes (surtout les cuisses) après le coït :	AGARICUS MUSCARIUS 7 CH	*5 granules par jour*

Faiblesse générale et de la vue, douleurs lombaires et faiblesse des jambes après le coït :	KALIUM CARBONICUM 7 CH	*5 granules 2 fois par jour*
Faiblesse générale et surtout cérébrale après le coït :	PHOSPHORICUM ACIDUM 9 CH	*5 granules par jour pendant 1 semaine puis 5 granules tous les 2 ou 3 jours pendant les 15 jours suivants (espacer ensuite suivant amélioration)*
Faiblesse et mauvaise humeur après le coït :	SELENIUM 7 CH	*5 granules par jour*
Crise d'hystérie de la femme lors du coït :	LAC CANINUM 15 CH	*8 granules 1 fois*

Sinusite

Exemples de traitement :

	PYROGENIUM 7 CH	*5 granules par jour*
Alterner ensuite 2 à 3 fois par jour les remèdes suivants		
	ALLIUM CEPA 5 CH (*)	*3 granules*
	BELLADONA 5 CH	*3 granules*
	CIMEX 5 CH	*3 granules*
	HYDRASTIS CANADENSIS 5 CH	*3 granules*
et choisir comme 5e remède :		
soit, si écoulement nasal comme de l'eau, abondant et irritant :	KALIUM IODATUM 5 CH	*3 granules*
soit, si écoulement épais, jaune-verdâtre purulent :	KALIUM BICHROMICUM 5 CH	*3 granules*

Particularités symptomatiques :

Si forme grippale, ajouter le 1er jour :	OSCILLOCOCCINUM 200	
Le 2e jour :	INFLUENZINUM 9 CH	*8 granules*
Le 3e jour :	SERUM DE YERSIN 9 CH	*8 granules*
Si la douleur s'étend aux joues, aux maxillaires, ajouter :	MEZEREUM 5 CH	*5 granules 2 à 3 fois par jour*
Si sinusites frontales avec nez bouché et sensation de lourdeur ou pincement à la racine du nez (partie située entre les 2 yeux), ajouter :	STICTA PULMONARIA 5 CH	*5 granules 2 à 3 fois par jour*
Mal de tête localisé aux sinus :	CORALLIUM RUBRUM 4 CH	*3 granules 2 fois par jour*
et :	SYLPHIUM 4 CH	*3 granules 2 fois par jour*

Soif

L'observation de la réaction d'un malade à la soif peut orienter sur le choix ou la préférence d'un remède.

Voici ci-dessous les principaux remèdes correspondant aux diverses situations (liste non exhaustive).

Désire boire fréquemment :	ONOSMODIUM

Soif vive d'eau froide :	ACONITUM NAPELLUS - ACETICUM ACIDUM - ANTIMONIUM TARTARICUM - ARSENICUM ALBUM - BRYONIA - CHINA (*) - LILIUM TIGRINUM - NATRUM MURIATICUM - ONOSMODIUM
Soif vive d'eau glacée :	ACETICUM ACIDUM - ANTIMONIUM TARTARICUM - ONOSMODIUM
Soif de grandes quantités d'eau à de courts intervalles :	LILIUM TIGRINUM - NATRUM MURIATICUM
Soif de grandes quantités d'eau à de longs intervalles :	BRYONIA
Soif de grandes quantités d'eau froide :	ACETICUM ACIDUM - BRYONIA - CHINA (*) - NATRUM MURIATICUM - ACONITUM NAPELLUS
Soif de petites quantités d'eau à de courts intervalles :	ARSENICUM ALBUM - ANTIMONIUM TARTARICUM - CHINA - PHOSPHORUS
Soif intense - insatiable - crie pour avoir de l'eau froide la nuit :	ACETICUM ACIDUM
Absence de soif (sauf pendant les frissons) :	APIS MELLIFICA - GELSEMIUM
Sécheresse de la bouche sans soif :	PHOSPHORICUM ACIDUM

Solitude

Solitude insupportable *Voir Dépression nerveuse/Angoisses*

Désir de solitude *Voir Psychisme/Désir de Solitude*

Sommeil - Troubles du

■ **Insomnies** *Voir Insomnies*

■ **Somnolence**

Somnolence après les repas :	NUX VOMICA 7 CH	*5 granules tous les jours*
et :	KALIUM CARBONICUM 5 CH	*5 granules par jour*
Somnolence invincible :	ZINCUM METALLICUM 9 CH	*5 granules par jour*
Somnolence le jour avec insomnie la nuit :	AMMONIUM CARBONICUM 7 CH	*5 granules par jour*
Somnolence le jour avec bâillements :	AGARICUS MUSCARIUS 9 CH	*5 granules par jour*
alternés avec :	ANTIMONIUM TARTARICUM 7 CH	*5 granules par jour*

■ **Désir de rester couché**

Désire rester couché, car se sent bien au lit :	MANGANUM 9 CH	*5 granules chaque soir*
Personne anémiée et souffrant du dos :	PICRICUM ACIDUM 9 CH	*5 granules par jour*
Chez un rhumatisant corpulent :	PHYTOLACCA 9 CH	*5 granules par jour*
Chez une personne anémiée, aggravée par la chaleur :	SELENIUM 9 CH	*5 granules par jour*

Spasmes divers *Voir également Crampes, Epilepsie, Hoquet, Tétanie, Tics*

■ SPASME DE LA GLOTTE ET DE L'ŒSOPHAGE :

Suffocation brusque en mangeant ou en buvant :	MEPHITIS 5 CH	*5 granules 2 à 3 fois par jour et lors de l'accès*
et/ou :	BROMIUM 5 CH	*5 granules lors de l'accès*
et/ou :	MUREX PURPUREA 9 CH	*5 granules lors de l'accès*
Spasme de l'œsophage en avalant des liquides (ou spasme de la glotte) :	HYDROCYANICUM ACIDUM 7 CH	*3 granules toutes les 10 minutes lors de l'accès*
Spasme du larynx qui se termine par un cri :	MEPHITIS 5 CH	*5 granules 2 à 3 fois par jour et lors de l'accès*
Spasme de l'œsophage :		
les aliments semblent ne plus vouloir descendre :	CICUTA VIROSA 9 CH	*5 granules*
avec déglutition bruyante des liquides et gargouillements de l'estomac :	LAUROCERASUS 5 CH	*5 granules*
les aliments avalés "reviennent" immédiatement :	PHOSPHORUS TRIIODATUS 9 CH	*5 granules (1 seule fois par semaine)*

■ SPASME DES PAUPIÈRES (les paupières "sautent")

Secousses spasmodiques des paupières :	CROCUS SATIVUS 9 CH	*5 granules*
Ajouter		
spasme de la paupière droite :	PARIS QUADRIFOLIA 5 CH	*5 granules*
spasme de la paupière gauche :	MEZEREUM 5 CH	*5 granules*
Autres remèdes possibles :	CODEINUM 5 CH	*5 granules (spasme des deux paupières)*
	KALIUM PHOSPHORICUM 5 CH	*5 granules*
	AGARICUS MUSCARIUS 5 CH	*5 granules*
	CUPRUM METALLICUM 5 CH	*5 granules*
	MAGNESIA PHOSPHORICA 5 CH	*5 granules*
	NUX VOMICA 5 CH	*5 granules*

■ SPASMES DE LA FACE ET DES MEMBRES :

(lors de l'accès et/ou 1 à 2 fois par jour) :	OENANTHE CROCATA 9 CH	*5 granules*
Contractions spasmodiques des muscles de la face :		
côté droit :	MYGALE 7 CH	*5 granules*
côté gauche :	AGARICUS 9 CH	*5 granules*
autour de la bouche :	OPIUM 9 CH	*8 granules*

■ SECOUSSES SPASMODIQUES DES MEMBRES :

	AGARICUS 9 CH	*5 granules*
et/ou :	CICUTA VIROSA 9 CH	*5 granules*
et/ou :	CUPRUM METALLICUM 9 CH	*5 granules*

Autres remèdes possibles : :	HYOSCYAMUS 9 CH	*5 granules*
	KALIUM BROMATUM 9 CH	*5 granules*
	PHYSOSTIGMA 9 CH	*5 granules*
	XANTHOXYLUM 9 CH	*5 granules*
	ZINCUM 9 CH	*5 granules*
Soubresauts des membres en s'endormant :	PHYSOSTIGMA 5 CH	*5 granules*
Mouvements spasmodiques des membres pendant le sommeil :	CAUSTICUM 9 CH	*5 granules*
Spasmes "nerveux" :		
Remèdes possibles :	ASA FOETIDA 9 CH	*5 granules*
	BROMIUM 7 CH	*5 granules*
	HYPERICUM 9 CH	*5 granules*
	IGNATIA 9 CH	*5 granules*
	MOSCHUS 7 CH	*5 granules*
	SUMBUL 5 CH	*5 granules*
Spasmes musculaires :		
Remèdes possibles :	AGARICUS 9 CH	*5 granules*
	CUPRUM METALLICUM 7 CH	*5 granules*
	NUX VOMICA 7 CH	*5 granules*
	SECALE CORNUTUM 5 CH	*5 granules*

■ **SPASMES CARDIAQUES :**

Remèdes possibles :	CACTUS 7 CH	*5 granules*
	CRATAEGUS 5 CH	*5 granules*
	HAEMATOXYLON 5 CH	*5 granules*

■ **SPASMES UTÉRINS :**

Remèdes possibles :	ACTEA RACEMOSA 5 CH	*5 granules*
	CHAMOMILLA 5 CH	*5 granules*
	COLOCYNTHIS 5 CH	*5 granules*
	DIOSCOREA 5 CH	*5 granules*
	MAGNESIA PHOSPHORICA 5 CH	*5 granules*
	SECALE CORNUTUM 5 CH	*5 granules*
	VIBURNUM OPULUS 5 CH	*5 granules*

■ **SPASME DE L'URÈTRE :**

Interruption brusque du jet d'urine pendant la miction :	CLEMATIS ERECTA 5 CH	*5 granules*

Sueurs - Transpiration

Sueurs excessives :	JABORANDI 5 CH	*3 granules par jour*
Sueurs abondantes la nuit :	PHOSPHORICUM ACIDUM 7 CH	*3 granules par jour*
Sueurs abondantes et épuisantes chez une personne anémiée :	CHININUM SULFURICUM 5 CH	*3 granules par jour*
alterné avec :	NITRICUM ACIDUM 5 CH	*3 granules par jour*
Sueurs fétides des aisselles :	PETROLEUM 7 CH	*5 granules par jour*
Sueurs grasses de la face (avec démangeaison du cuir chevelu) :	BRANCA URSINA 4 CH	*3 granules par jour*
Sueurs à la ménopause localisées sous les seins, entre les cuisses et les fesses :	NICOLLUM SULFURICUM 5 CH	*3 granules par jour*

Sueurs - Transpiration

Sueurs colorant le linge en jaune, sueurs grasses et aigres :	MAGNESIA CARBONICA 5 CH	*3 granules par jour*
Sueurs imprégnant fortement le linge :	SELENIUM 7 CH	*5 granules par jour*
Sueurs fétides des pieds :	NITRICUM ACIDUM 7 CH	*5 granules par jour*
Sueurs abondantes et froides augmentées au moindre exercice :	KALIUM CARBONICUM 7 CH	*3 granules par jour*
Sueurs d'odeur aigre :	MAGNESIA CARBONICA 5 CH	*3 granules par jour*
et/ou :	CHAMOMILLA 5 CH	*3 granules par jour*
Sueurs importantes des organes génitaux :	SULFUR IODATUM 5 CH (*)	*5 granules par jour*

Suffocation *Voir Malaises - Suffocations*

Surdité *Voir Oreilles - Surdité*

Tabagisme *Voir Excès - Tabac*

Tétanie

CUPRUM METALLICUM 7 CH	*8 granules 1 fois*
SAMBUCUS NIGRA 5 CH	*3 granules*
SOLANUM NIGRA 5 CH	*3 granules*

en alternance tous les 1/4 d'heure (on peut répéter 2 ou 3 fois cette série).

Ténesme rectal

Tension douloureuse très vive éprouvée au niveau de l'anus, accompagnée d'une sensation de brûlure avec envies continuelles d'aller à la selle.

Remèdes fréquemment indiqués :

Hémorroïdes - amélioration par la chaleur, douleurs brûlantes :	ARSENICUM ALBUM 9 CH	*5 granules 1 à 2 fois par jour*
(12 CH - 15 CH si habitué à l'homéopathie)		
Brûlure violente à l'anus avec diarrhée (accompagné d'un ténesme vésical) :	CANTHARIS 9 CH	*5 granules 2 à 3 fois par jour*
Sensation de constriction à l'anus et violent ténesme après chaque selle :	COLCHICUM 9 CH	*5 granules 1 à 2 fois par jour*
Elancements fréquents dans l'anus avec sensation de fourmillements :	CROCUS SATIVUS 9 CH	*5 granules 1 à 2 fois par jour*
Ténesme rectal intense avec diarrhée :	IPECA 9 CH	*5 granules 1 à 2 fois par jour*
Violent ténesme vers 2 ou 3 heures du matin, avec diarrhée :	KALIUM BICHROMICUM 9 CH	*5 granules 2 à 3 fois par jour*

Violent ténesme avec brûlure intense, pire la nuit :	MERCURIUS CORROSIVUS 9 CH	*5 granules 2 à 3 fois par jour*
Ténesme le matin avec diarrhée, fréquentes évacuations qui soulagent la douleur sur l'instant :	NUX VOMICA 9 CH	*5 granules 1 à 2 fois par jour*
Douleur névralgique dans l'anus avec correspondance aux parties sexuelles :	PHYTOLACCA 9 CH	*5 granules 1 à 2 fois par jour*
Douleur atroce du rectum, aggravée assis et diminuée par le mouvement :	RUTA GRAVEOLENS 9 CH	*5 granules 1 à 2 fois par jour*

Ténesme vésical

Tension douloureuse très vive éprouvée au niveau de la vessie, accompagnée d'une sensation de brûlure avec envies continuelles d'uriner.

Remèdes fréquemment indiqués :

Douleurs intolérables en fin de miction avec violent ténesme vésical :	BERBERIS 9 CH	*5 granules 1 à 2 fois par jour*
Ténesme avec sensation intense de froid du corps, d'apparition brusque, mais douleur brûlante pendant la miction :	CAMPHORA 7 CH	*5 granules 1 à 2 fois par jour*
Ténesme avec démangeaison au méat urinaire et douleur dans l'abdomen :	COLOCYNTHIS 9 CH	*5 granules 2 à 3 fois par jour*
Accompagné toujours par un ténesme rectal. S'imagine qu'il serait soulagé par quelques gouttes d'urine ou par quelques fragments de matières fécales qu'il ne parvient à évacuer :	CANTHARIS 9 CH	*5 granules 2 à 3 fois par jour*
Douleurs brûlantes en urinant ou après la miction :	CAPSICUM 9 CH	*5 granules 1 à 2 fois par jour*
Douleurs intolérables en fin de miction avec sensation de pesanteur :	EQUISETUM 5 CH	*5 granules 1 à 2 fois par jour*
Ténesme vésical avec violentes douleurs dans l'urètre - Mictions répétées avec urine brûlante qui s'écoule goutte à goutte :	MERCURIUS CORROSIVUS 9 CH	*5 granules par jour*
Ténesme vésical et rectal à caractère spasmodique avec absence de selle et d'urine ; douleur brûlante et coupante :	ONISCUS 5 CH	*5 granules 2 à 3 fois par jour*
Ténesme vésical avec fréquentes envies d'uriner, mais sans succès :	PLUMBUM METALLICUM 7 CH	*5 granules 1 à 2 fois par jour*
Ténesme vésical violent avec sensation que l'urètre est échaudé :	POPULUS TREMULA 5 CH	*5 granules 1 à 2 fois par jour*
Violent ténesme - l'urine est émise en mince filet avec violente douleur en fin de miction :	SARSAPARILLA 5 CH	*5 granules 1 à 2 fois par jour*
Ténesme constant avec mictions fréquentes, douloureuses et brûlantes :	TEREBENTHINA 5 CH	*5 granules 1 à 2 fois par jour*

Tics *Voir Spasmes*

Torticolis

Exemple de traitement :

	ARNICA 9 CH	*5 granules immédiatement*
Alterner ensuite :	LACHNANTHES 5 CH GUAIACUM 5 CH	*3 granules* *3 granules 2 à 3 fois par jour*

Particularités symptomatiques :

Ajouter en fonction des particularités ci-dessous :

• **TORTICOLIS PAR MAUVAISE POSITION**

	BELLIS PERENNIS 4 CH	*3 granules 1 à 2 fois par jour*
et/ou :	HYPERICUM PERFORATUM 5 CH	*3 granules 1 à 2 fois par jour*
et/ou :	ACTEA RACEMOSA 7 CH	*3 granules 1 à 2 fois par jour*

• **TORTICOLIS PAR FROID ET HUMIDITÉ**

Suite à un coup de froid, cou raide avec douleur piquante dans le dos en tournant la tête :	NUX VOMICA 9 CH	*5 granules 1 fois*
(on peut ajouter :	NUX VOMICA 4 CH	*3 granules 1 à 2 fois)*
Suite à temps froid **humide**, torticolis :	DULCAMARA 9 CH	*5 granules 1 à 2 fois par jour*
et :	RHUS TOXICODENDRON 5 CH	*5 granules 1 à 2 fois par jour*

• **AUTRES REMÈDES**

Douleur et raideur de la nuque aggravée par temps beau et sec :	CAUSTICUM 9 CH	*5 granules 1 à 2 fois par jour*
Faiblesse douloureuse de la nuque :	COCCULUS 7 CH	*5 granules 2 fois par jour*

Toux

La toux pouvant avoir de multiples origines, il est vivement recommandé de consulter un médecin pour en découvrir la cause. **L'auto-médication ne peut être admise que pour soigner une toux dont on s'est assuré du caractère bénin.**

Exemple de traitement pour une toux banale :

Le matin : et :	SOLIDAGO 4 CH TUSSILAGO 4 CH	*3 granules de chaque tube pris ensemble*
Le premier jour :	PHOSPHORUS TRIIODATUS 5 CH	*8 granules 1 fois*
1 heure après :	BRYONIA 7 CH	*5 granules*
Ajouter :	DROSERA COMPOSÉ	*3 granules 3 fois par jour*
et :	RUMEX CRISPUS 5 CH	*5 granules 2 à 3 fois par jour*

On pourra ajouter en fonction des particularités symptomatiques décrites ci-dessous :

[**Nota :** Pour soigner les toux (ainsi que les maux de tête), il est recommandé d'utiliser la méthode Des GUIDI que nous rappelons ici :
Faire dissoudre une dizaine de granules (10 à 15 granules) du remède choisi dans 1/4 de verre d'eau genre ÉVIAN ou VOLVIC. Battre ce mélange à l'aide d'une petite cuillère d'une manière **très énergique**. En faire prendre au malade 1 cuillère à café toutes les 10 minutes en agitant **violemment** le liquide entre chaque prise. Espacer dès amélioration. Ce procédé est très efficace. (On peut éventuellement associer deux ou trois remèdes convenant au cas après s'être assuré qu'il n'existe pas entre eux d'incompatibilité - voir tableau -. Dans ce cas mettre 8 granules de chaque remède).]

Particularités symptomatiques ;

■ TOUX INCESSANTE

Toux sèche avec chatouillement dans le larynx, incessante et violente à chaque inspiration.

Langue nette, absence de soif :	IPECA 7 CH	*5 granules 2 à 3 fois par jour*
Toux sèche et spasmodique avec suffocation :		
améliorée en buvant de l'eau froide :	CUPRUM METALLICUM 5 CH	*5 granules 2 à 3 fois par jour*
avec respiration bruyante :	HYDROCYANICUM ACIDUM 7 CH	*5 granules 2 à 3 fois par jour*
Toux violente provoquée par une inspiration profonde et par les boissons froides ; éternuement et larmoiement, échappement involontaire d'un peu d'urine en toussant :	SQUILLA MARITIMA 5 CH	*5 granules 2 à 3 fois par jour*
Toux incessante même la nuit, pendant le sommeil : toux sèche, courte, fatigante :	BELLADONA 7 CH	*5 granules 3 ou 4 fois par jour*
Toux spasmodique continuelle :	NARCISSUS 5 CH	*5 granules 1 à 2 fois par jour*
Toux sèche, incessante, aggravée la nuit, allongé ; amélioration en s'asseyant dans le lit :	HYOSCYAMUS 9 CH	*5 granules 2 à 3 fois au cours de la nuit*
Toux nerveuse :	TANNICUM ACIDUM 5 CH	*5 granules 2 à 3 fois par jour*

■ TOUX DÈS QUE COUCHÉ

Toux fatigante, harassante, coqueluchoïde, avec chatouillement dans la gorge qui débute dès que l'on pose la tête sur l'oreiller :	DROSERA 9 CH (*)	*5 granules 2 à 3 fois par 24 heures*
Toux qui débute dès que couché et se prolonge jusque vers minuit :	ARALIA RACEMOSA 5 CH	*5 granules 2 à 3 fois par 24 heures*
Toux dès que couché avec irritation laryngée - Accès de toux entre 23 heures et minuit. Parfois l'irritation laryngée est très intense et réveille le malade avant minuit :	COCCUS CACTI 5 CH	*5 granules 3 à 4 fois par 24 heures*
Toux sèche, spasmodique, avec chatouillement dans la gorge, aggravée en étant couché, mais améliorée en s'asseyant dans le lit :	HYOSCYAMUS NIGER 9 CH	*5 granules 1 à 2 fois par 24 heures*

■ TOUX PENDANT LA NUIT

Toux sèche, coqueluchoïde, avec chatouillement dans la gorge, pire la nuit :	BELLADONA 7 CH	*5 granules 2 à 3 fois par 24 heures*

alterné avec :	ARNICA 5 CH	*5 granules 2 à 3 fois par 24 heures*
Toux sèche et irritante avec chatouillement constant dans la gorge avec aggravation de 21 heures à minuit, **mais la toux ne réveille pas :**	CHAMOMILLA 7 CH	*5 granules 1 à 2 fois par 24 heures*
Toux coqueluchoïde survenant la nuit par crises avec enrouement, frissons et hypersalivation :	TRIFOLIUM PRATENSE 4 CH	*5 granules 2 à 3 fois par 24 heures*
Toux sèche et brève avec aggravation vers minuit :	ACONITUM NAPELLUS 5 CH (*)	*5 granules 2 à 3 fois par 24 heures*
Toux sèche vers minuit avec sensation de suffocation :	SPONGIA 5 CH	*5 granules 1 à 2 fois par 24 heures*
Toux spasmodique, surtout la nuit, avec quintes dont les accès se produisent toutes les 2 heures. Possibilité de suffocation et de spasme laryngé durant les quintes ; le malade agite ses jambes :	MEPHITIS PUTORIUS 5 CH	*5 granules 2 à 3 fois par 24 heures*
Toux sèche, déchirante, aggravée la nuit pendant le sommeil :	NITRICUM ACIDUM 7 CH	*5 granules 1 à 2 fois par 24 heures*
Toux sèche provoquée par un chatouillement dans le larynx ou la trachée, après s'être endormi :	AGARICUS MUSCARIUS 7 CH	*5 granules 1 à 2 fois par 24 heures*
Toux sèche, irritante, incessante, surtout nocturne accompagnée de douleurs dans les sinus :	STICTA PULMONARIA 5 CH	*5 granules 2 à 3 fois par 24 heures*

■ TOUX SURVENANT VERS 2 H OU 3 H DU MATIN

Toux sèche avec douleur dans la poitrine et respiration difficile, sans anxiété, aggravée de 1 à 2 h du matin :	ZINGIBER 5 CH	*5 granules 1 à 2 fois par 24 heures*
Toux sèche, violente, avec chatouillement dans le larynx, à 2 h du matin :	OPIUM 9 CH	*5 granules par 24 heures*
Toux sèche, avec enrouement survenant entre 2 h et 5 h du matin :	RUMEX CRISPUS 5 CH	*5 granules 2 à 3 fois par 24 heures*
Toux sèche, avec suffocation, palpitation, brûlure dans la poitrine chaque matin vers 3 h :	AMMONIUM CARBONICUM 7 CH	*5 granules 1 à 2 fois par 24 heures*
Toux sèche par crises, pires vers 3 heures du matin :	KALIUM CARBONICUM 7 CH	*1 à 2 fois par 24 heures*

■ TOUX SURVENANT LE MATIN

Toux sèche après s'être éveillé avec goût amer dans la bouche :	RHUS TOXICODENDRON 7 CH	*5 granules 1 à 2 fois par 24 heures*
Toux sèche du matin avec oppression et expectoration jaune-verdâtre abondante :	NATRUM ARSENICOSUM 5 CH	*5 granules 1 à 2 fois par jour*
Toux sèche et violente, pire le matin avec douleur sous le sein gauche en toussant :	MOSCHUS 5 CH	*5 granules 1 fois par jour*
Toux sèche, après le lever :	SULFURICUM ACIDUM 5 CH	*5 granules 2 fois par jour*

■ TOUX SPASMODIQUE

Toux spasmodique avec chatouillement dans la trachée :	AMBRA GRISEA 7 CH	*5 granules 2 fois par jour*
alterné avec :	CUPRUM METALLICUM 5 CH	*5 granules 1 fois par jour*
Toux sèche et spasmodique avec départ de la quinte dans l'arrière-nez ou l'arrière-gorge :	CORALLIUM RUBRUM 5 CH	*5 granules 2 à 3 fois par jour*
Tousse en tirant la langue :	ACETICUM ACIDUM 5 CH	*3 granules 2 fois par jour*
Toux spasmodique de forme coqueluchoïde avec rejet d'un mucus filandreux :	COCCUS CACTI 5 CH	*5 granules 2 à 3 fois par jour*
Toux spasmodique très violente chez les enfants, avec douleur derrière le sternum - Présence de vers :	CINA 7 CH	*5 granules chaque jour*
Toux provoquée par un chatouillement dans le larynx ou sus-sternal :	RUMEX CRISPUS 5 CH	*5 granules 2 à 3 fois par jour*
Autres remèdes possibles :	BELLADONA 5 CH	*5 granules 2 à 3 fois par jour*
et/ou :	CONIUM MACULATUM 7 CH	*5 granules 2 fois par jour*
et/ou :	DROSERA 9 CH (*)	*5 granules 2 à 3 fois par jour*
et/ou :	IGNATIA 5 CH	*5 granules 2 fois par jour*

■ TOUX AGGRAVÉE EN PLEIN AIR

Toux provoquée par un chatouillement dans la trachée, pire au grand air :	PHOSPHORUS TRIIODATUS 5 CH	*5 granules 1 fois par jour*
Toux sèche secouant tout le corps, aggravée au grand air :	ARSENICUM ALBUM 5 CH	*5 granules 1 à 2 fois par jour*
Toux sèche, aggravée au grand air et en parlant, ainsi qu'en inspirant de l'air froid, provoquée par un chatouillement sus-sternal :	RUMEX CRISPUS 5 CH	*5 granules 2 à 3 fois par jour*
Toux accompagnée d'étouffement et douleur brûlante dans la poitrine, aggravée au plein air :	KALIUM NITRICUM 5 CH	*5 granules 1 à 2 fois par jour*

■ TOUX FINISSANT PAR UN ÉTERNUEMENT

Toux sèche, fréquente, provoquée par un chatouillement dans le larynx ou la trachée et finissant par un éternuement (surtout la nuit après s'être endormi) :	AGARICUS MUSCARIUS 7 CH	*5 granules 1 à 2 fois par 24 heures*
Toux cassante avec douleur dans la poitrine et finissant par un éternuement :	SENEGA 5 CH	*5 granules 2 à 3 fois par 24 heures*
Toux violente et fatigante, avec échappement involontaire des urines et éternuements :	SQUILLA MARITIMA 5 CH	*5 granules 2 à 3 fois par jour*

Trac *Voir Dépression nerveuse*

Trachéite *Voir aussi Toux*

Exemple de traitement :

	PHOSPHORUS TRIIODATUS 5 CH	*8 granules 1 fois*
Ajouter :	RUMEX CRISPUS 4 CH	*3 granules 3 à 4 fois par jour*
Alterner avec :	ARUM TRIPHYLLUM 5 CH	*5 granules 1 à 2 fois par jour*

Trachéite

et/ou :	FERRUM PHOSPHORICUM 5 CH	*5 granules 1 à 2 fois par jour*
et/ou :	AILANTHUS GLANDULOSA 4 CH	*5 granules 1 à 2 fois par jour*
et/ou :	SAMBUCUS NIGRA 4 CH	*5 granules 1 à 2 fois par jour*
On peut aussi essayer cette autre formule :	RUMEX CRISPUS 4 CH	*5 granules 3 fois par jour*
Alterné avec :	FERRUM PHOSPHORICUM 5 CH	*5 granules 3 fois par jour*
et avec :	BRYONIA 7 CH	*5 granules 3 fois par jour*

Traumatismes *Voir Contusions*

Transpiration *Voir Sueurs*

Tremblements

■ **Par cause émotionnelle :** (émotion - trac - appréhension) :

	GELSEMIUM 7 CH	*5 granules 2 à 3 fois par jour*
On peut ajouter :	ARGENTUM NITRICUM 5 CH	*3 granules 1 à 2 fois par jour*
et :	IGNATIA 5 CH	*3 granules 1 fois par jour*
■ **Tremblement des mains :**	STANNUM 7 CH	*5 granules 1 fois par jour*
Remue sans cesse les mains et agite les doigts :	KALIUM BROMATUM 5 CH	*3 granules 1 fois par jour*

■ **Tremblement des pieds, pieds constamment en mouvement :**

	ZINCUM METALLICUM 7 CH	*5 granules 1 fois par jour*

■ **Tremblement de tout le corps :**

Avec secousses dans un côté du corps, surtout le droit chez un nerveux agité :	MYGALE 5 CH	*5 granules 1 fois par jour*
Avec grande faiblesse et pesanteur de tous les membres :	AGARICUS 9 CH	*5 granules 1 fois par jour*

■ **Sensation de tremblement interne :**

	SULFURICUM ACIDUM 5 CH	*5 granules 1 fois par jour*

Troubles hépatiques *Voir Foie*

Ulcérations

Consulter son médecin homéopathe pour la conduite du traitement.

Remèdes fréquemment indiqués :

■ **ULCÈRES DE L'ESTOMAC**

Douleur aux creux épigastrique avec irradiation à la colonne vertébrale - ballonnements et éructations : ARGENTUM NITRICUM 5 CH, 7 CH, 9 CH

Douleur après avoir mangé et parfois
durant le repas : ARSENICUM ALBUM 5 CH, 7 CH, 9 CH

Poids sur l'estomac avec irradiation à la colonne vertébrale - Nausées et vomissements après le repas. Amélioration en se courbant en arrière : BISMUTHUM 5 CH, 7 CH, 9 CH

Violente douleur brûlante à l'estomac. Vomissements des aliments et boissons : CANTHARIS 5 CH, 7 CH, 9 CH

Ulcère d'estomac avec sensation de ballonnement et de pesanteur au creux épigastrique. Douleur coupante et brûlante : KALIUM BICHROMICUM 5 CH, 7 CH, 9 CH

Sensation de brûlure allant de la bouche à l'estomac. Aggravation par la bière - Amélioration en mangeant : MEZEREUM 5 CH, 7 CH, 9 CH

Sensation de vive brûlure avec faiblesse nerveuse et musculaire : MURIATICUM ACIDUM 5 CH, 7 CH

Douleurs revenant la nuit avec sensation de blocage au niveau de l'estomac après les repas ou longtemps après : ORNITHOGALLUM 5 CH

Brûlures d'estomac avec irradiation des brûlures gastriques et aggravation la nuit : ROBINIA 5 CH

Brûlures de l'œsophage et de l'estomac - faiblesse extrême avec tremblement interne : SULFURICUM ACIDUM 5 CH, 7 CH, 9 CH

Exemple de traitement :

	ARGENTUM NITRICUM 7 CH	*5 granules le matin un jour sur deux*
Le lendemain :	SULFURICUM ACIDUM 5 CH	*5 granules le matin un jour sur deux*
Chaque jour :	ROBINIA 4 CH	*3 granules avant les 2 principaux repas*
En cas de douleurs, ajouter :	MURIATICUM ACIDUM 5 CH	*5 granules (de 2 à 3 fois par jour)*

■ **ULCÈRES VARIQUEUX** (DE LA JAMBE)

Ulcères entourés d'une auréole bleuâtre ou rouge foncé, rouge pourpre : AESCULUS HIPPOCASTANUM 4 CH, 5 CH

Ulcères indurés avec bords nécrosés et verdâtres : BROMIUM 5 CH, 7 CH

Ulcères avec bords indurés bleuâtres ou violacés. Sécrétion irritante fétide, sanguinolente : CARBO ANIMALIS 5 CH, 7 CH

Ulcères saignant facilement du sang noirâtre, avec écoulement fétide et douleurs brûlantes aggravées le soir - aspect gangréneux de l'ulcère : CARBO VEGETABILIS 5 CH, 7 CH

Ulcères variqueux avec démangeaison et brûlure intense : CARDUUS MARIANUS 4 CH, 5 CH

Ulcères variqueux avec douleurs vives et bords enflammés, luisants et indurés - aggravation par la chaleur - amélioration par le froid : FLUORICUM ACIDUM 5 CH, 7 CH, 9 CH

Ulcères à bords réguliers "comme à l'emporte-pièce" avec sécrétion visqueuse, jaune-verdâtre, creusant en profondeur : KALIUM BICHROMICUM 5 CH, 7 CH

Ulcérations

Ulcères variqueux saignant facilement avec démangeaison tout autour et sensation de brûlure, de piqûre : PULSATILLA 5 CH, 7 CH, 9 CH

Exemple de traitement :

Tous les jours :	HAMAMELIS COMPOSÉ	*3 granules 3 fois par jour*

Prendre tous les 7 jours, en alternance, 8 granules des remèdes ci-dessous, 1 fois :

CALCAREA FLUORICA 9 CH
GRAPHITES 9 CH
PULSATILLA 9 CH
SULFUR IODATUM 9 CH

Ajouter ;

Jours pairs :	FLUORICUM ACIDUM 5 CH	*3 granules le matin*
	LACHESIS 5 CH (*)	*3 granules l'après-midi*
Jours impairs :	CARBO VEGETABILIS 5 CH	*3 granules le matin*
	NITRICUM ACIDUM 5 CH	*3 granules l'après-midi*

Varices

Exemple de traitement :

Tous les jours :	HAMAMELIS COMPOSÉ	*3 granules 3 fois par jour*
Ajouter :		
Jours pairs :	VIPERA 4 CH	*3 granules le matin*
	ARNICA 4 CH	*3 granules le soir*
Jours impairs :	CARDUUS MARIANUS 4 CH	*3 granules le matin*
	BELLIS PERENNIS 4 CH (*)	*3 granules le soir*

Particularités symptomatiques :

Avec état général aggravé par la chaleur :	CALCAREA FLUORICA 7 CH	*5 granules par jour*
Varices anciennes avec tendance à l'ulcération :	FLUORICUM ACIDUM 7 CH	*5 granules par jour*
Varices dures, gonflées et douloureuses, indurations :	HAMAMELIS 5 CH	*5 granules par jour*
Varices des jambes avec douleur piquante :	PULSATILLA 5 CH	*5 granules par jour*
Varices avec fourmillements :	ZINCUM METALLICUM 5 CH	*5 granules par jour*
Douleur améliorée par la surélévation du membre :	VIPERA 7 CH	*5 granules par jour*

Verrues

Exemple de traitement :

Jours pairs :	CAUSTICUM 5 CH	*3 granules le matin*
	BERBERIS 5 CH	*3 granules l'après-midi*
	TEUCRIUM SCORODONIUM 5 CH	*3 granules le soir*
Jours impairs :	NITRICUM ACIDUM 5 CH	*3 granules le matin*
	ANTIMONIUM CRUDUM 5 CH	*3 granules l'après-midi*
	EUPHORBIUM 5 CH	*3 granules le soir*

Tous les 7 jours, en alternance, 1 fois :	THUYA 7 CH	*8 granules*
	NITRICUM ACIDUM 7 CH	*8 granules*
	NATRUM SULFURICUM 7 CH	*8 granules*

(Espacer dès amélioration)

En outre, localement appliquer 1 ou 2 gouttes de la lotion suivante, laisser sécher et recouvrir d'un pansement :

	THUYA TM	
	CHELIDONIUM TM	*âa gouttes*
	EUPHORBIA TM	

Particularités symptomatiques :

Si verrues rebelles, un médecin homéopathe prescrira un traitement.

Pour information, voici la liste des remèdes indiqués en fonction des particularités symptomatiques suivantes :

Excroissances rouges, comme des verrues, par tout le corps :	NATRUM SULFURICUM
Verrues lisses, molles :	ANTIMONIUM CRUDUM
Verrues cornées, larges, crénelées, saignant facilement :	CAUSTICUM
Verrues grosses, larges, lisses :	DULCAMARA
Verrues larges, dentelées, pédonculées :	NITRICUM ACIDUM - THUYA - CAUSTICUM-LYCOPODIUM
Verrues saignant facilement :	NITRICUM ACIDUM
Verrues très sensibles, unies et lisses :	RUTA
Verrues pédonculées, fissurées, papillomateuses :	THUYA
Verrues petites, pédonculées et pointues :	MEDORRHINUM
Verrues des plis de flexion :	THUYA
Verrues de forme plate :	NATRUM MURIATICUM - NATRUM SULFURICUM - DULCAMARA - BERBERIS
Verrues humides et parfois saignantes :	NITRICUM ACIDUM - CAUSTICUM - LYCOPODIUM - THUYA
Verrues dures et cornées :	CAUSTICUM - DULCAMARA - ANTIMONIUM CRUDUM - FLUORICUM ACIDUM
Verrues molles et charnues :	BARYTA CARBONICA - CALCAREA CARBONICA - NITRICUM ACIDUM - THUYA
Verrues de coloration brune :	CAUSTICUM - CHELIDONIUM - SEPIA
Verrues de coloration rouge :	CALCAREA CARBONICA - NATRUM SULFURICUM - THUYA
Verrues apparaissant à la puberté :	CALCAREA CARBONICA - FERRUM MAGNETICUM - NATRUM MURIATICUM
Verrues apparaissant à la ménopause :	CINNABARIS - LACHESIS - THUYA

■ LOCALISATIONS

TÊTE

Nez, sourcils, bout des doigts :	CAUSTICUM
Verrues du menton :	CONDURANGO - SULFUR - PSORINUM - THUYA

Verrues

Verrues des paupières :	CAUSTICUM - CINNABARIS - KALIUM SULFURICUM - THUYA
Cou :	ACIDUM NITRICUM - ANTIMONIUM CRUDUM - STRONTIUM CARBONICUM - THUYA
Front :	CASTOR EQUI

MEMBRES

Cou, bras, mains :	ANTIMONIUM CRUDUM
Coude :	CALCAREA FLUORICA - RUTA GRAVEOLENS - SILICEA
Plis de flexion :	THUYA
Jointures :	SARSAPARILLA

APPAREIL GÉNITAL

Verrues de la verge :	ACIDUM NITRICUM - CINNABARIS - THUYA - LYCOPODIUM - SABINA

POITRINE

Sternum :	THUYA - MERCURIUS AURATUS - NITRICUM ACIDUM

MAINS

Matrice de l'ongle :	EUGENIA JAMBOSA puis LEDUM PALUSTRE
Verrue du médius :	NATRUM SULFURICUM
Dos des mains :	NITRICUM ACIDUM - DULCAMARA
Paume des mains :	RUTA - DULCAMARA - NATRUM CARBONICUM - CHELIDONIUM
Mains, cou, bras :	ANTIMONIUM CRUDUM
Bout des doigts, nez, sourcils :	CAUSTICUM
Index droit :	FERRUM MAGNETICUM (**) - FERRUM METALLICUM - TARAXACUM - NATRUM MURIATICUM
Extrémité des doigts :	SEPIA
Doigts et dos des mains :	BERBERIS

(**) FERRUM MAGNETICUM s'obtient aussi sous le nom de MAGNES chez certains laboratoires.

PIEDS

Plante des pieds :	ANTIMONIUM CRUDUM - TEUCRIUM SCORODONIUM - THUYA
Verrue du talon :	EUPHORBIUM

Vertiges

Le vertige peut être le signe d'un état sérieux. En dehors de symptômes occasionnels qui ne laissent aucun doute sur le caractère bénin du phénomène, la prudence conseille donc de consulter sans tarder un médecin pour en déterminer les causes.

On trouvera ci-dessous une liste des particularités symptomatiques des différentes sortes de vertiges. Cette liste est donnée pour information, car dans un cas de chronicité, un médecin homéopathe devra suivre le traitement.

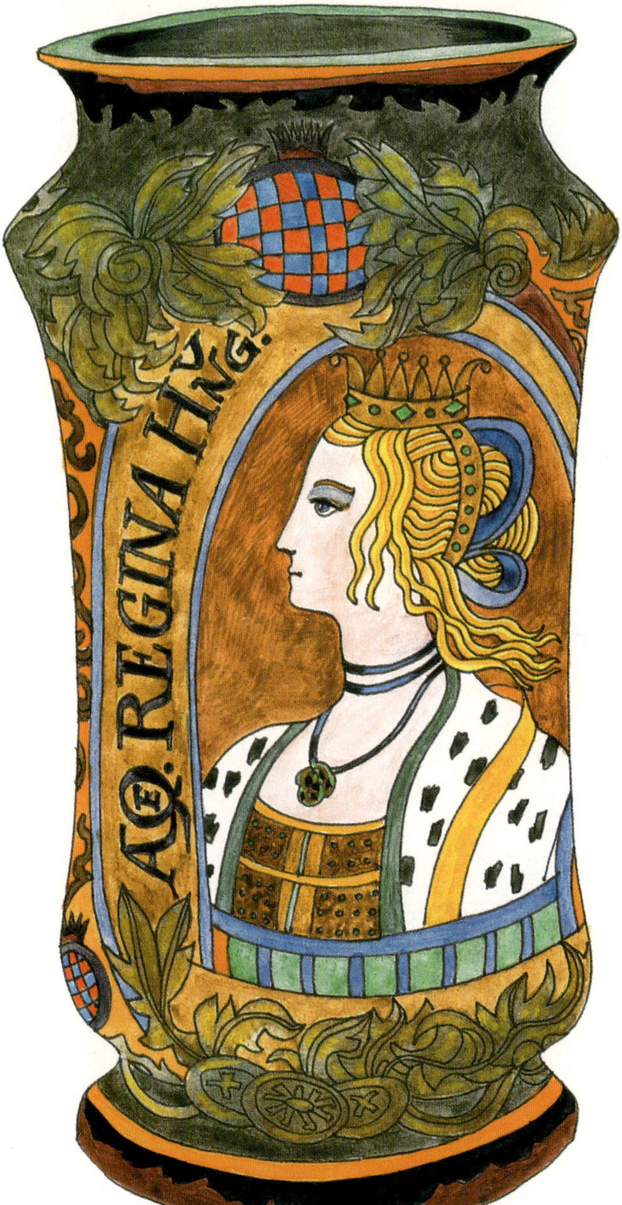

EAU DE LA REINE DE HONGRIE

Elisabeth de Hongrie, épouse de Charles d'Anjou, roi de Hongrie, mourut en 1381, à l'âge de 24 ans. Cette souveraine qui devait être aussi vertueuse que belle, préparait elle-même une eau de beauté aux propriétés merveilleuses, dont elle assurait tenir la recette d'un Ange qui la lui aurait confiée. Sa composition, naturellement tenue secrète, fut retrouvée et révélée par un capucin, l'abbé ROUSSEAU, médecin favori du roi Louis XIV, qu'il traitait avec succès par ce remède. La base en était l'essence de romarin, voisinant avec lavande et marjolaine. Outre les soins de beauté, elle convenait aux langueurs, goutte et rhumatismes. Madame de SEVIGNE, réputée pour sa passion pour les remèdes, en raffolait et en conservait toujours un flacon dans sa poche.

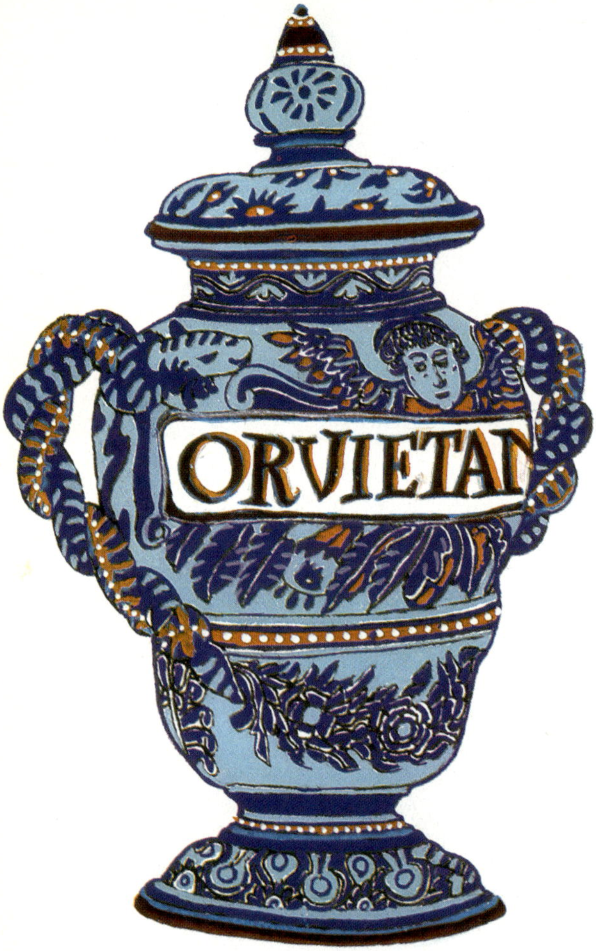

ORVIETAN

L'ORVIETAN était une sorte de THERIAQUE (voir illustration) faible, du nom de son inventeur FERRANTE d'ORVIETO. Ce remède connut une grande vogue à PARIS vers le milieu du XVIIe siècle. Il existait en effet, à côté de la THERIAQUE FINE dite de MONTPELLIER dont la réputation était basée sur la qualité et le contrôle sévère des produits employés, d'autres thériaques de moindre renom:
la THERIAQUE des PAUVRES ou DIATESSARON, la THERIAQUE ALLEMANDE additionnée de genièvre et la THERIAQUE CELESTE dont les proportions des éléments étaient réduites.

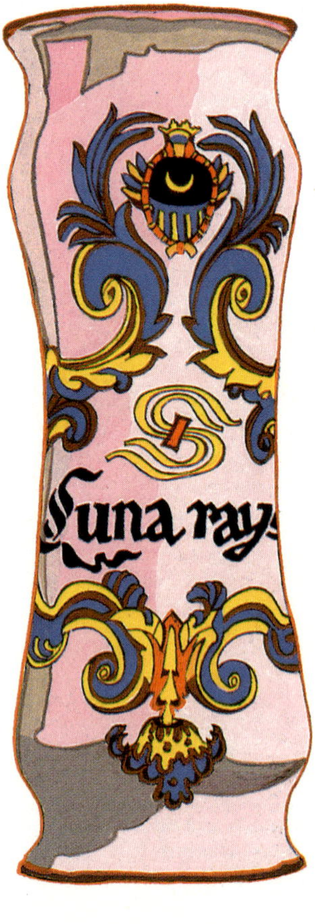

LUNA RAYS

Savez-vous qu'on utilise en Homéopathie l'énergie des rayons cosmiques? Pour ce faire, on expose un plan d'eau aux rayons du soleil ou de la lune.
Cette eau sert ensuite de base aux préparations homéopathiques habituelles. Les granules qui sont imbibés par ces solutions portent alors le nom de SOL RAYS (Rayons de Soleil) ou LUNA RAYS (Rayons de Lune) et sont utilisés respectivement pour les allergies solaires et pour des troubles revenant périodiquement à la pleine lune.
L'espace s'ouvre aussi à l'Homéopathie: à quand les expérimentations de remèdes tirés des roches extra-terrestres, échantillons rapportés par les sondes spatiales?

AVERTISSEMENT
Citons tout d'abord le grand remède des vertiges qui rendra service ''en dépannage'' dans la majorité des cas. En cas de vertiges récidivants qui ''passeraient'' à chaque fois avec ce remède (ce qui est possible) **il faut néanmoins consulter un médecin,** car il faut savoir qu'un remède homéopathique qui supprime facilement un symptôme désagréable n'est pas forcément le vrai remède curateur et que la maladie peut poursuivre son cours d'une manière sournoise.

REMÈDE PRINCIPAL DES VERTIGES :

	CONIUM MACULATUM 5 ou 7 CH	*3 à 5 granules*

(si habitué à l'homéopathie : 9 CH 5 granules)

On peut essayer aussi cet autre grand remède des vertiges, cité par FARRINGTON, un grand homéopathe américain du siècle dernier : ARGENTUM NITRICUM 9 CH (5 granules au moment).

TENDANCE CONSTANTE AUX VERTIGES :

	COCCULUS 7 CH	*5 granules par jour*
On peut y ajouter :	QUERCUS GLANDIUM SPIRITUS 4 CH	*5 granules par jour*

■ PARTICULARITÉS SYMPTOMATIQUES :

La posologie n'est pas indiquée après chaque remède, car il s'agit très souvent d'un traitement personnalisé en cas de vertiges chroniques. En règle générale, les remèdes sont à prendre en 5, 7 ou 9 CH, 3 à 5 granules 1 à 2 fois par jour.

A - POSITIONS :

— AU LIT :

• couché, au réveil :	BRYONIA - COCCULUS - FERRUM METALLICUM - LYCOPODIUM
• couché sur le dos :	MERCURIUS VIVUS
• en se retournant dans le lit :	CACTUS - CONIUM - OLEANDER
• en se redressant dans le lit :	COCCULUS - MERCURIUS VIVUS - KALIUM PHOSPHORICUM - NATRUM MURIATICUM - ARNICA - OPIUM
• en étant couché :	CONIUM - COLOCYNTHIS - STRAMONIUM
• en se soulevant dans le lit :	SELENIUM
• en se tournant à gauche dans le lit :	SPIGELIA
• en levant la tête de l'oreiller :	NUX VOMICA

— EN SE LEVANT :

• après avoir dormi :	ARNICA
• en se levant du lit :	CACTUS - LYCOPODIUM - PHYTOLACCA - OLEANDER - PETROLEUM - PYROGENIUM - KALIUM PHOSPHORICUM - PHOSPHORUS - ARNICA - NATRUM MURIATICUM - DULCAMARA - BRYONIA
• en sortant du lit :	RUTA GRAVEOLENS
• au saut du lit :	SULFUR
• en se levant de sa chaise :	ALLIUM SATIVUM - BRYONIA - CONIUM - LYCOPODIUM - PETROLEUM - PULSATILLA - SULFUR - KALIUM BICHROMICUM - KALIUM PHOSPHORICUM - SELENIUM

• en se levant de la position horizontale :	ACONITUM
• avec crainte de tomber quand il se lève de son lit :	PHYTOLACCA
• après s'être levé :	LYCOPODIUM

— EN SE REDRESSANT :

• en se redressant dans le lit :	COCCULUS - MERCURIUS VIVUS - KALIUM PHOSPHORICUM - NATRUM MURIATICUM - ARNICA - OPIUM
• en se redressant :	ARNICA - MERCURIUS VIVUS
• en se soulevant dans le lit :	SELENIUM
• en se redressant dans le lit, ce qui l'oblige à revenir à la position étendue :	OPIUM

— DEBOUT :

• en position debout :	CHAMOMILLA - MANGANUM - PHOSPHORICUM ACIDUM - PODOPHYLLUM - RHUS TOXICODENDRON
• debout, en plein air :	PODOPHYLLUM
• en regardant en bas, lorsqu'on est debout :	OLEANDER - FERRUM PHOSPHORICUM
• le malade titube :	CANTHARIS

— EN SE BAISSANT/EN SE PENCHANT EN AVANT :

• en se baissant :	BELLADONA - MEDORRHINUM - BERBERIS - CALCAREA CARBONICA - SULFUR - HYDROCYANICUM ACIDUM - IODUM - PLUMBUM
• en se baissant pour écrire :	DROSERA
• en se penchant en avant :	BORAX - FERRUM METALLICUM

— EN MARCHANT :

• vertiges en marchant :	ARNICA - CACTUS - DROSERA - LEDUM PALUSTRE - IPECA - PHOSPHORICUM ACIDUM - RHUS TOXICODENDRON - TARENTULA HISPANICA
• en marchant en plein air :	GELSEMIUM - NUX MOSCHATA - RUTA - SULFUR - DROSERA - ACONITUM - ARGENTUM NITRICUM - ARNICA
• par le mouvement :	MAGNESIA PHOSPHORICA
• en descendant un escalier :	BORAX - TARENTULA HISPANICA
• en descendant en ascenseur :	BORAX - FERRUM - GELSEMIUM
• vacille et chancelle en marchant :	IPECA

— ASSIS :

• vertiges en étant assis :	MANGANUM - PARIS QUADRIFOLIA - PHOSPHORUS - PULSATILLA - RUTA - SPONGIA - STAPHYSAGRIA - CHAMOMILLA - SULFUR - THUYA
• en s'asseyant :	CACTUS
• vertige tournoyant en étant assis :	RUTA

— EN BOUGEANT LA TÊTE ET LE CORPS

• en remuant la tête :	ARNICA
• par le mouvement de la tête :	CONIUM - ACONITUM - ARNICA - BRYONIA - MORPHINUM
• par le plus petit mouvement de tête :	BRYONIA - MORPHINUM
• en tournant la tête :	CALCAREA CARBONICA
• en tournant la tête avec précipitation :	KALIUM CARBONICUM - SANGUINARIA
• en tournant la tête principalement à gauche :	CONIUM - COLOCYNTHIS
• en secouant la tête :	HEPAR SULFUR
• en levant la tête de l'oreiller :	NUX VOMICA
• en levant la tête pour regarder en l'air :	KALIUM PHOSPHORICUM - PLUMBUM - SELENIUM - LUESINUM - PULSATILLA - SILICEA - GRANATUM
• en levant les yeux :	SANGUINARIA
• en regardant en bas :	OLEANDER
• en bougeant le corps :	BRYONIA
• en dansant :	DROSERA

— EN ALLANT A LA SELLE :

• lors de la défécation :	COBALTUM

— EN OUVRANT LES YEUX :

• avec pâleur mortelle :	TABACUM

— EN FERMANT LES YEUX :

• vertiges en fermant les yeux :	LACHESIS - MAGNESIA PHOSPHORICA - PETROLEUM - THERIDION - FERRUM PHOSPHORICUM

— EN MANGEANT OU AUSSITÔT APRÈS AVOIR MANGÉ :

• vertiges en mangeant ou aussitôt après avoir mangé :	NUX VOMICA

B - FORMES :

— TOURNOYANTS :

• vertiges tournoyants :	ALUMINA - ANACARDIUM - CONIUM - BOVISTA - BRYONIA - ARNICA - CHELIDONIUM - CALCAREA CARBONICA - OLEANDER - RUTA - STAPHYSAGRIA - NATRUM MURIATICUM
• comme si le sujet tournait dans un cercle :	CHELIDONIUM - CONIUM
• les objets tournent en cercle autour du sujet :	CYCLAMEN
• comme si tout tournait autour de lui :	HYDROCYANICUM ACIDUM - PSORINUM - KALIUM BICHROMICUM
• tout tourne en rond devant les yeux :	NATRUM MURIATICUM
• le lit semble tourner en rond :	NUX VOMICA
• vertige tournoyant en étant assis :	RUTA

• vertige tournoyant la nuit et qui force à se lever :	AMMONIUM CARBONICUM
• vertige avec sensation de tourbillon dans la tête :	CHININUM SULFURICUM
— AVEC TENDANCE A TOMBER :	
• vertiges avec tendance à tomber :	TARENTULA HISPANICA
• crainte de tomber quand il se lève de son lit :	PHYTOLACCA
• avec tendance à tomber à droite :	LEDUM PALUSTRE
• avec tendance à tomber à gauche :	BELLADONA - CAUSTICUM - DROSERA - STRAMONIUM - ZINCUM - EUPATORIUM - LEDUM PALUSTRE
• avec tendance à tomber en avant :	CAUSTICUM - IODUM - PODOPHYLLUM - STRAMONIUM - NATRUM MURIATICUM - CHELIDONIUM - FERRUM PHOSPHORICUM
• tombe en avant en fermant les yeux :	MAGNESIA PHOSPHORICA
• avec tendance à tomber en arrière :	BELLADONA - BROMIUM - BRYONIA - AGARICUS - CALCAREA CARBONICA - ABSINTHIUM - SPONGIA
• sensation de tomber en arrière quand il regarde en l'air :	SILICEA

C - ETIOLOGIE - ORIGINE SUPPOSÉE :

• origine gastrique :	PULSATILLA
• après une frayeur :	OPIUM
• par épuisement nerveux :	KALIUM PHOSPHORICUM
• par le moindre exercice physique :	CACTUS
• par la lumière du soleil qui produit un vertige à faire tomber :	AGARICUS
• en fixant longtemps un objet :	ALLIUM SATIVUM
• en respirant profondément :	CACTUS
• en montant sur des lieux élevés :	ARGENTUM NITRICUM - COCA - CALCAREA CARBONICA - GELSEMIUM - PHOSPHORUS - SPIGELIA - SULFUR
• en marchant en plein air :	AMBRA GRISEA - DROSERA - NUX MOSCHATA
• en passant sur un pont :	BROMIUM - SULFUR
• à la vue de l'eau courante :	FERRUM METALLICUM - BROMIUM - ARGENTUM METALLICUM
• après avoir bu dans une chambre chaude :	LYCOPODIUM
• vertiges dans les transports :	
en allant à cheval :	HEPAR SULFUR
en allant en voiture :	COCCULUS - HEPAR SULFUR - THERIDION - PETROLEUM
en allant en bateau :	COCCULUS - PETROLEUM
en allant en chemin de fer :	COCCULUS - PETROLEUM
• dans une atmosphère confinée :	ARGENTUM - CONIUM - TABACUM
• par le bruit :	THERIDION
• après suppression des règles :	CYCLAMEN - LACHESIS - PULSATILLA
• vertiges des vieillards :	PHOSPHORUS

D - CONCOMITANCES : (phénomènes accompagnant le vertige)

• avec nausées :	PETROLEUM - ALUMINA - ANTIMONIUM CRUDUM - BRYONIA - LACHESIS - MERCURIUS VIVUS - BARYTA CARBONICA - CHINA - CARBO VEGETABILIS - CHELIDONIUM - KALIUM BICHROMICUM - NUX VOMICA - SILICEA - PULSATILLA - GRANATUM - SELENIUM - THERIDION - LUESINUM - MORPHINUM - TARENTULA HISPANICA
• avec vomissements :	LACHESIS - NUX VOMICA - SELENIUM - THERIDION - MORPHINUM
• avec vomissements de bile :	CHELIDONIUM
• avec saignement de nez :	ANTIMONIUM CRUDUM - SULFUR
• avec défaillance :	ARGENTUM NITRICUM - BRYONIA - CHAMOMILLA - LACHESIS - SELENIUM - PHYTOLACCA - PHOSPHORUS - TARENTULA HISPANICA
• avec perte de connaissance :	CUPRUM METALLICUM - TABACUM
• avec chute à terre :	COLOCYNTHIS - PHOSPHORUS
• avec vacillement :	COLOCYNTHIS - IPECA
• avec faiblesse :	BERBERIS - AMBRA GRISEA - CROTALUS HORRIDUS
• avec anémie :	CYCLAMEN
• avec battements dans la tête :	ACONITUM
• avec troubles de l'équilibre :	AGROSTEMA GITHAGO - BELLADONA - CALCAREA CARBONICA - ALUMINA
• avec troubles de la vue :	ARNICA - GELSEMIUM - NATRUM MURIATICUM - ONOSMODIUM - PHYTOLACCA - PULSATILLA - SULFUR
• avec scintillements devant les yeux :	MEZEREUM - OLEANDER
• avec bouffées de chaleur à la face et chaleur dans la tête :	CHELIDONIUM - DULCAMARA - SPONGIA - PULSATILLA
• avec pâleur de la face :	PULSATILLA - TABACUM - TARENTULA HISPANICA
• avec sensation d'ivresse :	AGARICUS MUSCARIUS - GELSEMIUM - OPIUM - ZINCUM - NATRUM SULFURICUM
• avec embarras de la tête :	NATRUM MURIATICUM

E - HORAIRES :

• le matin au réveil :	BRYONIA - DULCAMARA - PETROLEUM - NUX VOMICA - PHOSPHORUS - NATRUM MURIATICUM
• le matin :	BRYONIA - CALCAREA CARBONICA - KALIUM CARBONICUM - LACHESIS - RUTA - LYCOPODIUM - PSORINUM - PHOSPHORUS - TUBERCULINUM
• pendant le repas :	NUX VOMICA
• l'après-midi :	KALIUM CARBONICUM - PULSATILLA
• le soir :	KALIUM CARBONICUM - LACHESIS - PHOSPHORICUM ACIDUM - PULSATILLA
• la nuit :	AMMONIUM CARBONICUM - TARENTULA HISPANICA

Vision

■ CONJONCTIVITE - "ŒIL ROUGE"

S'assurer auprès d'un spécialiste du caractère bénin de l'affection

Traitement-type :

• **CONJONCTIVITE PAR "COUP DE FROID", courant d'air :**

	ARNICA 5 CH	*3 granules 2 fois par jour*
alternés avec :	BELLADONA 4 CH	*3 granules 2 fois par jour*
et :	EUPHRASIA 4 CH	*3 granules 2 fois par jour*
et :	CHINA 4 CH (*)	*3 granules 2 fois par jour*

• **CONJONCTIVITE TRAUMATIQUE :**

	ARNICA 5 CH	*3 granules 2 fois par jour*
alternés avec :	LEDUM PALUSTRE 4 CH	*3 granules 2 fois par jour*
et :	HAMAMELIS 4 CH	*3 granules 2 fois par jour*
et :	SYMPHYTUM 4 CH	*3 granules 2 fois par jour*

Particularités symptomatiques :

On peut ajouter l'un de ces remèdes, en fonction des particularités symptomatiques, en 5 CH, à raison de 3 granules, de 1 à 2 fois par jour :

— ROUGEUR DES YEUX :

• rougeur de la conjonctive :	BERBERIS - CALCAREA CARBONICA - ARNICA - ALLIUM CEPA (*) - CAPSICUM
• yeux congestionnés, injectés de sang :	ARGENTUM NITRICUM
• conjonctivite avec écoulement abondant, muco-purulent, jaunâtre :	ARGENTUM NITRICUM
• conjonctivite avec sécrétion jaunâtre, filante, visqueuse :	KALIUM BICHROMICUM - GRAPHITES
• conjonctivite avec rougeur et gonflement des paupières :	CALCAREA CARBONICA
• conjonctives rouges dans l'angle interne de l'œil :	ZINCUM
• inflammation cuisante dans l'angle interne de l'œil :	STAPHYSAGRIA
• hémorragie intra-oculaire à la suite d'un traumatisme :	SULFURICUM ACIDUM

■ DOULEURS DANS LES YEUX :

• Nota : ces remèdes sont donnés pour information car en présence de vives douleurs dans les yeux, il faut avoir évidemment recours au plus tôt au spécialiste.

• sensation d'élancements et de piqûres dans les yeux :	NITRICUM ACIDUM
• douleurs violentes dans le globe oculaire droit :	TARENTULA HISPANICA
• douleurs violentes dans le globe oculaire gauche :	GINCKO BILOBA
• douleur violente dans un globe oculaire :	COLCHICUM - CALCAREA FLUORICA

• douleur déchirante dans le globe de l'œil :	MAGNESIA CARBONICA
• tension exagérée de l'œil :	AURUM (à prescrire par un médecin)
• congestion des yeux :	AESCULUS HIPPOCASTANUM
• douleur en remuant les yeux :	ARNICA
• cuisson et brûlure dans les yeux :	SULFURICUM ACIDUM
• douleurs brûlantes dans les yeux :	CANTHARIS
• douleurs dans les globes oculaires s'étendant à la tempe gauche :	ONOSMODIUM
• douleur brutale, vive et soudaine dans un œil :	HYDROCYANICUM ACIDUM

■ **OBSCURCISSEMENT DE LA VUE - ETINCELLES**

• obscurcissement de la vue :	AGARICUS
• mouches volantes :	AESCULUS HIPPOCASTANUM - AGARICUS - BROMIUM
• étincelles et points noirs devant les yeux :	BARYTA CARBONICA
• scintillements devant les yeux :	BORAX - BROMIUM
• vue trouble, comme à travers un voile :	BOVISTA - CAUSTICUM - CROCUS SATIVUS - PHOSPHORUS - PULSATILLA - RUTA - SEPIA - TABACUM - AMBRA GRISEA - BERBERIS - AMMONIUM MURIATICUM
• vue trouble le matin :	BOVISTA

■ **PHÉNOMÈNES CURIEUX**

• sensation comme si les yeux étaient tirés en arrière de la tête par des fils :	SILICEA
• sensation d'eau froide dans le globe oculaire droit :	CHELIDONIUM
• sensation que les yeux sont tirés en arrière :	LACHESIS - PARIS QUADRIFOLIA

■ **CANAUX LACRYMAUX**

• obstruction des canaux lacrymaux :	CLEMATIS ERECTA - CALCAREA CARBONICA

■ **SENSATION DE SABLE DANS LES YEUX** (*voir aussi* CORPS ETRANGERS)

Principaux remèdes :	COCCUS CACTI - CAPSICUM - BERBERIS - CAUSTICUM - CHINA - IGNATIA - LEDUM PALUSTRE - NATRUM MURIATICUM - SULFUR - MEDORRHINUM (ne pas répéter fréquemment ce remède)
• aggravation par le toucher :	CAUSTICUM
• aggravation par le mouvement du globe oculaire :	CHINA
• sensation d'écharde dans les yeux, surtout aux angles internes :	MEDORRHINUM (ne pas répéter fréquemment ce remède)
• sensation de sable dans les yeux le matin au réveil :	NATRUM MURIATICUM

■ **DÉMANGEAISON, PRURIT DES YEUX ET DES PAUPIÈRES :**

• prurit aux yeux, comme par du sable :	CALCAREA PHOSPHORICA

Vision

• bord des paupières rouge, avec démangeaison et brûlure :	AGARICUS
• démangeaison aux paupières :	AMBRA GRISEA

Vomissements

Toujours en rechercher la cause. Si vomissements fréquents ou habituels, consulter un médecin. Eviter l'auto-médication : possibilité d'une affection abdominale grave ou des premiers symptômes d'un empoisonnement.

Vomissements occasionnels (abus de nourriture, tabac mal supporté etc...), le grand remède est :	IPECA 5 CH	*3 granules 2 à 3 fois par jour*
(si habitué à l'homéopathie, on peut prendre en :	7 ou 9 CH	*3 à 5 granules)*

Particularités symptomatiques :

Vomissements des gros mangeurs :	ANTIMONIUM CRUDUM 4 CH	*3 granules 1 à 2 fois par jour*
Vomissements de la grossesse :	SYMPHORICARPUS 5 CH	*3 granules par jour*

(demander conseil à son médecin homéopathe sur cette posologie qui peut être modifiée).

Vomissements avec vertiges aggravés en fermant les yeux :	THERIDION 5 CH	*3 granules 1 à 2 fois par jour*
Vomissements avec besoin de se découvrir et besoin d'air :	TABACUM 5 CH	*3 granules 1 à 2 fois par jour*
Vomissements aggravés à la vue et à l'odeur des aliments :	COLCHICUM 5 CH	*3 granules 1 à 2 fois par jour*
Vomissements très intenses avec sueurs froides et désir d'eau glacée :	AGARICUS EMETICUS 7 CH	*3 granules, de 1 à 2 fois par jour*
Vomissements acides :		
après les repas :	SULFURICUM ACIDUM 5 CH	*3 granules 1 à 2 fois par jour*
très acides, brûlant la gorge et la bouche :	IRIS VERSICOLOR 5 CH	*3 granules 1 à 2 fois par jour*
comme de l'eau, et leur acidité agace les dents :	ROBINIA 5 CH	*3 granules 1 à 2 fois par jour*
vomissements acides et bilieux :	SANGUINARIA 5 CH	*3 granules 1 à 2 fois par jour*

Annexes

Glossaire médical

âa (prononcer : ana) :	dans une ordonnance, signifie la même quantité de chaque substance dans un mélange donné
abcès :	collection de pus qui se forme dans une cavité aux dépens des tissus environnants — **abcès chaud :** abcès accompagné de signes d'inflammation — **abcès froid :** abcès sans réaction inflammatoire, d'installation lente
aboulie :	réduction ou absence complète de volonté
acmé :	période pendant laquelle les symptômes ont leur maximum d'intensité
acouphène :	sensation auditive ne provenant pas d'un bruit "réel" extérieur : sifflements, bourdonnements, tintements dans les oreilles, etc...
acrocyanose :	coloration bleutée des extrémités des membres, en relation avec la circulation sanguine, s'exagérant au froid
adénite :	inflammation des ganglions lymphatiques
adénome :	tumeur qui se développe aux dépens d'une glande (exemple : adénome thyroïdien)
adénopathie :	affection d'un ganglion lymphatique
adipose :	surcharge graisseuse du tissu tissulaire
adipsie :	absence de soif
aérobie :	se dit des microbes qui ont besoin d'oxygène pour vivre
aérocolie :	présence d'une importante incarcération de gaz dans le colon
aérogastrie :	présence d'une importante quantité de gaz dans l'estomac
aérophagie :	importante augmentation du volume de la poche à air gastrique
aérosol :	forme d'administration d'un remède en sorte de "brouillard" afin que les particules du remède, finement réparties, puissent mieux pénétrer les voies aériennes profondes
"a frigore" :	par le froid (exemple : céphalée a frigore : mal de tête produit par le froid)
agoraphobie :	peur de traverser les places, les rues, les endroits dégagés et vastes
agueusie :	absence de perception des saveurs
algie :	douleur, quels qu'en soient la cause, le siège, les caractères
algidité :	se dit des affections causées par des sensations de froid
allergie :	modifications dues à un agent extérieur à l'organisme des réactions humorales et tissulaires
alopécie :	chute générale ou partielle du système pileux d'un individu
amaurose :	perte de la vue
amblyopie :	diminution de l'acuité visuelle
aménorrhée :	absence ou retard des règles
amnésie :	perte de la mémoire

anaphylaxie :	augmentation de la sensibilité d'un organisme à une substance après absorption préalable d'une certaine quantité de cette substance
anatoxine :	toxine traitée qui confère à l'organisme des propriétés immunisantes pour la maladie qu'elle génère
anesthésie :	perte de la sensibilité
angiocholite :	inflammation des voies biliaires
angiome :	malformation congénitale se caractérisant par une agglomération anormale de vaisseaux sanguins
angor ou angor pectoris :	angine de poitrine
ankylose :	perte de la mobilité d'un membre, d'une articulation, engourdissement
anorexie :	perte de l'appétit
anosmie :	perte complète ou diminution de l'odorat
antalgique :	qui calme la douleur
antibiotique :	substance qui s'oppose au développement des microbes
anurie :	absence d'urines par arrêt de sécrétion dans la vessie ou par obstacle à leur excrétion dans la vessie
aphasie :	trouble du langage par lequel le malade est incapable de comprendre les mots ou d'exprimer sa pensée
aphte :	légère ulcération de surface de la muqueuse buccale
apnée :	arrêt de respiration plus ou moins prolongé
apoplexie :	résultat de l'arrêt brutal de l'irrigation d'un organe (principalement le cerveau)
apyrexie, apyrétique :	absence de fièvre
arythmie :	pouls irrégulier
ascite :	épanchement de liquide dans la cavité péritonéale
asthénie :	fatigue
asthénopie :	fatigue visuelle
ataxie :	incoordination des mouvements
azotémie :	synonyme d'urémie : augmentation du taux d'urée sanguine
balanite :	inflammation de la muqueuse du gland
B.C.G. :	initiales du Bacille bilié Calmette Guérin, bacille tuberculeux, d'origine bovine, rendu inoffensif et servant à la prémunition antituberculeuse
becs de perroquet :	proliférations osseuses en forme de crochet qui apparaissent sur les vertèbres à la suite d'arthrose
blennoragie :	maladie vénérienne
blépharite :	inflammation de la lisière des paupières
blépharoptose :	chute de la paupière supérieure
borborygme :	gargouillement interne produit par les gaz intestinaux
bradycardie :	rythme cardiaque anormalement lent, pouls lent permanent
cachexie :	atteinte grave des fonctions nutritionnelles de l'organisme
carphologie :	mot désignant le phénomène par lequel le malade, au cours de son délire, ramène les draps vers sa tête, d'une manière inconsciente

cataménial :	relatif aux règles (par exemple : sang cataménial : sang des règles)
cataracte :	phénomène d'opacité du cristallin
catarrhe :	terme vieillot désignant l'hyper-sécrétion d'une muqueuse enflammée
cathétérisme :	introduction d'une sonde dans un conduit naturel de l'organisme (par exemple : œosophage, urètre)
céphalée :	mal de tête
cholagogue :	qui facilite la chasse biliaire
cholémie :	dépassement du taux de bilirubine du sang
cholérétique :	qui favorise et excite la sécrétion biliaire
chorée :	convulsions
clinique :	ce terme a plusieurs sens : — connaissances médicales acquises par un enseignement auprès du lit du malade — enseignement de l'art médical au chevet du malade — renseignements ou constatations obtenues par le médecin lors de l'examen du malade sans le secours d'appareils de laboratoire — service hospitalier où se donne cet enseignement
coccydinie :	douleur localisée au coccyx
codex :	répertoire officiel regroupant les différents médicaments, ainsi que les doses de ceux-ci à prescrire et le mode d'emploi
colique :	état de douleur abdominale ou pelvienne avec accès paroxystiques On distingue plusieurs sortes de coliques, notamment : — colique intestinale • coliques avec diarrhée • coliques "sèches" (sans diarrhée) • coliques avec irritation de l'intestin grêle : entérite • coliques avec irritation du gros intestin : colite — colique hépatique (vésiculaire) — colique néphrétique (calculs rénaux) — colique saturnine (coliques de plomb) — colique utérine (menstruelle) — colique venteuse (aérocolie)
collapsus :	malaise résultant de la chute brutale du débit cardiaque, de la tension vasculaire, de l'affaiblissement du pouls, du refroidissement du corps et de la diminution de la conscience, **mais sans syncope**
collyre :	médicament destiné à être introduit dans l'œil
colopathie :	affection du colon
comitial :	relatif à l'épilepsie
condylome :	petite tumeur bénigne se formant sur les muqueuses, notamment au gland, à la vulve et à l'anus
conjonctivite :	inflammation de la conjonctive
cutané :	qui a rapport à la peau
cyanose :	coloration bleutée de la peau et des muqueuses due, le plus souvent, à un trouble circulatoire
cyclique :	se dit d'une maladie dont la durée d'évolution est toujours identique

cyclothymie : trouble psychique dans lequel alternent des périodes d'excitation et de dépression

cyphose : déviation de la colonne vertébrale

cystalgie : douleur vésicale (dysurie + pollakiurie, mais pas de pyurie)

cystite : inflammation de la vessie (dysurie + pollakiurie + pyurie)

dacryocystite : inflammation du sac lacrymal (œil)

déontologie : code de bonne conduite des médecins et de leurs devoirs

desquamation : phénomène de détachement de squames de l'épiderme (petits lambeaux de peau)

diagnostic : acte par lequel le médecin, grâce aux symptômes relevés sur un malade, désigne la maladie dont il serait atteint

diplopie : perception de deux images pour un seul objet

dipsomanie : soif de boissons alcooliques, quand l'accès saisit le sujet

diurèse : volume des urines

dyslexie : difficulté à identifier et à reproduire les lettres, chiffres et symboles de l'écriture

dysménorrhée : règles douloureuses

dyspepsie : difficulté de la digestion

dyspnée : difficulté pour respirer

dysphagie : difficulté ou impossibilité de déglutir

dysurie : difficulté d'uriner avec douleurs à la miction

ecchymose : tache cutanée résultant d'une accumulation de sang (contusion par exemple) passant par différentes couleurs à la suite de la transformation de l'hémoglobine en bilirubine et biliverdine

ectasie : dilatation d'un organe creux ou d'un vaisseau

embolie : bouchage brusque d'un vaisseau par un caillot sanguin

émétique : qui fait vomir

émétisant : qui détermine le vomissement (toux émétisante, par exemple)

énanthème : éruption sur les muqueuses

endocrine : caractérise une glande à sécrétion interne

endométrite : inflammation de la muqueuse utérine

entérite : inflammation de la muqueuse intestinale

énurésie : incontinence d'urine, le plus souvent nocturne

enzyme : catalyseur d'origine organique ; on dit également diastase ou ferment soluble - les enzymes jouent un grand rôle dans les fonctions vitales en favorisant les réactions sans y prendre part eux-mêmes

épistaxis : saignement de nez

éréthisme : état d'excitation d'un organe (par exemple : éréthisme cardiaque)

erratique : qui se déplace (exemple : douleur erratique), peut avoir un autre sens : douleur irrégulière ou éloignée

éructation : rot sonore - émission bruyante par la bouche de gaz provenant de l'estomac

érythème :	rougeur de la peau (exemple : érythème fessier)
escarre :	croûte noirâtre formée par de la peau morte
étiologie :	cause d'une maladie
exanthème :	éruption sur la peau
exophtalmie :	protubérance, saillie du globe oculaire
exostose :	tumeur bénigne de l'os, formant une excroissance à sa surface
exquise :	douleur exquise : douleur aiguë, localisée en un point très précis
exsudat :	liquide provenant d'une séreuse enflammée
furfuracé :	qui ressemble à du son (employé pour la desquamation - vulgairement : "la peau qui pèle")
gamma globulines :	partie du plasma sanguin contenant les anticorps
gastrite :	inflammation de la muqueuse de l'estomac
glossite :	inflammation de la muqueuse linguale
gonorrhée :	synonymes de BLÉNORRHÉE, maladie vénérienne
gravative :	douleur gravative : se dit d'une douleur qui est accompagnée d'une sensation de pesanteur
gravide :	état de grossesse
hectique :	continu - fièvre hectique : fièvre continue avec dépérissement graduel - diarrhées abondantes, sueurs
helminthiase :	maladie causée par les vers intestinaux
hémopathie :	maladie du sang
hémoptysie :	crachement de sang provenant des voies respiratoires
hématémèse :	vomissement de sang quelle que soit son origine (œsophage, estomac, etc...)
héparine :	anticoagulant que l'on trouve dans tous les tissus en très faible quantité, mais principalement dans le foie et les muscles
herpès :	maladie infectieuse se caractérisant par la présence de vésicules sur la peau et les muqueuses
hydrocèle :	épanchement de liquide séreux dans le scrotum (bourse qui enveloppe les testicules)
hydropisie :	accumulation morbide de sérosité, surtout dans l'abdomen
hyperacousie :	audition exagérée des sons
hyperchlorhydrie :	excès d'acide chlorhydrique dans le suc gastrique
hyperhidrose :	exagération de la transpiration
hyperménorrhée :	règles profuses, abondantes (synonyme : MÉNORRAGIE)
hypocondrie :	affection qui rend le malade inquiet, angoissé pour sa santé
ichthyose :	épaississement de la peau avec sécheresse et desquamation
ictus :	caractérise toute affection qui se déclare brusquement (exemple : ictus apoplectique = hémorragie cérébrale)

idiopathique :	ce terme était autrefois utilisé pour désigner les affections d'étiologie (= cause) inconnue
intertrigo :	inflammation de la peau au niveau des plis
iritis :	inflammation de l'iris
leucorrhée :	(synonyme = pertes blanches) pertes vaginales non sanglantes à la puberté ou lors de l'ovulation
libido :	terme de psychanalyse désignant la conscience des pulsions sexuelles, du désir génital, de la copulation, de l'amour
lienterie :	selles contenant des aliments incomplètement digérés
lithiase rénale :	formation dans les reins de concrétions solides (= calculs) — il existe quatre sortes de calculs : • uriques • oxaliques • phosphaturiques • cystiniques La migration d'un calcul dans l'urètre déclenche la colique néphrétique
lithiase biliaire :	présence de calculs dans la vésicule biliaire ou les voies biliaires La migration d'un calcul dans le canal cholédoque provoque les coliques hépatiques
lithiase pancréatique :	présence de calculs dans les canaux excréteurs du suc pancréatique, dans le duodénum Possibilité de confondre cette crise avec celle de la colique hépatique en raison du voisinage des voies biliaires
lithiase parotidienne (ou salivaire) (ou "grenouillette") :	les calculs peuvent se former dans la parotide et parfois dans les autres glandes. Les troubles sont violents quand un calcul siège dans le canal excréteur
lumbago :	douleur brutale dans la région lombaire
lupus :	nom donné à une dermatose dont l'image rappelle celle d'un masque (ou loup = lupus) qui cacherait le pourtour des yeux et la racine du nez. En effet, cette dermatose affectionne ces endroits
lymphangite :	inflammation des vaisseaux lympathiques
lipothymie :	état lipothymique : le malade a l'impression de perdre connaissance avec angoisse, pâleur, sueur (hyperémotivité, troubles vaso-moteurs)
mastite :	inflammation du sein
méléna ou mélaéna :	coloration noire des selles due à une hémorragie digestive
materia (sine materia) :	sans lésion organique
ménopause :	arrêt de la menstruation de manière naturelle (âge) ou suite à une intervention chirurgicale (castration)
ménorragie :	synonyme = hyperménorrhée ; augmentation de l'abondance et de la durée du flux menstruel
métastase :	apparition d'un foyer à distance de la lésion d'origine (exemple : métastase cancéreuse)
métrite :	inflammation de l'utérus
métrorragie :	hémorragie utérine survenant en dehors des règles
miction :	action d'uriner

morbilleux :	qui se rapporte à la rougeole
muqueuses :	membrane recouvrant les parois internes des cavités naturelles de l'organisme
myalgie :	douleur des muscles
mycose :	parasitose due à un champignon
mydriase :	augmentation du diamètre de la pupille (diminution : myosis)
myopathie :	maladie du muscle
myosis :	diminution, rétrécissement de la pupille (augmentation : mydriase)
nécrose :	mortification d'un tissu
néoplasme :	tumeur maligne
néphrétique :	qui a rapport au rein (exemple : colique néphrétique)
névrite :	inflammation d'un nerf
nosologie :	étude des caractères servant à définir les maladies
nystagmus :	mouvement brusque et involontaire du globe oculaire
œdème :	infiltration anormale de liquide dans une séreuse
oligurie :	diminution du volume des urines
orchite :	inflammation du testicule
ostéite :	inflammation des os
ostéocope :	douleur ostéocope = douleur nocturne, brisante des os
otalgie :	douleur de l'oreille
otite :	inflammation de l'oreille
othorrée :	écoulement par le conduit auditif externe
ourlien :	qui se rapporte aux oreillons
ovarialgie :	douleur des ovaires
ovarite :	inflammation des ovaires
oxalurie :	taux élevé d'acide oxalique dans les urines
oxyure :	vers parasite du tube digestif qui détermine du prurit anal
ozène :	maladie du nez dans lequel se forment des croûtes de mauvaise odeur
panaris :	inflammation d'un doigt
paracentèse :	perforation d'une cavité de l'organisme dans un but thérapeutique — s'emploie surtout dans le sens : paracentèse du tympan afin de drainer une otite
parentérale :	voie parentérale = autre voie que la voie digestive pour l'introduction dans l'organisme d'une substance médicamenteuse (voie sous-cutanée, intra-musculaire, ou veineuse)
parésie :	paralysie légère, incomplète
pathognomonique :	signe indicateur que l'on ne rencontre que dans une maladie
pathologie :	étude des maladies
pathologique :	qui a rapport à une maladie
pelvien :	qui a rapport au bassin

pelvis : mot latin signifiant bassin

per os : par la bouche (prise d'un produit par la bouche)

phanère : production de l'épiderme : cheveux, poils, ongles, dents

phosphène : sensation visuelle ne provenant pas du monde extérieur, par exemple vision d'étincelles au cours d'une migraine ophtalmique

photophobie : crainte de la lumière (s'observe parfois au cours de céphalées)

pléthorique : sujet pléthorique = d'aspect florissant, très coloré, très sanguin

pollakiurie : trouble urinaire consistant en des mictions fréquentes et peu abondantes

polydipsie : augmentation de la soif, soif exagérée

polyurie : augmentation importante du volume des urines, exagération de la sécrétion urinaire

postprandial : qui survient après le repas

potomanie : besoin impérieux de boire (plutôt de l'eau)

prandial : le repas

préprandial : qui survient avant le repas

priapisme : érection souvent douloureuse et prolongée de la verge en dehors de toute incitation sexuelle

procident, te, tes : qui sort, qui tombe à l'extérieur (par exemple = hémorroïdes procidentes)

prolapsus : chute, descente d'un organe

pronostic : prévision de l'évolution d'une maladie

protrusion : poussée en avant (par exemple : protrusion de la langue)

prurit : démangeaison

ptôse : abaissement d'un organe dû à un relachement des ligaments

ptosis : chute de la paupière supérieure

puerpéral : qui se rapporte à l'accouchement

pyorrhée : écoulement de pus (par exemple pyorrhée dentaire)

pyrexie : fièvre

pyrosis : sensation d'un liquide acide et brûlant qui remonte de l'œsophage à la gorge

pyurie : présence de pus dans les urines

q.s.p. : dans une formule pharmaceutique, signifie : quantité suffisante pour...

Quincke (œdème de) : œdème très souvent localisé au visage, vraisemblablement d'origine allergique, d'apparition et de disparition brusques

rachis : colonne vertébrale

rash : éruption rapide et transitoire

rémittent : qui présente des rémissions (ex : fièvre rémittente)

rétention : action de conserver un liquide dans l'organisme du fait de la défaillance du canal excréteur (ex : rétention d'urine)

saburral : de couleur blanchâtre (ex : langue saburrale)

salpingite : inflammation des trompes de l'utérus

scotome : tache dans le champ visuel

scrotum :	bourse enveloppant les testicules
séborrhée :	exagération de la sécrétion des glandes sébacées
sémiologie :	étude des signes des maladies
sénile :	dû à la vieillesse
séquelle :	trace ou trouble laissé dans un organisme par une maladie guérie
séreuses :	membrane recouvrant les parois des cavités **closes** de l'organisme (péricarde, péritoine, plèvre)
sinciput (improprement synciput) :	moitié supérieure de la tête
sialorrhée :	exagération de la sécrétion de la salive
signe :	manifestation objective recherchée par le médecin au cours de son examen pour déceler la maladie
sine materia :	sans lésion organique
spasmodique :	état dans lequel se rencontrent des contractions musculaires
splénique :	qui a rapport à la rate
sprue :	diarrhée chronique des pays tropicaux
stase :	ralentissement ou arrêt de la circulation d'un fluide dans l'organisme
squirrhe :	tumeur maligne d'évolution lente
stomatite :	inflammation de la muqueuse buccale
suffusion :	épanchement
sycosis :	infection des follicules pileux du visage de l'homme
symptôme :	expression spontanée d'un trouble pathologique (ne pas confondre avec le "**signe**" qui est recherché par le médecin)
syndrome :	ensemble des signes et des symptômes
syncope :	arrêt des mouvements respiratoires et même cardiaques : — syncope blanche : le malade pâlit : arrêt du cœur de courte durée — syncope bleue : le malade blémit : arrêt de la respiration sans arrêt du cœur
tachycardie :	accélération de rythme cardiaque, pouls rapide
taie :	tache de la cornée
ténesme :	douleur de tension et de constriction : — soit au rectum (ténesme rectal) — soit à la vessie (ténesme vésical)
thérapeutique :	traitement
tophus (pluriel : des tophi) :	concrétions d'urate de sodium qui se déposent autour des articulations et au bord du pavillon de l'oreille
transfixiant, e :	douleur perçante de part en part
tussigène :	qui provoque la toux
tympanisme :	gonflement du ventre par les gaz
urétrite :	inflammation de l'urètre
vacuité :	impression de vide (la tête semble vide)
varicocèle :	tumeur formée par la dilatation variqueuse des veines du cordon spermatique et du scrotum
vagotonie :	état résultant de l'excitation permanente du système nerveux parasympathique produisant : bradycardie - myosis - tendance à la lipothymie
vicariant, e :	qui remplace (exemple : mal de tête "vicariant" : mal de tête survenant à la place des règles en retard)

Lexique homéopathique

ANALOGIE (Loi d') - ou de SIMILITUDE - Loi sur laquelle repose la doctrine homéopathique (avec l'infinitésimalité et la dynamisation).

— Sous certaines conditions, toute substance efface les symptômes qu'elle peut provoquer ou encore,
— Sur une personne saine, l'expérimentation d'une substance (animale, végétale, minérale, organique, cosmique) prise à dose pondérale toxique (expérimentation involontaire : empoisonnements), sub-toxique, infinitésimale (par saturation de l'organisme) détermine "x" symptômes (maladie artificielle). Cette même substance diluée et *dynamisée* guérira un individu malade qui présente spontanément des symptômes analogues (maladie réelle).

ANTIDOTE Remède homéopathique destiné à corriger les excès d'une réaction provoquée par la prise d'un autre remède homéopathique.

Dans le cas où un remède homéopathique ne possède pas d'antidote connu, il faut savoir :
— que CAMPHORA (le camphre) pris en basse dilution (4 CH par exemple) antidote presque tous les remèdes végétaux.
— que chaque médicament homéopathique est son propre antidote, s'il est pris à une autre dilution (exemple : quelques granules d'ARNICA 4 CH pris une heure avant une dose d'ARNICA 15 CH éviteront d'éventuelles réactions indésirables).

ATTÉNUATION Action de réduire par division la masse physique d'une substance médicamenteuse.

COMPLEXISME Technique d'une école homéopathique qui consiste à prendre plusieures remèdes **ensemble**, agissant alors en synergie.

Ce mélange peut se réaliser au moment (par exemple 3 granules de 4 tubes différents de remèdes) ou être préparé à l'avance (gouttes en complexe ou tube de granules portant le nom du remède principal avec l'ajout "COMPOSÉ" - Exemple : CHELIDONIUM COMPOSÉ correspond au mélange suivant :
— Chelidonium majus 3 DH
— Taraxacum 3 DH
— Carduus marianus 3 DH
— Solidago 3 DH
— Cinchona succirubra 3 CH
— Hydrastis 3 CH
— Magnesii chloridum 3 CH

Nota : D'après certains spécialistes, la méthode "au moment" serait supérieure aux complexes préparés.

DÉFECTIVE (maladie défective) Se dit d'une maladie qui ne possède aucun signe particulier ou symptôme original de la réaction personnelle de l'individu à cette agression morbide.

DIATHÈSE (On dit aussi TERRAIN) Disposition particulière héréditaire ou acquise de l'organisme d'un individu qui conditionnera sa réaction et son aptitude à accepter un certain nombre de maladies.

DILUTION Méthode d'opérations successives, par produit liquide, destinées à diviser la substance médicamenteuse de base, pour la confection des remèdes homéopathiques.

DOSE Nombre de granules ou quantité de gouttes, de poudre, de globules qu'absorbe le patient à chaque prise médicamenteuse.

Il existe des **DOSES de globules** préparées par les laboratoires homéopathiques. **(Dans ce cas, tout le contenu du tube est à absorber en une seule fois)**.

Nota : Une dose de *globules* peut être remplacée par 8 à 10 *granules* du même remède.

DRAINAGE Méthode thérapeutique utilisée par certains praticiens homéopathes pour évacuer par les émonctoires naturels (sueur, urines, selles, etc...) les toxines libérées par l'action d'un traitement homéopathique. On dit aussi "CANALISER". Il s'agit donc d'un procédé qui s'apparenterait à une sorte de "voirie de l'organisme". Les remèdes homéopathiques utilisés pour cette technique sont appelés : DRAINEURS.

DYNAMISATION Méthode qui consiste à apporter par la succussion, à une substance pondérable conduite à l'infinitésimal, **une dimension originale et nouvelle**, de nature pharmacologique, **spécifique à l'homéopathie**.

La dynamisation peut s'effectuer manuellement à l'officine ou en laboratoire à l'aide de machines perfectionnées appelées DYNAMISEURS.

GLOBULE Remède homéopathique consistant en une petite sphère de lactose grosse comme une tête d'épingle, imprégnée de substance médicamenteuse.

On prend en général tout un tube de globules en une seule fois (voir DOSE).

GRANULE Remède homéopathique consistant en une petite sphère de lactose grosse comme la tête colorée d'une allumette, imprégnée de substance médicamenteuse.

On prend en général 2 à 3 granules par prise. On dit que 8 à 10 granules pris ensemble correspondent à l'effet d'une DOSE.

HOMÉOGÈNE On dit qu'un médicament homéopathique est homéogène à un autre lorsqu'il en est proche, qu'il produit des effets de même ordre.

HOMÉOPATHICITE Caractère de la ressemblance la plus grande possible entre les symptômes recensés lors de l'expérimentation d'une substance (pathogénésie) et ceux présentés spontanément par un organisme malade.

IMPRÉGNATION Opération consistant à imbiber les granules et les globules par une "solution-véhicule" du remède homéopathique.

INDIVIDUALISATION Choix opéré par le praticien homéopathe des symptômes les plus caractéristiques et personnels retenus chez un malade pour définir son profil morbide.

INFINITÉSIMAL Ce terme désigne un stade auquel est parvenue la substance diluée et dynamisée par opposition à sa qualité antérieure dite "pondérable".

Ce stade dinfinitésimalité a dépassé le seuil du nombre d'Avogadro où la substance est encore décelable matériellement par les moyens scientifiques actuels.

MATIÈRE MÉDICALE Recueil homéopathique dans lequel les remèdes sont classés par ordre alphabétique et mentionnant leur pathogénésie ainsi que leur sphère d'action.

MIASME Terme désuet employé par Hahnemann pour définir les agents situés à l'origine des maladies contagieuses.

MODALITÉS Ensemble des facteurs déterminant amélioration ou aggravation des symptômes (ex : froid - chaleur - sécheresse - humidité - repos - mouvement - marche - position etc...).

NOSODE (ou BIOTHÉRAPIQUE) Remède homéopathique confectionné à partir d'une souche prélevée sur plusieurs malades atteints d'une maladie de même nature.

OLFACTION Méthode originale de prise du remède homéopathique (peu connue et tombée en désuétude) mais utilisée autrefois par HAHNEMANN lui-même pour les personnes hypersensibles, qui réagissent violemment à l'homéopathie et aussi pour une bonne acceptation par l'organisme des remèdes "durs". Il consiste à faire *respirer* au malade chaque jour UN SEUL GRANULE du remède choisi dissous dans une petite fiole contenant environ 4 grammes d'alcool à 40°, après agitation prolongée de cette préparation. HAHNEMANN recommandait en outre de secouer vigoureusement le flacon 8 à 10 fois avant chaque inhalation.

PATHOGÉNÉSIE (ou PROVING) Terme désignant l'ensemble des symptômes lors d'une expérimentation par l'absorption d'une substance à vocation pharmacologique.

PLURALISME Technique d'une école homéopathique qui consiste à prendre plusieurs remèdes en alternance.

POLYCHRESTES Terme désignant les "grands remèdes homéopathiques" aux nombreuses applications thérapeutiques.

RÉPERTOIRE Recueil homéopathique dans lequel les symptômes sont classés d'une manière thématique et précisant en regard d'un symptôme les remèdes qui lui correspondent. (Possibilité d'indication de hiérarchie : valeur 3 - 2 - 1).

SIMILE Terme latin désignant un remède homéopathique dont l'ensemble des symptômes ne recouvre que partiellement le cas considéré.

SIMILLIMUM Terme latin désignant un remède homéopathique dont l'ensemble des symptômes recouvre presque exactement le cas considéré [idéal (utopique) = exactement].

SOUCHE Produit d'origine servant de base aux opérations d'atténuation pour la confection du remède homéopathique.

SPÉCIFISME Méthode thérapeutique représentative d'une école homéopathique qui privilégie le symptôme apparent pour déterminer le choix du remède homéopathique correspondant, et non l'ensemble des symptômes qui représente l'individualisation réactionnelle du malade.

SUCCUSSION Action d'agiter très fortement une dilution. La succussion procure la dynamisation du remède homéopathique.

TEINTURE-MÈRE Produit de base servant aux manipulations homéopathiques de laboratoire. La teinture-mère résulte de la dissolution dans l'alcool d'une substance animale ou végétale.

TROPISME Affinité d'un remède pour un organe ou un groupe d'organes.

TRITURATION Opération d'atténuation pour les substances qui ne se dissolvent pas dans l'alcool, qui consiste à broyer le médicament avec du lactose en respectant une proportion fixée.

Cette méthode est employée surtout pour les minéraux.
A partir d'un certain niveau de trituration, on recueille la poudre triturée que l'on fait dissoudre dans l'alcool et on reprend l'échelle habituelle des dilutions successives.

UNICISME Technique d'une école homéopathique qui consiste à ne donner qu'un seul remède au patient. Ce remède peut être donné en très haute dilution en une seule fois et répété plusieurs mois ensuite (par exemple : IGNATIA 30 CH tous les 3 mois : 1 dose).

Il peut aussi être prescrit souvent en haute et basse dilutions alternées. Par exemple : tous les 2 jours : IGNATIA 4 CH 3 granules le matin - IGNATIA 9 CH 3 granules l'après-midi.

Il peut être prescrit en échelle. Par exemple : IGNATIA 7 CH - IGNATIA 9 CH - IGNATIA 15 CH - IGNATIA 30 CH à quelques jours d'intervalle.

Le praticien uniciste peut changer de remède lorsqu'il juge que la sphère d'action du premier est épuisée.

Cette méthode a l'avantage d'être très intéressante sur le plan scientifique pour juger de l'action d'un remède sans aucune interférence.

INCOMPATIBL
ANTIDOTE

Tableau des relations des remèdes

REMÈDES	Code de recherche du Pt. de WEIHE	ANTIDOTES	INCOMPATIBLES
ACTEA RACEMOSA	W 8-7	ACONITUM - BAPTISIA	LACHESIS - PULSATILLA
AETHUSA CYNAPIUM		OPIUM	
ACETICUM ACIDUM		ACONITUM - NATRUM MURIATICUM - NUX VOMICA - SEPIA - TABACUM	MERCURIUS SOLUBILIS - BELLADONA - BORAX - DULCAMARA - FERRUM METALLICUM - LACHESIS - RANUNCULUS BULBOSUS
AGARICUS MUSCARIUS	W 2-3	ABSINTHIUM - CAMPHORA - COFFEA - PULSATILLA - RHUS TOXICODENDRON	
ACONITUM NAPELLUS	W 9-39 W 1-1	ACETICUM ACIDUM - BELLADONA - BERBERIS - COFFEA - NUX VOMICA	BELLADONA - GELSEMIUM - GLONOICUM
ALLIUM CEPA	W 6-5	ARNICA - CHAMOMILLA - NUX VOMICA - VERATRUM ALBUM - THUYA	ALLIUM SATIVUM - ALOE - EUPHRASIA - SCILLA MARITIMA
ALLIUM SATIVUM		LYCOPODIUM	ALLIUM CEPA
ALOE	W 11-37	CAMPHORA - LYCOPODIUM - SULFUR - NUX VOMICA	ALLIUM CEPA
ALUMINA	W 9-25 W 11-25	CAMPHORA - CHAMOMILLA - IPECA - BRYONIA - CAUSTICUM	
AMBRA GRISEA	W 6-35	CAMPHORA - NUX VOMICA	STAPHYSAGRIA
AMMONIUM CARBONICUM	W 11-47	ARNICA - CAMPHORA - HEPAR SULFUR - RHUS TOXIDENDRON	LACHESIS
AMMONIUM MURIATICUM		COFFEA - CAUSTICUM - NUX VOMICA	
ANACARDIUM ORIENTALE	W 8-9	COFFEA - CAMPHORA - CROTON TIGLIUM - JUGLANS CINEREA - RANUNCULUS BULBOSUS - RHUS TOXICODENDRON	NUX VOMICA
ANTIMONIUM CRUDUM	W 9-28	CALCAREA CARBONICA - SEPIA - HEPAR SULFUR - MERCURIUS - PULSATILLA	
ANTIMONIUM TARTARICUM	W 2-2 W 2-2 bis	CALCAREA CARBONICA - SEPIA - HEPAR SULFUR - MERCURIUS - PULSATILLA	MOSCHUS
APIS MELLIFICA	W 5-2	CARBOLICUM ACIDUM - LACHESIS - LEDUM PALUSTRE	BRYONIA - RHUS TOXICODENDRON
ARANEA DIADEMA	W 8-32 W 6-34	CHINA - CHININUM SULFURICUM - MERCURIUS	
ARGENTUM METALLICUM	W 7-31	PULSATILLA - MERCURIUS	
ARGENTUM NITRICUM	W 4-14	ARSENICUM ALBUM - NATRUM MURIATICUM	COFFEA
ARNICA MONTANA	W 6-14	ACONITUM - CAMPHORA - CHINA - ARSENICUM ALBUM - IGNATIA - IPECA	RHUS TOXICODENDRON
ASA FOETIDA	W 3-2	CAMPHORA - CHINA - MERCURIUS	

REMÈDES	Code de recherche du Pt. de WEIHE	ANTIDOTES	INCOMPATIBLES
ARSENICUM ALBUM	W 11-13	CARBO VEGETABILIS - CALCAREA - CHINA - CAMPHORA - FERRUM - HEPAR SULFUR - IODUM - IPECA - KALIUM BICHROMICUM - NUX VOMICA - VERATRUM ALBUM	PULSATILLA
ARSENICUM IODATUM	W 8-29	BRYONIA	
AURUM METALLICUM	W 9-20	BELLADONA - CHINA - COFFEA - CUPRUM - MERCURIUS - PULSATILLA	
ARUM TRIPHYLLUM		ACETICUM ACIDUM - BELLADONA - LACTICUM ACIDUM - PULSATILLA	CALADIUM
BARYTA CARBONICA	W 5-5	ANTIMONIUM TARTARICUM - ZINCUM - BELLADONA - CAMPHORA - DULCAMARA	CALCAREA CARBONICA - CALCAREA PHOSPHORICA
BELLADONA	W 3-6	ACONITUM - CAMPHORA - COFFEA - HEPAR SULFUR - HYOSCYAMUS - MERCURIUS - OPIUM - PULSATILLA	ACETICUM ACIDUM - DULCAMARA - ACONITUM - GELSEMIUM - PULSATILLA
BERBERIS VULGARIS	W 9-26	BELLADONA - CAMPHORA	
BORAX	W 6-22	CHAMOMILLA - COFFEA	ACETICUM ACIDUM
BOVISTA	W 6-36	CAMPHORA	
BROMIUM	W 7-27	AMMONIUM CARBONICUM - CAMPHORA - MAGNESIA CARBONICA - OPIUM	
BRYONIA	W 9-23	ACONITUM - CHAMOMILLA - NUX VOMICA - PULSATILLA	APIS MELLIFICA - SEPIA - CALCAREA CARBONICA - RHUS TOXICODENDRON - COLOCYNTHIS - GELSEMIUM - PULSATILLA
CACTUS GRANDIFLORUS	W 8-15	ACONITUM - CAMPHORA - CHINA - EUPATORIUM PERFOLIATUM	
CALADIUM	W 10-42		ARUM TRIPHYLLUM
CALCAREA CARBONICA	W 5-10	CAMPHORA - IPECA - CHINA - NUX VOMICA - NITRICUM ACIDUM - SEPIA	BARYTA CARBONICA - BRYONIA - NUX VOMICA - LYCOPODIUM - SULFUR - NITRICUM ACIDUM
CAMPHORA	W 6-38 W 8-38	DULCAMARA - NITRICUM ACIDUM - OPIUM - PHOSPHORUS CAMPHORA antidote presque tous les remèdes d'origine végétale et les venins de serpents	COFFEA - KALIUM NITRICUM
CANNABIS SATIVA	W 11-28	CAMPHORA - MERCURIUS	
CANTHARIS	W 2-8	ACONITUM - APIS MELLIFICA - CAMPHORA - PULSATILLA - RHEUM	COFFEA
CAPSICUM	W 2-7 W 2-7 bis	CINA - CALADIUM - CAMPHORA - CHINA - SULFURICUM ACIDUM	
CARBO ANIMALIS	W 6-39 W 8-39	ARSENICUM - CAMPHORA - NUX VOMICA	CARBO VEGETABILIS
CARBO VEGETABILIS	W 11-15	AMBRA GRISEA - ARSENICUM - CAMPHORA - COFFEA - LACHESIS - NATRUM MURIATICUM	CARBO ANIMALIS - KREOSOTUM

REMÈDES	Code de recherche du Pt. de WEIHE	ANTIDOTES	INCOMPATIBLES
CARBOLICUM ACIDUM	W 9-41		LACHESIS
CAUSTICUM	W 6-6 W 8-30	ASA FOETIDA - CHAMOMILLA - COLOCYNTHIS - DULCAMARA - GUAIACUM - NUX VOMICA	COFFEA - COCCULUS - PHOSPHORUS
CEDRON	W 11-46	BELLADONA - LACHESIS	
CHAMOMILLA	W 9-14	ACONITUM - BORAX - CAMPHORA - COCCULUS - COFFEA - IGNATIA - NUX VOMICA - COLOCYNTHIS	PULSATILLA - ZINCUM
CHELIDONIUM	W 9-15	BRYONIA - CHAMOMILLA	
CHINA	W 11-22	ASA FOETIDA - ARNICA - ARSENICUM ALBUM - BELLADONA - SEPIA - CALCAREA - CARBO VEGETABILIS - IPECA - LACHESIS - MERCURIUS - LYCOPODIUM - NUX VOMICA - FERRUM - SULFUR	DIGITALIS - LEDUM PALUSTRE - SELENIUM
CICUTA VIROSA	W 3-13	ARNICA - COFFEA - OPIUM - TABACUM	
CINA	W 6-1	ARNICA - CAMPHORA - CAPSICUM - CHINA	
COCCULUS	W 11-14	CAMPHORA - CHAMOMILLA - CUPRUM - IGNATIA - NUX VOMICA	CAUSTICUM - COFFEA
COFFEA	W 5-3	CAUSTICUM - TABACUM	ARGENTUM NITRICUM - CAMPHORA - CAUSTICUM - COCCULUS - CANTHARIS - STRAMONIUM - IGNATIA
COLCHICUM	W 11-48	BELLADONA - CAMPHORA - COCCULUS - NUX VOMICA - PULSATILLA - SPIGELIA	
COLOCYNTHIS	W 2-11 W 2-11 bis	CAMPHORA - CAUSTICUM - COFFEA - CHAMOMILLA - OPIUM - STAPHYSAGRIA	BRYONIA
CONIUM MACULATUM	W 3-7	COFFEA - DULCAMARA - NITRICUM ACIDUM	PSORINUM
CUPRUM METALLICUM	W 11-32	AURUM - BELLADONA - CAMPHORA - CHINA - CICUTA VIROSA - IPECA - HEPAR SULFUR - MERCURIUS - NUX VOMICA - OPIUM - VERATRUM ALBUM	
CROTALUS HORRIDUS	W 6-40	LACHESIS	
DIGITALIS	W 10-49		CHINA
DROSERA	W 6-15	CAMPHORA	
DULCAMARA	W 11-17	CAMPHORA - CUPRUM - IPECA - KALIUM CARBONICUM - MERCURIUS	ACETICUM ACIDUM - BELLADONA - LACHESIS
EUPHRASIA	W 8-20	CAMPHORA - CAUSTICUM - PULSATILLA	ALLIUM CEPA
FERRUM METALLICUM	W 9-38 W 11-38	ARSENICUM - ARNICA - BELLADONA - CHINA - HEPAR SULFUR - IPECA - PULSATILLA - SULFUR - VERATRUM ALBUM	ACETICUM ACIDUM - PULSATILLA
FERRUM PHOSPHORICUM		ARNICA - CHINA - IPECA	PULSATILLA

REMÈDES	Code de recherche du Pt. de WEIHE	ANTIDOTES	INCOMPATIBLES
FLUORICUM ACIDUM	W 3-12		SILICEA
GELSEMIUM	W 2-4 W 2-4 bis	CHINA - COFFEA - DIGITALIS - NUX MOSCHATA	ACONITUM - BELLADONA - BRYONIA
GLONOINUM	W 6-24	CAMPHORA - COFFEA - NUX VOMICA	ACONITUM
GRAPHITES	W 6-25 W 8-10	ACONITUM - ARSENICUM - NUX VOMICA	
HAMAMELIS	W 10-51	ARNICA	
HELLEBORUS NIGER	W 11-21	CAMPHORA - CHINA	
HEPAR SULFUR	W 6-8	ARSENICUM - BELLADONA - SILICEA - CHAMOMILLA	
HYDRASTIS	W 10-10	SULFUR	
HYDROCYANICUM ACIDUM	W 10-40	CAMPHORA - OPIUM - VERATRUM ALBUM	
HYOSCYAMUS NIGER	W 3-9	ACETICUM ACIDUM - BELLADONA - CAMPHORA - CHINA - STRAMONIUM	
HYPERICUM	W 4-16	ARSENICUM - CHAMOMILLA - SULFUR	
IGNATIA	W 9-29	CHAMOMILLA - COCCULUS - PULSATILLA	COFFEA - NUX VOMICA - TABACUM - PULSATILLA
IODUM	W 10-6	ARSENICUM - HEPAR SULFUR - PHOSPHORUS - SULFUR	
IPECA	W 10-3	ARSENICUM - CINA - CHINA - NUX VOMICA - TABACUM	
IRIS VERSICOLOR	W 8-27	NUX VOMICA	
KALIUM BICHROMICUM	W 11-33	ARSENICUM - LACHESIS - PULSATILLA	CALCAREA CARBONICA
KALIUM CARBONICUM	W 6-12 W 8-24	CAMPHORA - COFFEA	CARBO VEGETABILIS
KALIUM IODATUM	W 6-44 W 8-54	HEPAR SULFUR - MERCURIUS - NITRICUM ACIDUM	
KALIUM PHOSPHORICUM	W 6-45 W 8-46	CHAMOMILLA	
KALMIA	W 8-14	ACONITUM - BELLADONA - SPIGELIA	
KREOSOTUM	W 6-10	ACONITUM - NUX VOMICA	CARBO VEGETABILIS
LACHESIS	W 3-8	ARSENICUM - CEDRON - CARBO VEGETABILIS - CHAMOMILLA - MERCURIUS - NUX VOMICA	ACETICUM ACIDUM - ACTEA RACEMOSA - AMMONIUM CARBONICUM - CARBOLICUM ACIDUM - DULCAMARA - NITRICUM ACIDUM - PSORINUM - SEPIA
LEDUM PALUSTRE	W 8-25	CAMPHORA	CHINA
LILIUM TIGRINUM		HELONIAS - NUX VOMICA - PLATINA - PULSATILLA	
LYCOPODIUM	W 6-23	CHINA - COLOCYNTHIS - COFFEA - CAMPHORA - CAUSTICUM - CHAMOMILLA - NUX VOMICA - PULSATILLA	CALCAREA CARBONICA - SEPIA - SULFUR

REMÈDES	Code de recherche du Pt. de WEIHE	ANTIDOTES	INCOMPATIBLES
MAGNESIA CARBONICA	W 3-1	COLOCYNTHIS -ARSENICUM - CHAMOMILLA - MERCURIUS - NUX VOMICA - PULSATILLA - RHEUM	
MAGNESIA PHOSPHORICA	W 6-34 W 8-32	BELLADONA - GELSEMIUM - LACHESIS	
MAGNESIA MURIATICA		ARSENICUM - CAMPHORA - CHAMOMILLA - NUX VOMICA	
MANGANUM	W 6-17	COFFEA - MERCURIUS	
MEDORRHINUM		IPECA	
MENYANTHES	W 4-3	CAMPHORA	
MERCURIUS VIVUS (ou SOLUBILIS)	W 10-1	ARSENICUM - ASA FOETIDA - AURUM - KALIUM BICHROMICUM - HEPAR SULFUR - LACHESIS - NITRICUM ACIDUM - MEZEREUM STAPHYSAGRIA - SULFUR - THUYA - VERATRUM ALBUM	ACETICUM ACIDUM - SILICEA
MERCURIUS CORROSIVUS	W 5-1	SILICEA	
MEZEREUM	W 10-7	ACONITUM - BRYONIA - KALIUM IODATUM - NITRICUM ACIDUM - NUX VOMICA - MERCURIUS - PHOSPHORUS	
MOSCHUS		CAMPHORA - COFFEA	ANTIMONIUM TARTARICUM - AMBRA GRISEA
MURIATICUM ACIDUM	W 5-8 W 6-13	BRYONIA - CAMPHORA	
NATRUM CARBONICUM	W 10-4	ARSENICUM - CAMPHORA	
NATRUM MURIATICUM	W 6-3	ARSENICUM - NUX VOMICA - PHOSPHORUS - SEPIA	
NITRICUM ACIDUM	W 3-10	CALCAREA CARBONICA - ACONITUM - HEPAR SULFUR - MERCURIUS - MEZEREUM - SULFUR	LACHESIS - CALCAREA CARBONICA
NUX MOSCHATA	W 6-20	CAMPHORA - GELSEMIUM - OPIUM - LAUROCERASUS - NUX VOMICA - VALERIANA - ZINCUM	
NUX VOMICA	W 9-22	AESCULUS HIPPOCASTANUM - COFFEA - CAMPHORA - CHAMOMILLA - COCCULUS - ACONITUM - ARSENICUM - PULSATILLA - THUYA	CALCAREA CARBONICA - ZINCUM - IGNATIA - PULSATILLA
OLEANDER	W 8-28	CAMPHORA - COCCULUS - SULFUR	
OPIUM	W 9-21	BELLADONA - CHAMOMILLA - COFFEA - GELSEMIUM - IPECA - MERCURIUS - MURIATICUM ACIDUM - NUX VOMICA - VERATRUM ALBUM - ZINCUM	
PETROLEUM	W 5-7	COCCULUS - NUX VOMICA - PHOSPHORUS	
PHOSPHORICUM ACIDUM	W 9-32	CAMPHORA - COFFEA - STAPHYSAGRIA	

REMÈDES	Code de recherche du Pt. de WEIHE	ANTIDOTES	INCOMPATIBLES
PHOSPHORUS	W 7-32	CALCAREA CARBONICA - COFFEA - NUX VOMICA - TEREBENTHINA - SEPIA	CAUSTICUM
PHYTOLACCA	W 2-5 W 2-5 bis	BELLADONA - IGNATIA - MERCURIUS	MEZEREUM
PLATINA	W 9-33	BELLADONA - COLCHICUM - DULCAMARA - PULSATILLA	
PLUMBUM METALLICUM	W 11-30	BELLADONA - ALUMINA - NUX VOMICA - OPIUM - PETROLEUM - PLATINA - ZINCUM	
PODOPHYLLUM	W 10-9	LACTICUM ACIDUM - COLOCYNTHIS - LEPTANDRA - NUX VOMICA	
PSORINUM		COFFEA - NATRUM MURIATICUM	LACHESIS - SEPIA
PULSATILLA	W 11-36	COFFEA - CHAMOMILLA - IGNATIA - NUX VOMICA - STANNUM	BELLADONA - ARSENICUM - ACTEA RACEMOSA - BRYONIA - CHAMOMILLA - FERRUM - SEPIA - IGNATIA - NUX VOMICA - RHUS TOXICODENDRON
RANUNCULUS BULBOSUS	W 11-29	ANACARDIUM - BRYONIA - CAMPHORA - CROTON TIGLIUM - PULSATILLA - RHUS TOXICODENDRON	ACETICUM ACIDUM - SULFUR - STAPHYSAGRIA
RHUS TOXICODENDRON	W 10-11	ANACARDIUM - BELLADONA - BRYONIA - COFFEA - CROTON TIGLIUM - CYPRIPEDIUM - GRAPHITES - MEZEREUM - RHODODENDRON - SULFUR	APIS MELLIFICA - ARNICA - BRYONIA - PULSATILLA
RHODODENDRON	W 9-36	BRYONIA - CAMPHORA - CLEMATIS ERECTA - RHUS TOXICODENDRON	
RUTA GRAVEOLENS	W 9-57	CAMPHORA	
RUMEX CRISPUS	W 8-31 W 8-47	BELLADONA - CAMPHORA - CONIUM MACULATUM - HYOSCYAMUS - LACHESIS - PHOSPHORUS	
SABINA	W 5-4	PULSATILLA	
SECALE CORNUTUM	W 6-50 W 8-53	CAMPHORA - OPIUM	
SAMBUCUS	W 6-5	ARSENICUM - CAMPHORA	
SELENIUM	W 4-17	IGNATIA - PULSATILLA	CHINA
SEPIA	W 2-10 W 2-10 bis W 11-26 W 6-16 W 8-37	ACONITUM - ANTIMONIUM CRUDUM - ANTIMONIUM TARTARICUM - RHUS TOXICODENDRON - SULFUR	BRYONIA - LYCOPODIUM - LACHESIS - PULSATILLA - PSORINUM
SILICEA	W 10-8	CAMPHORA - FLUORICUM ACIDUM - HEPAR SULFUR	MERCURIUS
SPIGELIA	W 11-53	AURUM - CAMPHORA - COCCULUS - PULSATILLA	
SPONGIA	W 8-13	CAMPHORA	
STANNUM	W 9-27 W 11-27	PULSATILLA	
STAPHYSAGRIA	W 11-23	AMBRA GRISEA - CAMPHORA	AMBRA GRISEA - RANUNCULUS BULBOSUS

REMÈDES	Code de recherche du Pt. de WEIHE	ANTIDOTES	INCOMPATIBLES
STRAMONIUM	W 5-6	ACETICUM ACIDUM - BELLADONA - CAMPHORA - HYOSCYAMUS - OPIUM - NUX VOMICA - PULSATILLA - TABACUM	COFFEA
SULFUR	W 11-16	ACONITUM - ARSENICUM - CHINA - CAMPHORA - CHAMOMILLA - SEPIA - CROTON TIGLIUM - NUX VOMICA - MERCURIUS - PULSATILLA - RHUS TOXICODENDRON - THUYA - SILICEA	CALCAREA CARBONICA - RANUNCULUS BULBOSUS
SULFURICUM ACIDUM	W 8-33	PULSATILLA	
SULFUR IODATUM	W 4-20	MERCURIUS SOLUBILIS	
TABACUM	W 3-4	ARSENICUM - ACETICUM ACIDUM - CALADIUM - COCCULUS - IPECA - IGNATIA - LYCOPODIUM - SEPIA - STAPHYSAGRIA - VERATRUM ALBUM - PLANTAGO - PHOSPHORUS - PULSATILLA - NUX VOMICA	
TARENTULA HISPANICA		LACHESIS	
THUYA	W 10-5	CAMPHORA - CHAMOMILLA - COCCULUS - COLCHICUM - MERCURIUS - PULSATILLA - SABINA - STAPHYSAGRIA - SULFUR	
VALERIANA		BELLADONA - CAMPHORA - COFFEA - MERCURIUS - PULSATILLA	
VERATRUM ALBUM	W 11-58	ACONITUM - CAMPHORA - CHINA - COFFEA - MERCURIUS - BELLADONA - PULSATILLA	
ZINCUM METALLICUM	W 5-9	CAMPHORA - HEPAR SULFUR - IGNATIA	CHAMOMILLA - NUX VOMICA

Tableaux des Points de Weihe

(SCHÉMAS RÉALISÉS D'APRÈS LES TRAVAUX DES Drs. DANIAUD - LEPRINCE - ROUY)

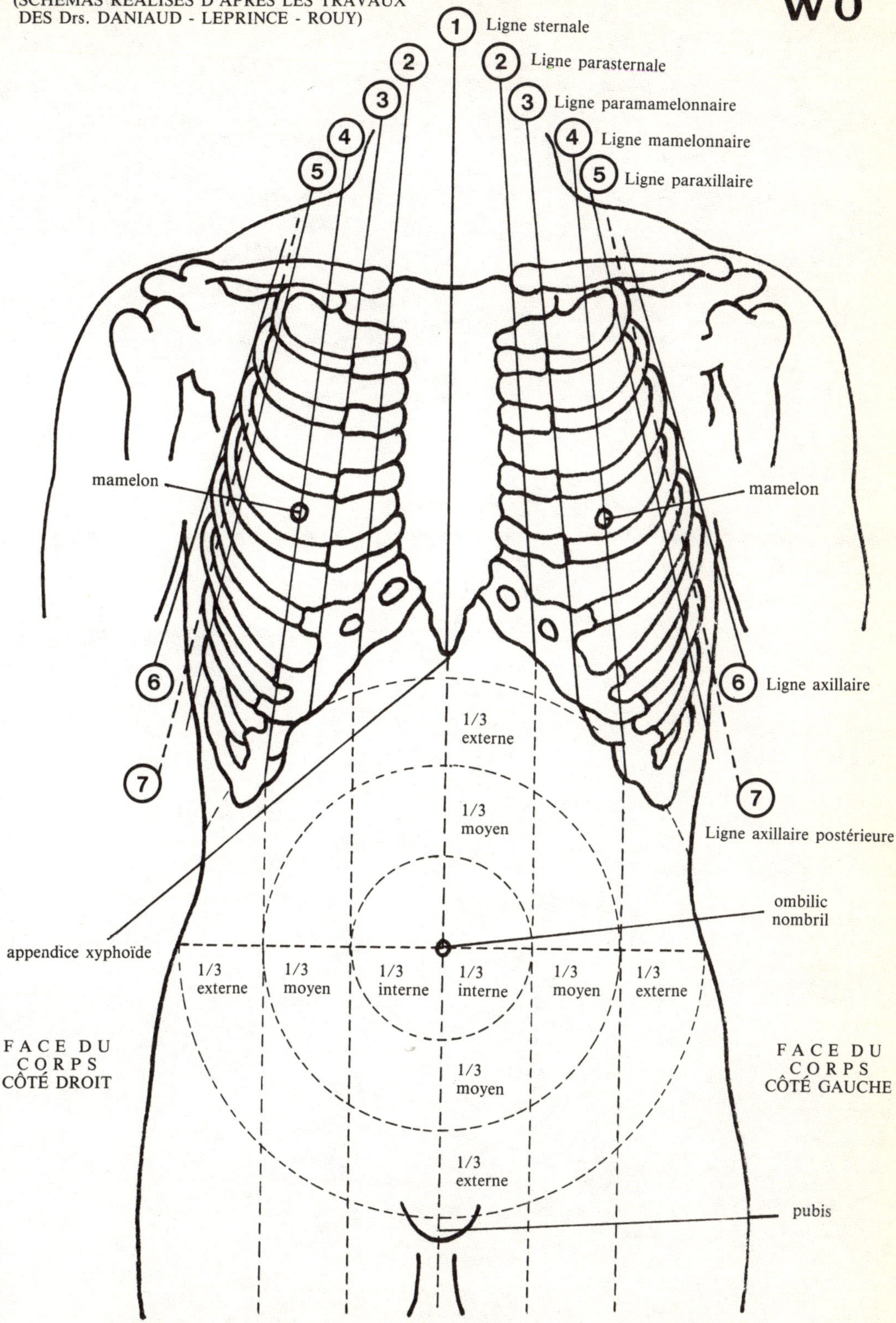

W O - SCHÉMA DES INDICATIONS ANATOMIQUES NÉCESSAIRES AU REPÈRE DE LA POSITION DES POINTS SENSIBLES DE WEIHE

WW

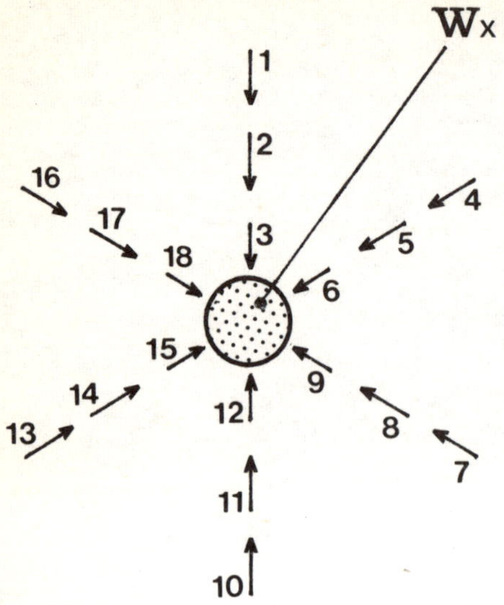

W W - RECHERCHE PAR TECHNIQUE DITE
"DU PIANOTAGE" DU POINT DE WEIHE

La zone centrale hachurée représente en grandeur réelle approximative la zone cutanée "W x" présumée douloureuse découverte par la pression digitale.
Dans la pratique, pour vérifier son hypothèse ou son intuition, le thérapeute tapote avec son index des zones successives, dans l'ordre des numéros, en allant de l'extérieur vers l'endroit théorique indiqué par la position anatomique du point de WEIHE

W1

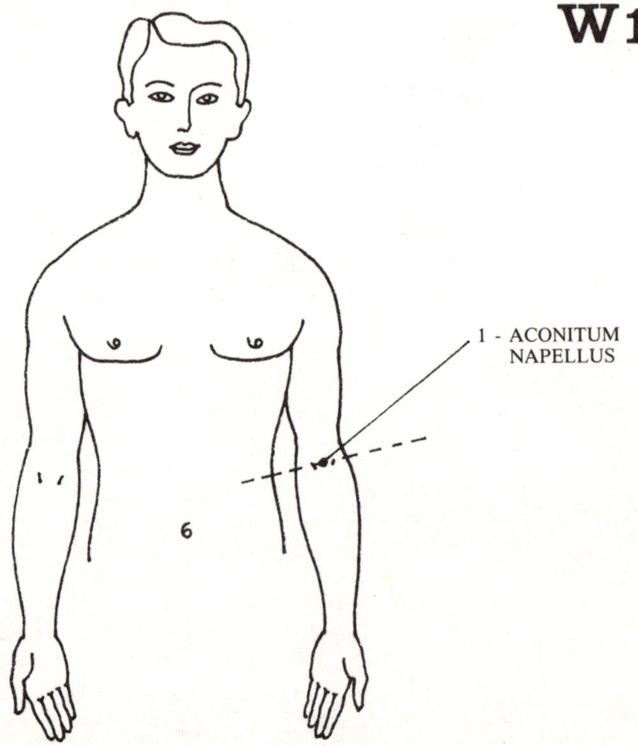

W 1 - CORPS VU DE FACE

W2

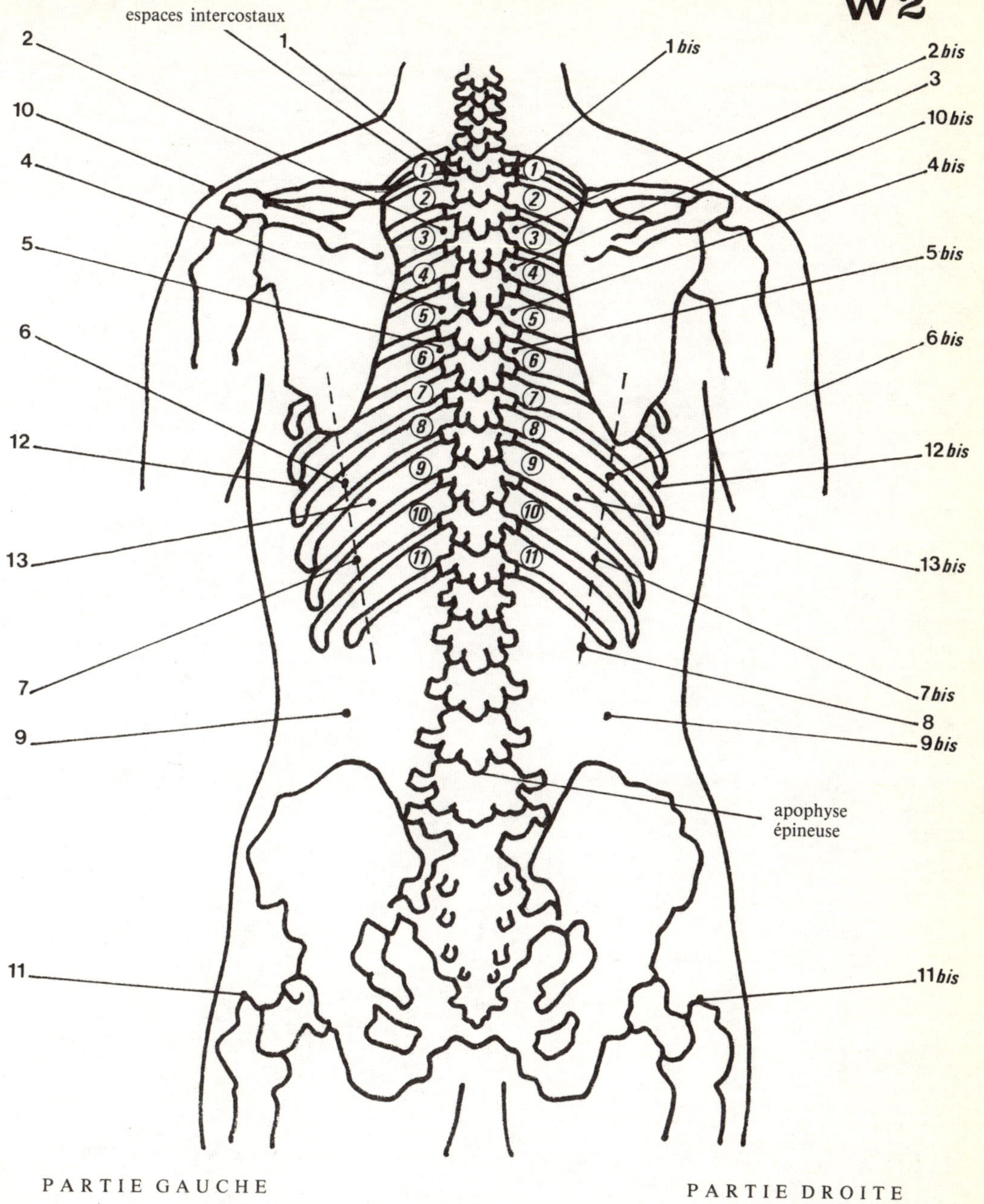

DOS DU CORPS

POINTS SYMÉTRIQUES (DEUX CÔTÉS DU CORPS)

1 et 1 bis PHELLANDRIUM
2 et 2 bis ANTIMONIUM TARTARICUM - MILLEFOLIUM
4 et 4 bis GELSEMIUM
5 et 5 bis PHYTOLACCA (voir aussi 13 et 13 bis)
6 et 6 bis TEREBENTHINA
7 et 7 bis CAPSICUM - SOLIDAGO - THLASPI BURSA PASTORIS
9 et 9 bis COCCUS CACTI
10 et 10 bis SEPIA
11 et 11 bis COLOCYNTHIS
12 et 12 bis CAUSTICUM
13 et 13 bis PHYTOLACCA (voir aussi 5 et 5 bis)

PARTIE DROITE

3 AGARICUS
8 CANTHARIS

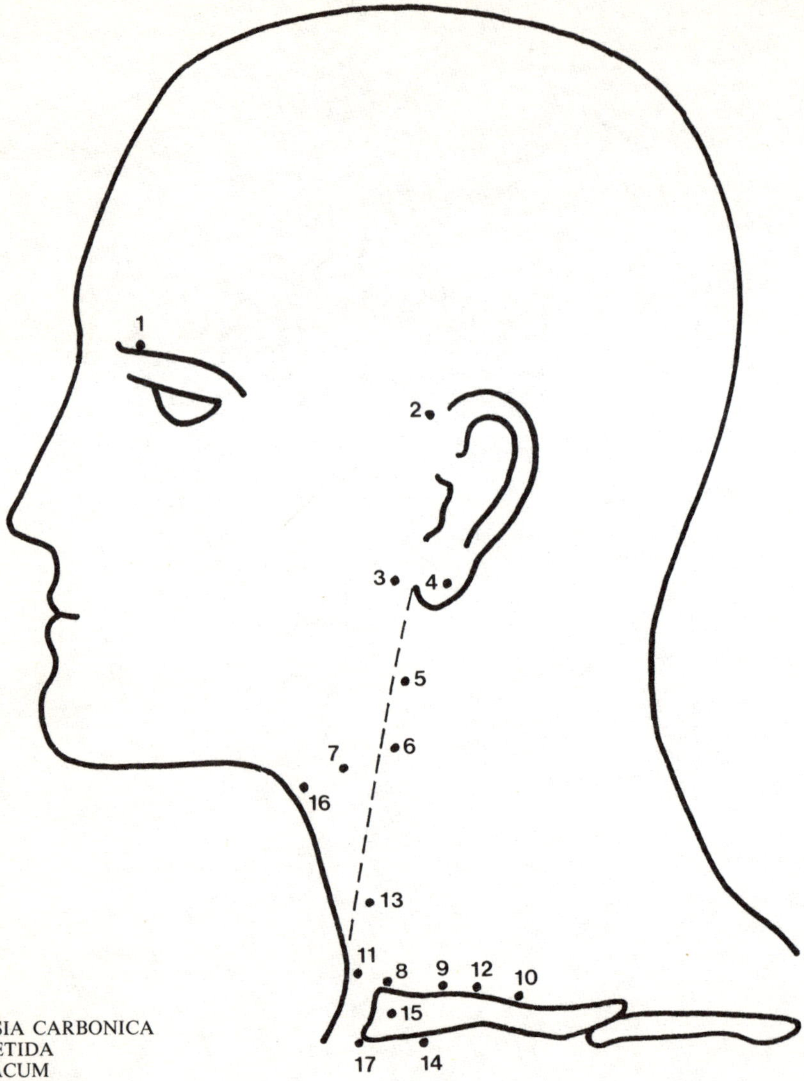

1 MAGNESIA CARBONICA
2 ASA FOETIDA
3 TARAXACUM
4 TABACUM
5 TONKA (ou TONGO)
6 BELLADONA
7 CONIUM MACULATUM
8 LACHESIS
9 HYOSCYAMUS
10 NITRICUM ACIDUM
11 ASARUM
12 ACIDUM FLUORICUM
13 CICUTA VIROSA
14 RANUNCULUS SCELERATUS (ne pas confondre avec RANUNCULUS BULBOSUS)
15 SCROFULARIA NODOSA
16 SYMPHYTUM
17 THERIDION

POINTS DE WEIHE SITUÉS SUR LA TÊTE

PARTIE GAUCHE

W4

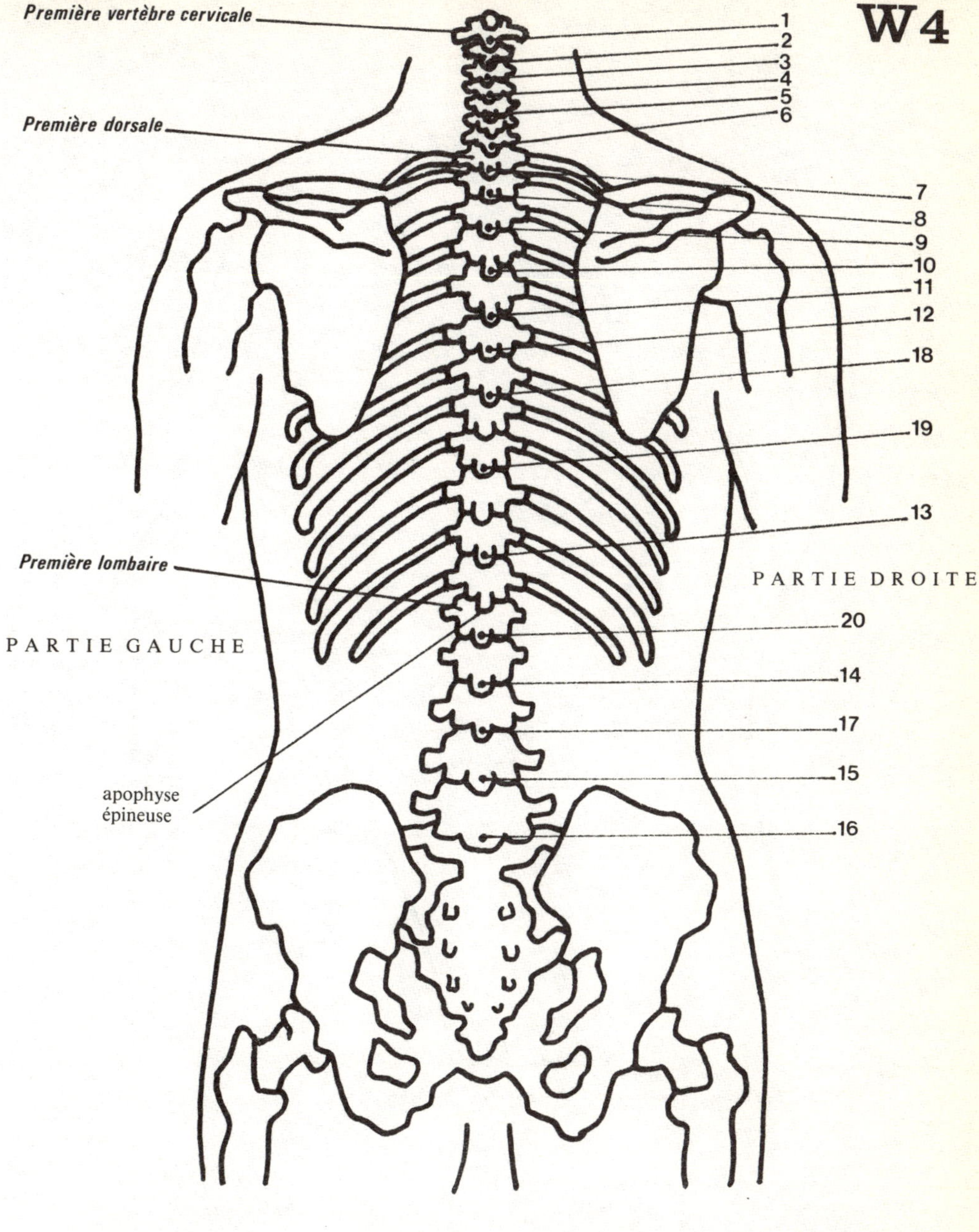

DOS DU CORPS

POINTS SENSIBLES DE WEIHE SITUÉS SUR L'APOPHYSE ÉPINEUSE DES VERTÈBRES CERVICALES, DORSALES ET LOMBAIRES

1 RHUS RADICANS
2 CUPRUM ARSENICOSUM
3 MENYANTHES
4 LATHYRUS - CHENOPODIUM
5 ASCLEPIAS TUBEROSA
6 CARBONEUM SULFURATUM
7 PICRICUM ACIDUM
8 COCA
9 PARIS QUADRIFOLIA
10 CORALLIUM RUBRUM - CYTISUS LABURNUM
11 TELLURIUM
12 OSMIUM
13 BUFO
14 ARGENTUM NITRICUM
15 URANIUM NITRICUM
16 HYPERICUM
17 SELENIUM
18 SENECIO AUREUS
19 SIZYGIUM
20 SULFUR IODATUM

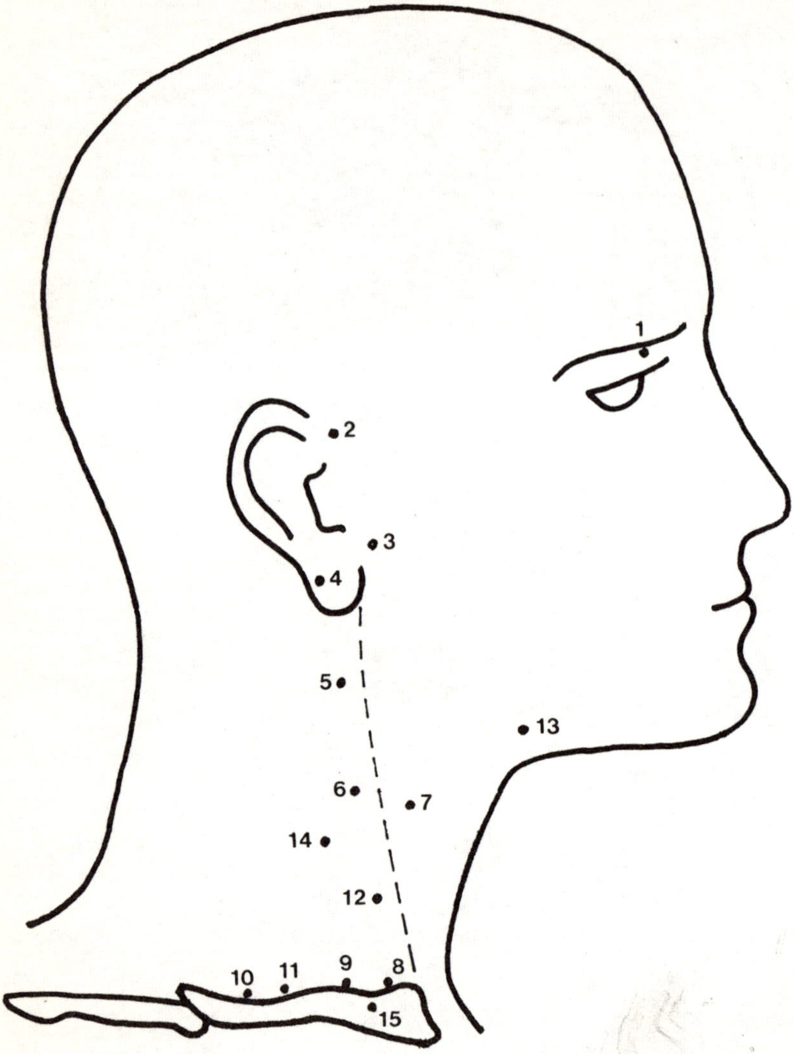

POINTS DE WEIHE SITUÉS SUR LA TÊTE

PARTIE DROITE

1 MERCURIUS CORROSIVUS
2 APIS MELLIFICA
3 COFFEA
4 SABINA
5 BARYTA CARBONICA
6 STRAMONIUM
7 PETROLEUM
8 MURIATICUM ACIDUM
9 ZINCUM
10 CALCAREA CARBONICA
11 ACIDUM OXALICUM
12 BADIAGA
13 CALENDULA
14 VERBASCUM
15 SCROFULARIA NODOSA

W6

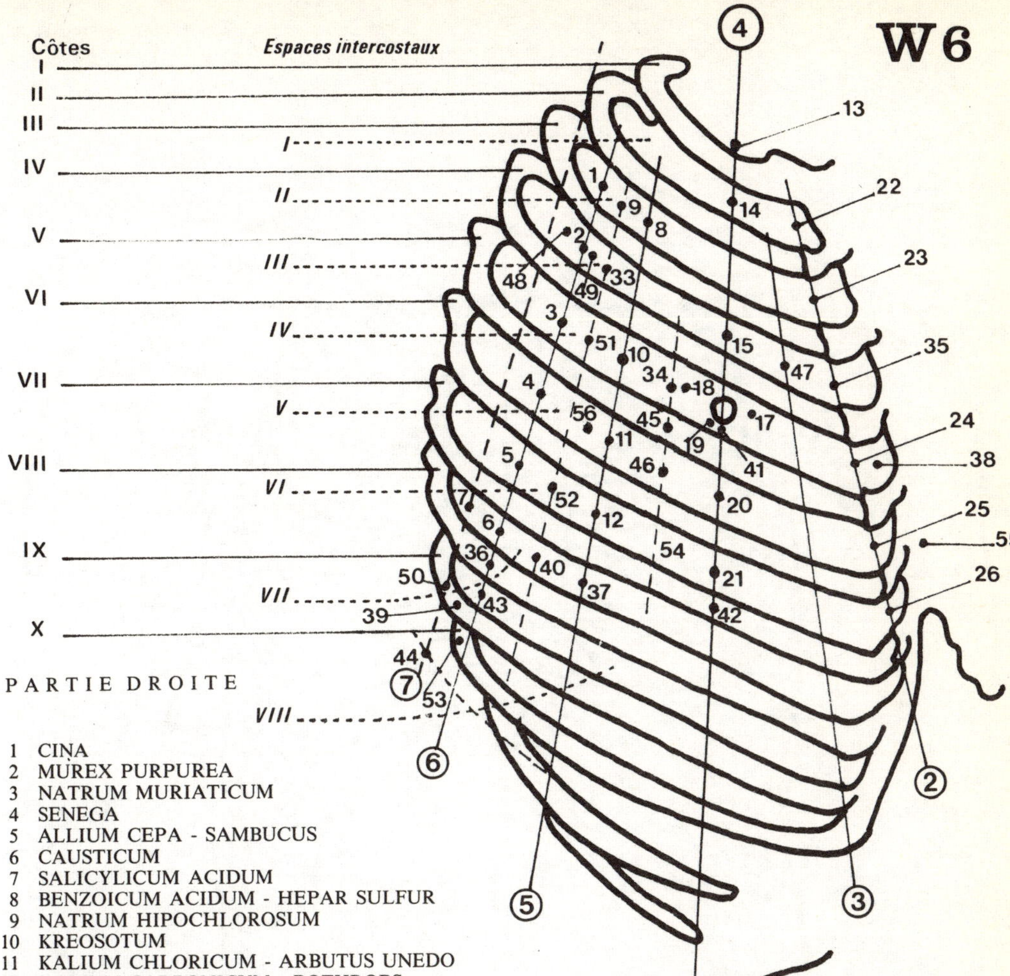

PARTIE DROITE

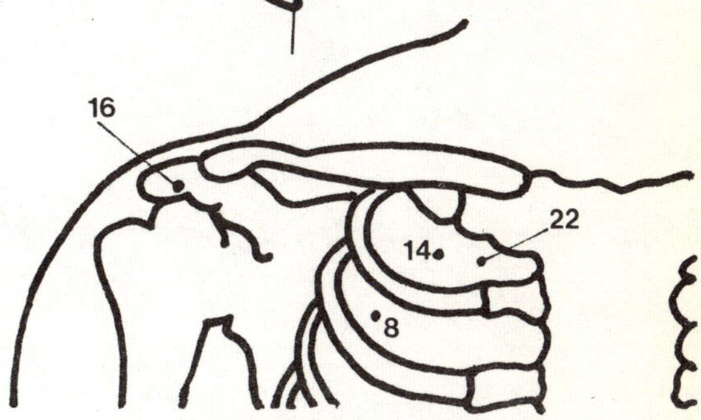

1 CINA
2 MUREX PURPUREA
3 NATRUM MURIATICUM
4 SENEGA
5 ALLIUM CEPA - SAMBUCUS
6 CAUSTICUM
7 SALICYLICUM ACIDUM
8 BENZOICUM ACIDUM - HEPAR SULFUR
9 NATRUM HIPOCHLOROSUM
10 KREOSOTUM
11 KALIUM CHLORICUM - ARBUTUS UNEDO
12 KALIUM CARBONICUM - BOTHROPS
13 MURIATICUM ACIDUM
14 ARNICA
15 DROSERA - SANGUINARIA
16 SEPIA
17 MANGANUM
18 COBALT
19 STRONTIUM CARBONICUM - NICOLLUM
20 NUX MOSCHATA
21 STICTA PULMONARIA
22 BORAX
23 LYCOPODIUM
24 GLONOÏNUM
25 GRAPHITES
26 CRATAEGUS
27 (voir W 7 - 27)
28 (voir W 7 - 28)
29 (voir W 7 - 29)
30 (voir W 7 - 30)
31 (voir W 7 - 31)
32 (voir W 7 - 32)
33 ARALIA RACEMOSA
34 ARANEA DIADEMA - LAC CANINUM - MAGNESIA PHOSPHORICA
35 AMBRA GRISEA
36 BOVISTA
37 CADMIUM SULFURICUM - KALIUM SULFURICUM
38 CAMPHORA
39 CARBO ANIMALIS
40 CROTALUS HORRIDUS
41 IODOFORMUM
42 ELAPS CORALLINUS
43 KALIUM BROMATUM
44 KALIUM IODATUM
45 KALIUM PHOSPHORICUM
46 LIMULUS
47 NATRUM ARSENICOSUM
48 NATRUM HYPOPHOSPHOROSUM
49 PLANTAGO
50 SECALE CORNUTUM
51 SINAPIS ALBA
52 SPIRANTHES
53 TEUCRIUM MARUM
54 VESPA
55 ZEA ITALICA
56 ZIZIA (synonyme : THASPIUM)

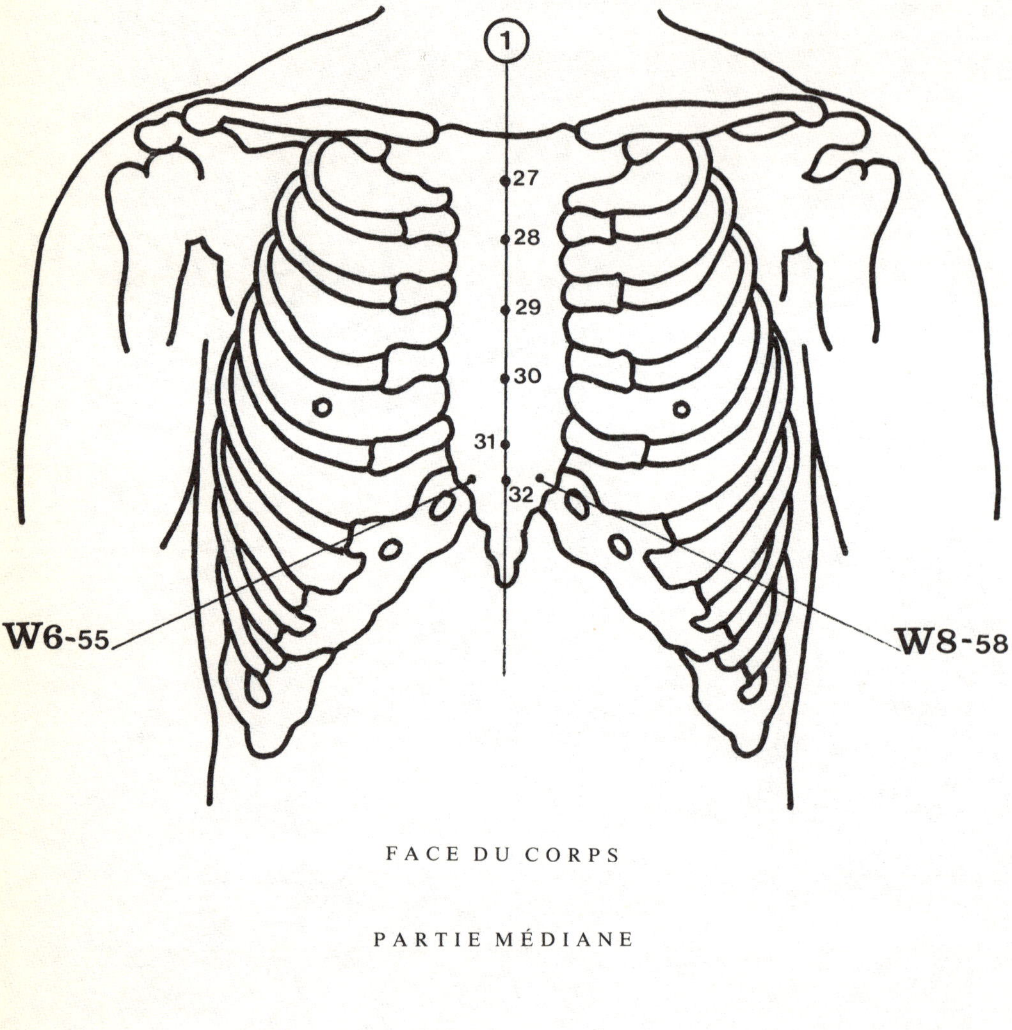

FACE DU CORPS

PARTIE MÉDIANE

27 BROMIUM
28 CALCAREA IODATA
29 MERCURIUS IODUS RUBER
30 RAPHANUS
31 ARGENTUM METALLICUM
32 PHOSPHORUS

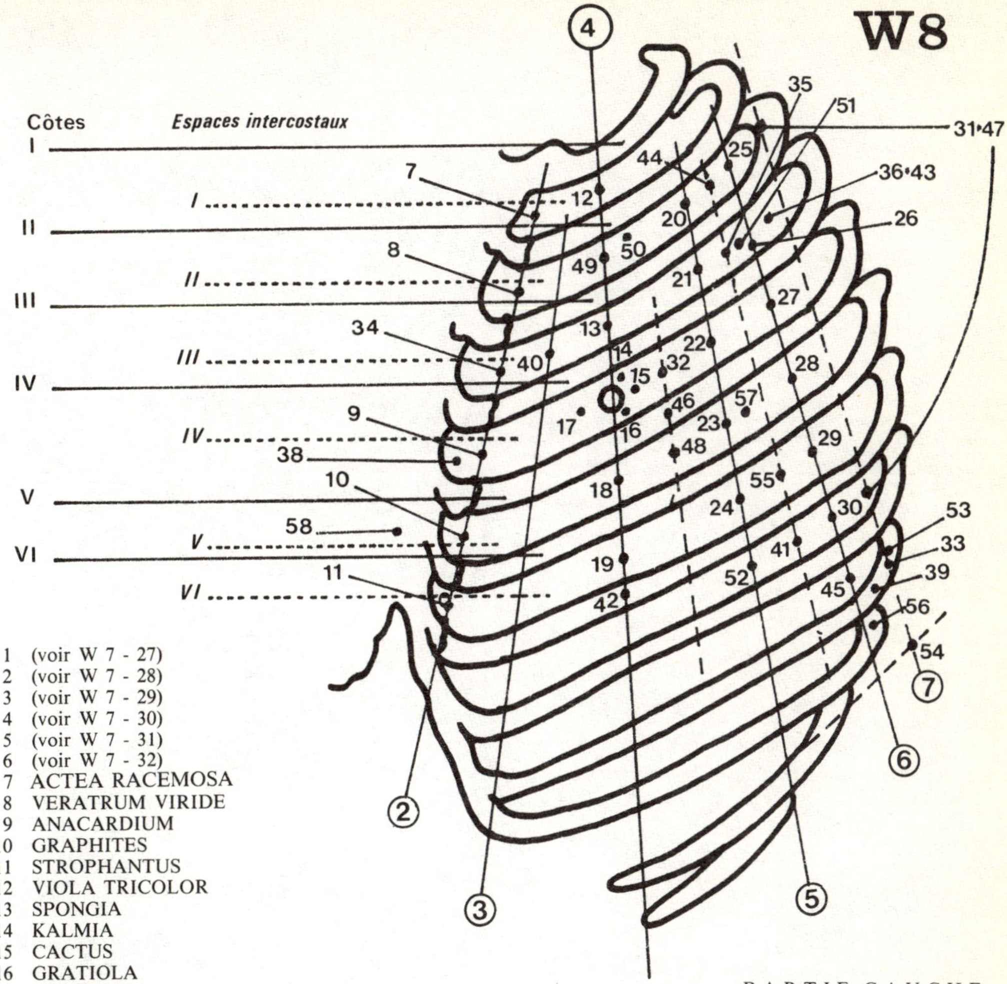

PARTIE GAUCHE

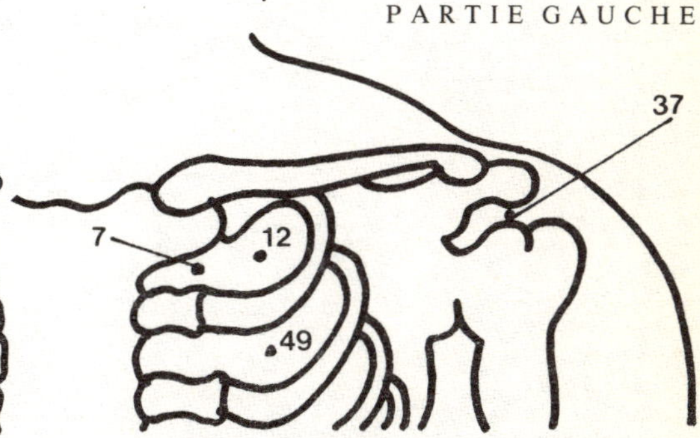

1 (voir W 7 - 27)
2 (voir W 7 - 28)
3 (voir W 7 - 29)
4 (voir W 7 - 30)
5 (voir W 7 - 31)
6 (voir W 7 - 32)
7 ACTEA RACEMOSA
8 VERATRUM VIRIDE
9 ANACARDIUM
10 GRAPHITES
11 STROPHANTUS
12 VIOLA TRICOLOR
13 SPONGIA
14 KALMIA
15 CACTUS
16 GRATIOLA
17 LOBELIA
18 EVONYMUS
19 ADONIS VERNALIS
20 EUPHRASIA
21 RATANHIA
22 SABADILLA
23 KALIUM CHLORICUM - ARBUTUS UNEDO
24 KALIUM CARBONICUM
25 LEDUM PALUSTRE
26 CALCAREA SULFURICA
27 IRIS VERSICOLOR
28 OLEANDER
29 ARSENICUM IODATUM
30 CAUSTICUM - KALIUM ARSENICOSUM
31 RUMEX CRISPUS
32 ARANEA - MAGNESIA PHOSPHORICA
33 ACIDUM SULFURICUM
34 ANGUSTURA VERA
35 CALCAREA ARSENICOSA
36 CALCAREA FLUORICA
37 SEPIA
38 CAMPHORA
39 CARBO ANIMALIS
40 CONVALLARIA
41 CROTALUS CASCAVELLA
42 ELAPS CORALLINUS
43 EUPHORBIUM
44 GUAIACUM
45 KALIUM BROMATUM
46 KALIUM PHOSPHORICUM
47 RUMEX CRISPUS
48 LIMULUS
49 MEPHITIS PUTORIUS
50 PIPER METHYSTICUM
51 PLANTAGO
52 KALIUM SULFURICUM - SARSAPARILLA
53 SECALE CORNUTUM
54 KALIUM IODATUM
55 SPIRANTHES
56 TEUCRIUM MARUM
57 THASPIUM (synonyme : ZIZIA)
58 ZEA ITALICA

1)
2)
3)
4)
5) voir partie médiane
6) de W 10 - 1 à W 10 - 12
7)
8)
9)
10)
11)
12)
13 GUMMI GUTTAE
14 CHAMOMILLA
15 CHELIDONIUM
16 NATRUM SULFURICUM
17 BAPTISIA TINCTORIA
18 AESCULUS HIPPOCASTANUM
19 CARDUUS MARIANUS
20 AURUM
21 OPIUM
22 NUX VOMICA
23 BRYONIA
24 CALCAREA PHOSPHORICA
25 ALUMINA
26 BERBERIS
27 STANNUM
28 ANTIMONIUM CRUDUM
29 IGNATIA
30 MERCURIUS DULCIS
31 BALSAMUM PERUVIANUM - VIPERA REDI
32 PHOSPHORICUM ACIDUM
33 PLATINA
34 JUNIPERUS
35 PALLADIUM
36 RHODODENDRON
37 COLLINSONIA
38 FERRUM METALLICUM - VALERIANA
39 ACONITUM NAPELLUS
40 (voir W 10 - 40)
41 CARBOLICUM ACIDUM
42 (voir W 10 - 42)
43 (voir W 10 - 43)
44 CASCARILLA
45 (voir W 10 - 45)
46 CISTUS CANADENSIS
47 CROTON TIGLIUM
48 CYCLAMEN
49 (voir W 10 - 49)
50 CANNABIS INDICA
51 (voir W 10 - 51)
52 JACARANDA
53 JALAPA
54 JATROPHA
55 QUASSIA
56 (voir W 10 - 56)
57 RUTA GRAVEOLENS
58 USTILAGO MAIDIS
59 VANADIUM
60 VIBURNUM OPULUS
61 HELONIAS

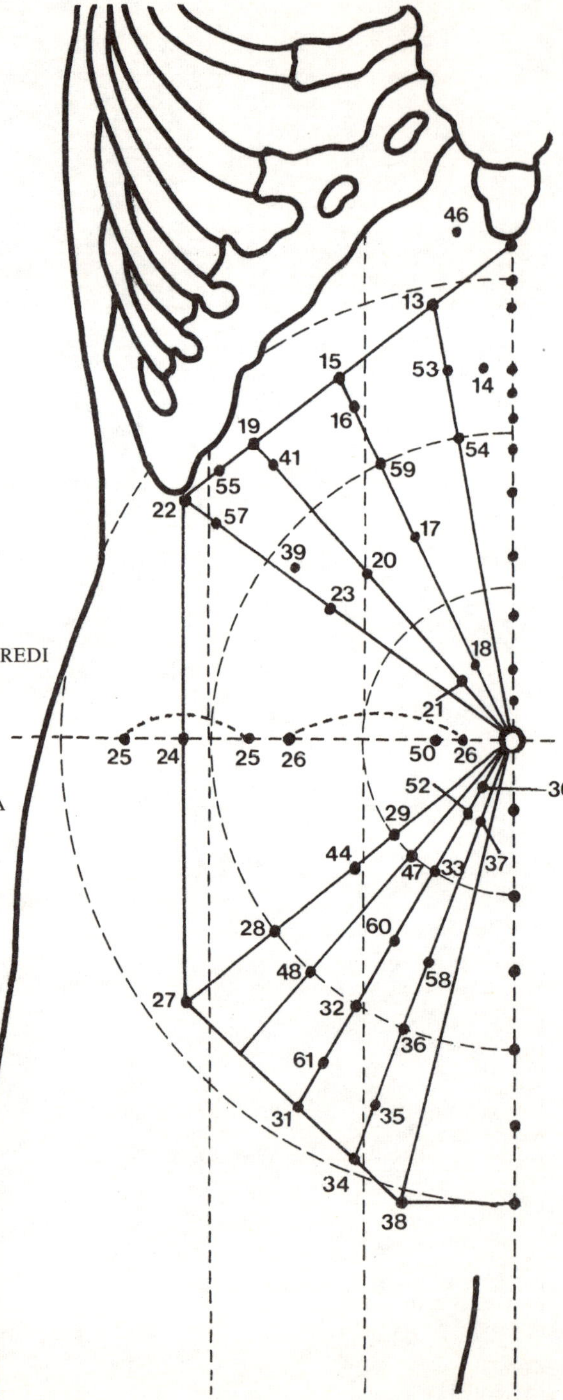

PARTIE DROITE

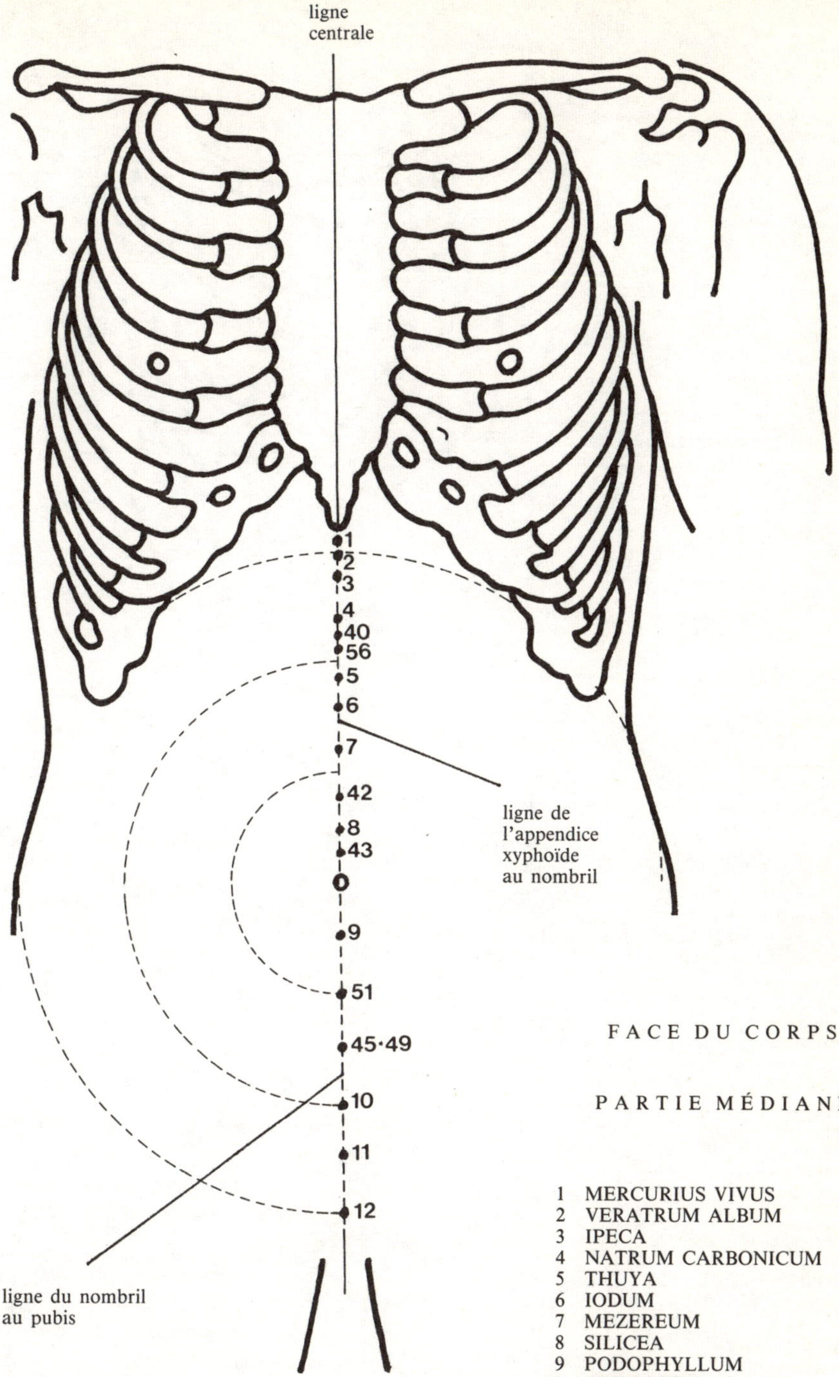

FACE DU CORPS

PARTIE MÉDIANE

1 MERCURIUS VIVUS
2 VERATRUM ALBUM
3 IPECA
4 NATRUM CARBONICUM
5 THUYA
6 IODUM
7 MEZEREUM
8 SILICEA
9 PODOPHYLLUM
10 HYDRASTIS
11 RHUS TOXICODENDRON
12 FERRUM IODATUM
40 ACIDUM HYDROCYANICUM
42 CALADIUM SEGUINEUM
43 FERRUM IODATUM
45 CAULOPHYLLUM
49 DIGITALIS PURPUREA
51 HAMAMELIS
56 RHEUM

W 11

1)
2)
3)
4)
5) voir partie médiane
6) de W 10 - 1 à W 10 - 12
7)
8)
9)
10)
11)
12)
13 ARSENICUM ALBUM
14 COCCULUS
15 CARBO VEGETABILIS
16 SULFUR
17 DULCAMARA
18 EUPATORIUM
19 SQUILLA
20 NATRUM PHOSPHORICUM
21 HELLEBORUS
22 CHINA
23 STAPHYSAGRIA
24 CALCAREA PHOSPHORICA
25 ALUMINA
26 SEPIA
27 STANNUM
28 CANNABIS SATIVA
29 RANUNCULUS BULBOSUS
30 PLUMBUM
31 BALSAMUM PERUVIANUM
32 CUPRUM
33 KALIUM BICHROMICUM
34 JUNIPERUS
35 MERCURIUS IODATUS FLAVUS
36 PULSATILLA
37 ALOE
38 FERRUM METALLICUM
39 ABROTANUM
40 (voir W 10 - 40)
41 BISMUTHUM
42 (voir W 10 - 42)
43 (voir W 10 - 43)
44 CEANOTHUS AMERICANUS
45 (voir W 10 - 45)
46 CEDRON
47 AMMONIUM CARBONICUM
48 COLCHICUM
49 (voir W 10 - 49)
50 CROCUS SATIVUS
51 (voir W 10 - 51)

53 SPIGELIA - LACTUCA VIROSA
54 NAJA
55 QUERCUS ROBUR
56 (voir W 10 - 56)
57 SUMBUL
58 VERATRUM ALBUM

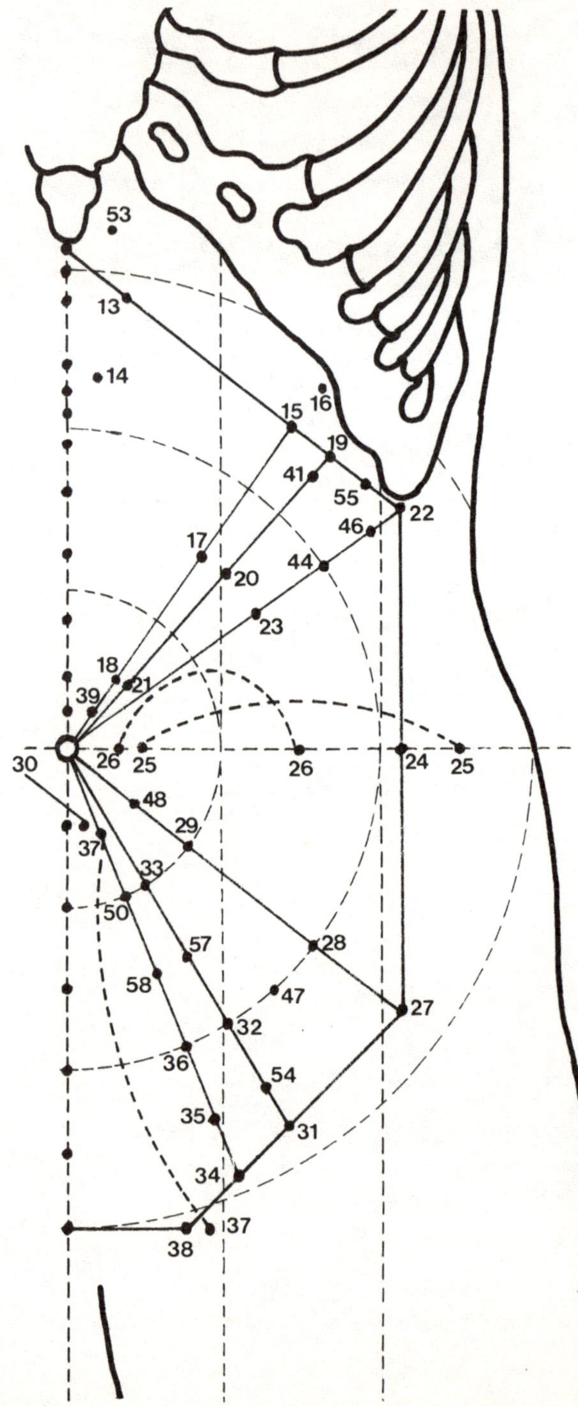

PARTIE GAUCHE

Matière médicale simplifiée

1. **ACONITUM NAPELLUS** Aconit napel - Renonculacées
   - — agitation physique, anxiété, angoisse
   - — peur de la mort
   - — désir d'être soigné immédiatement
   - — peur de l'obscurité, de la foule, de traverser la rue
   - — coléreux, querelleur
   - — peau sèche, rouge, brûlante
   - — température élevée, soif vive, désir d'eau froide
   - — suite de refroidissement par vent froid et sec
   - — congestion aiguë
   - — aggravation vers minuit
   - — sensibilité à la lumière
   - — souffrances mal tolérées

   * **PRÉCAUTIONS D'EMPLOI :** Ne pas utiliser chez les vieillards hypertendus (Dr THIBAULT)

2. **ACTEA RACEMOSA** (synonyme : CIMICIFUGA) Actée en grappe - Renonculacées
   - — faiblesse, irritabilité
   - — hallucinations
   - — phobies diverses (peur de tomber folle)
   - — grande loquacité
   - — troubles mentaux et utérins : plus les règles sont abondantes, plus les troubles sont forts
   - — spasmes, crampes et raideurs musculaires ; douleur dans la nuque
   - — amélioration au grand air et en mangeant

3. **AESCULUS HIPPOCASTANUM** Marronnier d'Inde - Hippocastanées
   - — problèmes de circulation : hémorroïdes, varices
   - — troubles congestifs de la circulation veineuse
   - — alternance de troubles pharyngés et hémorroïdaires ; rhino-pharyngite
   - — hémorroïdes qui saignent peu, sensation de brûlure, démangeaison, piqûre
   - — amélioration par le froid et aggravation par la chaleur
   - — douleur lombo-sacrée, lumbago avec douleur en battement

4. **AETHUSA CYNAPIUM** Petite Ciguë - Ombellifères
   - — faiblesse, amaigrissement, prostration
   - — intolérance du nourrisson pour le lait aussitôt vomi
   - — diarrhée verte ; aphtes des bébés, convulsions dentaires
   - — écolier de constitution faible et manquant d'attention
   - — migraine se terminant par une diarrhée
   - — suppression des règles après un bain chaud

5. **ALLIUM CEPA** Oignon - Liliacées
   - — remède du coryza : larmoiement doux, écoulement nasal excoriant le nez et la lèvre supérieure
   - — éternuements violents et fréquents
   - — enrouement avec toux sèche
   - — aggravation dans une chambre chaude, amélioration au grand air
   - — action diurétique, diminue les œdèmes
   - — calme les douleurs des moignons amputés

   * **PRÉCAUTIONS D'EMPLOI :** attention aux risques de sinusites par blocage des éliminations nasales si le remède est donné par trop fréquemment (Dr ZISSU).

6. **ALOE SOCOTRINA** Aloès-Liliacées

— aversion pour tout travail intellectuel
— face congestionnée, lèvres rouges
— libère la circulation hépatique, décongestionne le foie
— troubles de l'intestin et du rectum
— sensation de pesanteur dans le bas-ventre et la région rectale
— insécurité du sphincter anal : selle involontaire en expulsant un gaz
— hémorroïdes en grappes de raisin
— diarrhée impérieuse et matinale
— ténesme rectal
— abdomen pesant, chaud et ballonné

7. **AMBRA GRISEA** Ambre gris

— médicament "nerveux"
— troubles psychiques avec impressionnabilité et timidité anormale
— le moindre événement bouleverse le sujet
— peur de la foule, désir de solitude
— la musique aggrave les symptômes
— toux et insomnie nerveuses

8. **ANACARDIUM ORIENTALE** Anacarde d'Orient-Térébinthacées

— impulsions contradictoires
— caractère soupçonneux, croit qu'il est poursuivi
— dépression nerveuse après excès de travail intellectuel
— médicament d'action digestive et nerveuse
— amélioration du psychisme en mangeant
— perte de mémoire après fatigue cérébrale
— convient aux étudiants en période d'examens
— constipation avec besoins fréquents mais inefficaces

* **PRÉCAUTIONS D'EMPLOI :** Ne pas utiliser les très basses dilutions (décimales 1, 2, voire 3 CH) chez des individus sensibles sous peine d'aggravation des troubles (cf. Dr. BOERICKE).

9. **ANTIMONIUM CRUDUM** Trisulfure d'antimoine

— grand remède de l'appareil digestif
— jeune femme triste et sentimentale
— ne peut supporter d'être regardé ou touché
— aversion pour le bain froid qui aggrave les troubles
— langue recouverte d'un enduit blanchâtre, crayeux
— amélioration par la chaleur, mais aggravation par la chaleur rayonnante (celle d'un poêle par exemple)
— malaises produits par exposition au soleil
— aggravation par le froid et l'humidité
— extrême sensibilité de la plante des pieds (indurations cornées)
— somnolence des vieillards
— coqueluche, grippe à forme digestive (langue blanche)
— remède souvent prescrit contre l'obésité

10. **ANTIMONIUM TARTARICUM** Tartre stibié - Emétique

— remède de l'appareil pulmonaire
— tendance invincible au sommeil
— extrême faiblesse avec tremblement
— nausées constantes
— vomissements pénibles avec suffocation et peur de mourir
— vertiges dès que l'on soulève la tête de l'oreiller
— aggravation la nuit
— pouls rapide mais faible, presque imperceptible
— encombrement des bronches et difficulté d'expulser les mucosités
— toux grasse avec langue chargée
— aversion pour le lait et désir de choses acides

11. **APIS MELLIFICA** Venin d'abeilles

— se désespère sans raison, triste et mélancolique
— sensation d'inconscience
— ne peut s'empêcher de crier ; cris encéphaliques
— laisse tomber les objets de ses mains
— violence des symptômes d'apparition brusque
— absence de toute soif
— douleurs piquantes et brûlantes
— aggravation par la chaleur, amélioration par les applications froides
— douleurs dans l'ovaire droit
— œdèmes, surtout ceux à teinte rosée
— arrêt des règles suite à une frayeur
— engelures
— urticaire

* **PRÉCAUTIONS D'EMPLOI :** Ne pas utiliser les très basses dilutions (décimales, 1,2,3 CH) chez une femme enceinte sans avis médical (Cf. Dr VOISIN).

12. **ARANEA DIADEMA** Epeira Diadema - Araignée

— épuisement avec désir d'être couché
— sensation comme si les mains et les avant-bras étaient gonflés et lourds
— douleurs qui reviennent périodiquement
— sensation de froid glacé dans les os
— aggravation de tous les symptômes par l'humidité
— amélioration en fumant
— rate légèrement augmentée de volume
— névralgies périodiques très douloureuses
— rhumatismes avec fièvre suite à séjour dans un lieu humide
— douleurs profondes dans les bras, les tibias, les talons

13. **ARGENTUM NITRICUM** Nitrate d'argent

— action profonde du remède sur le système nerveux central
— sujets nerveux, impulsifs, agités, toujours pressés : rien ne va assez vite !
— sensation d'une écharde dans la gorge
— aggravation par la chaleur
— irritation des muqueuses : remède des ulcères d'estomac
— grand remède des vertiges (FARRINGTON)
— aérophagie avec éructations bruyantes chez les anxieux
— palpitations aggravées couché sur le côté droit
— névralgie des ovaires, surtout le gauche
— flatulences
— diarrhée verte des nourrissons (comme des épinards hachés)
— irritation laryngée ; enrouement des orateurs

14. **ARGENTUM METALLICUM** Argent

— anxieux au sujet de sa santé
— faiblesse mentale ; aversion pour parler, irritabilité
— réactions vives au chagrin comme à la joie
— sensation de vide dans la tête avec faiblesse et vertiges le matin au réveil
— sécheresse de la bouche
— pharyngite chronique
— démangeaison dans l'intérieur de l'oreille, se gratte jusqu'au sang
— toux avec rejet de mucosités grisâtres
— grande faiblesse dans la poitrine
— douleur dans le testicule droit et dans l'ovaire gauche

15. **ARNICA** Arnica des montagnes - Composées

— ARNICA partage avec NUX VOMICA la "royauté" des remèdes homéopathiques.

En face d'une affection pour laquelle vous ne savez quoi donner, l'un ou l'autre de ces remèdes, prescrits en 7 CH (4 ou 5 granules) feront merveille ! Ce sont "les bonnes à tout faire de l'Homéopathie". Ayez toujours ces remèdes à votre disposition.

— sujet morose, ne veut pas qu'on lui parle ou qu'on l'approche - veut rester seul
— remède des traumatismes ; traumatismes physiques et fatigue musculaire (en 4 CH ou 5 CH), fatigue intellectuelle, chagrins, chocs psychiques (en 7 ou 9 CH)
— remède d'état général pour personnes déprimées
— surmenage nerveux ; devient un "tranquillisant" pris en haute dilution : 9, 12 CH
— sensation de contusion, de meurtrissure (physique ou morale)
— fatigue musculaire
— affections cardiaques
— coqueluche
— vertiges avec état nauséeux
— fièvres avec sécrétions putrides
— le lit paraît trop dur aux sujets qui ont besoin de ce remède
— éruptions symétriques sur le corps
— visage chaud, le nez et le reste du corps sont froids
— ecchymoses au moindre contact

16. **ARSENICUM ALBUM** Anhydride arsénieux

— remède du système nerveux, de la peau, des muqueuses
— anxiété ; agitation avec peur de la mort
— sujets épuisés par le moindre effort
— dépression
— frilosité
— soif inextinguible, fréquente mais par petites quantités
— les troubles reviennent tous les 2 jours
— douleurs brûlantes, "comme par des charbons ardents" : mais paradoxalement améliorées par la chaleur
— aggravation de minuit à trois heures du matin, avec peur de la mort
— asthme de minuit à trois heures du matin
— affections cardiaques
— anémie
— engelures
— états graves
— intoxications alimentaires (botulisme, moules)

17. **ARUM TRIPHYLLUM** Gouet - Aroïdées

— malade abattu et prostré
— maladies fébriles à forme grave
— irritation des muqueuses du pharynx
— gorge à vif
— se gratte constamment l'intérieur des narines et se mordille les lèvres jusqu'au sang
— remède diurétique
— toux avec sensation que tout est à vif dans la poitrine
— aggravation par la chaleur
— coryza brûlant excoriant les narines et la lèvre supérieure
— enrouement
— aphonie ; remède des chanteurs et des orateurs

18. **AURUM METALLICUM** Or

— forte dépression avec dégoût de vivre
— idées obsédantes de suicide
— grand remède de la mélancolie
— remède du terrain syphilitique
— affections cardiaques

— état congestif des hypertendus
— palpitations violentes
— bouffées de chaleur
— sensation que le cœur va s'arrêter de battre ; reprend alors avec de violents battements
— aggravation par le froid et amélioration par la chaleur
— douleurs osseuses aggravées la nuit et l'hiver
— affections oculaires
— enflure douloureuse du testicule droit

* **PRÉCAUTIONS D'EMPLOI :** Chez des malades psychiques, à tendance dépressive voire suicidaire, réserver strictement ce remède à la prescription médicale.

19. **ASA FOETIDA** Ase fétide - Ombellifères

— sujets ayant souvent la face rouge, violacée, congestionnée
— sensibilité aux moindres impressions
— troubles nerveux d'origine spasmodique
— sensation de boule qui remonte dans l'œsophage
— oppression de la poitrine qui empêche de respirer après le repas ou les rapports sexuels
— douleurs profondes osseuses la nuit (tibias)
— sécrétions fétides
— flatulence excessive ; éructations fréquentes
— diarrhées fétides et irritantes
— régularise les règles des jeunes femmes grasses et rougeaudes

20. **BAPTISIA TINCTORIA** Indigo sauvage - Composées

— dépression nerveuse avec agitation extrême
— états infectieux avec faiblesse
— remède du tube digestif ; fétidité des excrétions
— "tout est putride dans BAPTISIA : haleine, selles, urines, sueurs...". (Dr VANNIER)
— amélioration par le repos, aggravation par le mouvement
— grippe intestinale
— diarrhée fétide et épuisante
— remède classique de la fièvre thyphoïde
— indiqué dans les spasmes de l'œsophage

21. **BARYTA CARBONICA** Carbonate neutre de baryum

— déficience aux âges extrêmes de la vie : enfant et vieillard
— très sensible au froid
— enfants lents à comprendre et à se mouvoir
— sensation d'une toile d'araignée sur le visage
— perte de mémoire : se perd dans les rues qu'il connaît, oublie les noms usuels
— aggravation par le froid et le matin
— artériosclérose, hypertension artérielle
— amygdalites, angines à répétition
— adénopathie sous-maxillaire
— excès de salivation nocturne
— fétidité de la sueur des pieds
— le sujet a toujours soif
— insuffisance ovarienne ; retard des règles

* **REMARQUE :** Attention ! ce remède, d'action lente, demande à être prescrit sur une longue durée

22. **BELLADONA** Atropa belladona - Solanacées

Nota : Ce remède est indiqué dès que l'on se trouve en présence d'un ensemble de symptômes que l'on peut résumer ainsi : "douleur-rougeur-tumeur-chaleur"
— peur de choses imaginaires
— violence des symptômes
— états inflammatoires : remède-type de la scarlatine
— délire furieux : le sujet a envie de mordre son entourage

— anxiété et désir de fuite : le malade cherche à sortir de son lit
— la vue de l'eau le rend furieux
— hypersensibilité de tous les sens
— amélioration par le repos et la chaleur
— aggravation par le moindre contact
— secousses musculaires pendant le sommeil
— pupilles dilatées ; photophobie : ne peut supporter la lumière
— langue sèche et enflée
— sécheresse du pharynx avec soif intense
— insomnie particulière : bien que le sujet tombe de sommeil, il ne peut trouver le sommeil
— angines : douleur vive en avalant, irradiant à l'oreille, surtout la droite

* **REMARQUE :** BELLADONA est un remède de "la tête" (on a dit que BELLADONA n'agissait pas sur les idiots !... Ce remède est surtout indiqué chez les intellectuels et les artistes).

23. **BELLIS PERENNIS** Pâquerette - Composées

— remède indiqué dans les traumatismes : BELLIS PERENNIS, ARNICA et CALENDULA forment le trio des plantes vulnéraires
— courbatures, lumbagos, torticolis
— le sujet se sent fatigué et veut rester au lit
— sensation de congestion dans le bas-ventre après surmenage ou coup de froid
— douleurs piquantes de la rate qui est augmentée de volume
— ecchymoses sensibles au toucher
— traumatismes des seins : préviendrait d'éventuelles tumeurs malignes
— insomnie : s'éveille de bon matin et ne peut se rendormir
— affections cutanées, furoncles (action bactéricide et anti-inflammatoire)

* **PRÉCAUTIONS D'EMPLOI :** Eviter de prendre ce remède le soir, car il procurerait de l'insomnie. (Dr. VOISIN)

24. **BERBERIS** Epine-vinette - Berberidées

Ce remède est un des plus grands draineurs de la pharmacopée homéopathique
— puissant diurétique, il est indiqué dans les troubles hépatiques et urinaires
— présence de sable rouge dans les urines
— faiblesse de mémoire
— anxiété au crépuscule
— le malade porte souvent les mains à sa tête
— coliques hépatiques
— coliques néphrétiques avec sensation de brûlure et de bouillonnement
— convient aux sédentaires gros-mangeurs
— douleurs qui changent de place (erratiques) aggravées par la station debout et le mouvement
— douleurs dans les cuisses et les hanches en urinant
— sensation de sable sous les paupières

25. **BORAX** Borate de soude

— symptôme curieux : crainte de tout mouvement de descente : chez les enfants, étant penchés en avant ; chez les adultes : escaliers, ascenseurs
— sursaute au moindre bruit
— grand remède des aphtes
— stomatite des bébés, muguet
— cystite et diarrhée infantiles
— nez rouge et luisant
— douleur dans le sein opposé durant l'allaitement
— règles douloureuses et abondantes
— leucorrhée brûlante

26. **BRYONIA** Bryone blanche - Cucurbitacées

— sécheresse de toutes les muqueuses (bouche et langue sèches)
— inflammation des séreuses
— soif de grandes quantités d'eau froide à de longs intervalles
— vertiges le matin en se levant
— douleurs aiguës, aggravées par le mouvement, améliorées par le repos et la pression forte
— le malade désire rester immobile pour ne pas souffrir
— céphalée du matin
— rhumatismes musculaires et articulaires
— constipation opiniâtre par sécheresse intestinale
— selles grosses, noires, très dures, comme brûlées
— pleurésies
— synovites
— point de côté

27. **CACTUS GRANDIFLORUS** Cactus à grandes fleurs - Cactacées

— remède des affections cardiaques : action sur le cœur et les vaisseaux sanguins
— sensation de constriction comme par des griffes ou par un étau dans n'importe quelle région du corps, mais surtout dans la région du cœur avec irradiation au bras gauche
— complications pulmonaires des affections cardiaques
— affections périodiques
— fièvre de 11 heures du matin, mais aggravation aussi des troubles à 11 heures du soir
— hypertrophie du cœur ; "cœur forcé" des sportifs
— céphalée avec sensation d'un poids lourd au sommet du crâne (vertex)
— rhumatismes des membres supérieurs
— hémorragies de sang noir
— angine de poitrine vraie ou fausse
— action sédative dans la dyspnée d'effort

28. **CALCAREA CARBONICA** Carbonate de chaux

— remède constitutionnel de l'enfance et de l'adolescence, semble ne plus agir à partir de la cinquantaine
— convient aux enfants indolents et frileux : enfants à grosse tête et gros ventre
— enfants ayant mauvaise mine, le teint pâle avec des excrétions et des sécrétions aigres
— tout est sur, aigre, hyper-acide : les sueurs, le goût, les éructations, les diarrhées, les vomissements et l'odeur générale du corps (sueurs aigres la nuit)
— sujets obèses, lymphatiques, apathiques, mous, lents à comprendre
— grande sensibilité au froid
— troubles osseux et déficiences de la croissance (rachitisme)
— amélioration quand le sujet est constipé
— enrouement le matin
— règles en avance, abondantes et longues
— arthritisme
— calculs rénaux (haute dilution)
— remède de terrain anti-vermiculaire : oxyures et ascaris

29. **CALCAREA FLUORICA** Fluorure de calcium

— indécision constante
— crainte de perdre sa fortune
— sujets hyper-minéralisés, très résistants à la tuberculose
— ossification vicieuse; les enfants justiciables de ce remède ne se tiennent pas droit
— faiblesse des tissus élastiques du corps, du système veineux
— symptômes aggravés par l'humidité et le froid
— entorses, varices
— douleurs lancinantes
— lumbagos chroniques

30. **CALCAREA PHOSPHORICA** Phosphate de chaux

— enfants qui grandissent trop vite, qui ne soutiennent pas l'effort car se fatiguent rapidement
— enfants agités qui ne se portent bien que l'été
— sujets peu résistants à la tuberculose
— aggravation par temps froid et humide
— troubles de la croissance, rachitisme
— restaure le tissu osseux ; est indiqué dans les fractures
— désir de viandes fumées et salées
— aggravation de ses souffrances en y pensant
— céphalées par le travail intellectuel
— douleurs dans le dos pendant les règles

31. **CAMPHORA** Huile de camphre - Lauracées

— agitation avec angoisse
— accès de suffocation brusque chez les vieillards
— extrême sensibilité au froid : frissons, sensation de froid glacial
— paradoxalement, le malade ne supporte pas d'être couvert et rejette ses couvertures
— collapsus, faiblesse et défaillance du cœur

* **REMARQUES :**

à dose homéopathique : "CAMPHORA"

- pris au début d'un refroidissement, "coupe" un rhume, un coryza, une grippe. Certains homéopathes d'autrefois recommandaient de l'avoir constamment sur soi (en 4 CH) et en prendre quelques granules au moindre coup de froid et pouvoir en donner également à ses enfants pour prévenir tout mal.
- le camphre antidote presque tous les remèdes homéopathiques.

à dose pondérable : "LE CAMPHRE"

- respiré à l'état naturel dans un flacon, supprime l'effet des remèdes. Il faut éviter son emploi externe (liniments, médicaments allopathiques, baumes pour frictions, etc...) lors d'un traitement homéopathique, **car cela suffit à le faire échouer**.

32. **CANTHARIS** Mouche cantharide

— excitation génitale intense
— hydrophobie
— irritation des muqueuses digestives et urinaires
— ulcérations brûlantes
— blocage rénal
— cystite avec douleur brûlante avant, pendant et après la miction
— besoins urgents d'uriner
— violent ténesme rectal et vésical
— éruptions vésiculaires douloureuses

33. **CAPSICUM ANNUUM** Piment rouge - Solanées

— aversion pour tout exercice ; désire rester tranquille, être couché et dormir
— inflammation des os et des muqueuses
— douleurs brûlantes et déchirantes
— sensation de brûlure des muqueuses
— nez et face rouges, mais froids
— douleurs irradiant à l'oreille
— frissons aussitôt après avoir bu
— ténesme accompagné de soif après chaque selle
— combat l'hyperchlorhydrie, est indiqué dans le pyrosis, les régurgitations acides
— remède préventif de l'ulcère gastrique
— rhyno-pharyngites
— hémorroïdes

34. **CARBO VEGETABILIS** Charbon végétal

— sujets dont la vitalité est en diminution (vieillards)
— convient aux organismes usés
— remède des états désespérés, d'extrême faiblesse, de l'agonie
— affections des vieillards
— dyspepsies flatulentes
— aérophagie
— symptômes aggravés au début de la nuit et par temps humide
— sueurs froides, tout le corps est froid ; face pâle, genoux glacés
— désir d'être éventé
— enrouement le soir
— hémorragies fréquentes de sang noir
— distensions du haut de l'abdomen avec douleurs constrictives dans la poitrine

35. **CARDUUS MARIANUS** Chardon bénit - Composées

— excellent draineur du foie : médicament des bilieux
— congestion du foie (lobe gauche)
— perte de mémoire
— triste et irritable
— aggravation en étant couché sur le côté gauche
— selles noires, en petits morceaux, difficiles à expulser
— urines jaune d'or
— taches jaunes sur le sternum
— nausées produites par la palpation du foie ou de la région hépatique

36. **CAULOPHYLLUM** Caulophylle - Berberidées

— remède surtout féminin
— intéresse la région utérine
— règles irrégulières, abondantes et douloureuses
— douleurs erratiques (qui se déplacent) des petites articulations
— grande faiblesse et impression de tremblement de tout le corps
— favorise le travail lors de l'accouchement
— évite l'hémorragie après l'accouchement

* **PRÉCAUTIONS D'EMPLOI :** Ne pas utiliser chez une femme enceinte sans prescription médicale.

37. **CAUSTICUM** Remède conçu par HAHNEMANN : mélange de chaux et de bisulfate de potasse

— affections chroniques
— altruiste : sensible aux malheurs des autres
— perte de mémoire : ne trouve pas le mot qui convient, bafouille en parlant
— anxiété, agitation au crépuscule
— faiblesse, parésie, paralysie
— douleurs brûlantes comme par de la chaux vive
— sensation de plaie à vif
— agitation continuelle des jambes la nuit
— vives brûlures à l'estomac
— toux sèche améliorée en buvant de l'eau froide
— incontinence d'urine
— rhumatismes chroniques
— ptosis (chute) de la paupière supérieure
— faiblesse générale ; amaigrissement progressif
— aggravation par le froid et l'humidité

38. **CEANOTHUS AMERICANUS** Céanothe américain - Rhamnacées

— dépression et faiblesse dans les genoux
— le sujet désire rester couché
— tremblement de tous les membres ; frissons tout le long du dos

— violente douleur dans l'hypocondre gauche
— action élective sur la rate - congestion de la rate
— ne peut se coucher sur le côté gauche
— palpitations et dyspnée

39. **CEDRON** Cédron - Simarubacées

— remède de la périodicité : tous les troubles reviennent ponctuellement, avec la régularité d'une horloge (par exemple : tous les jours à la même heure)
— dépression nerveuse après le coït
— convulsions pendant les règles
— migraines revenant tous les jours ou tous les deux jours, à 10 h du matin
— douleur brusque dans le pouce droit ou le pied droit
— supprime les bourdonnements d'oreilles causés par la prise de quinine

40. **CHAMOMILLA** Camomille matricaire - Synanthérées

— remède de médecine infantile
— enfants nerveux, capricieux ; l'enfant réclame un objet et n'en veut plus dès qu'il l'obtient
— toujours mécontent, jamais satisfait
— intolérance à la douleur
— une joue rouge et chaude, l'autre pâle et froide
— sueurs chaudes après le repas ou en s'endormant
— enfants agités, toujours en mouvement
— sujet amélioré quand on le porte (dans les bras ou en voiture)
— remède des troubles de la dentition
— insomnie des enfants nerveux

41. **CHELIDONIUM MAJUS** Grande Chélidoine - Papavéracées

— troubles hépatiques - congestion du foie : lobe droit
— lenteur de l'esprit, de la démarche et de la parole
— douleur dans l'angle inférieur de l'omoplate droite
— tout est jaune dans CHELIDONIUM : langue, peau et conjonctives, selles et urines
— malades aggravés dans la journée, améliorés la nuit
— vertiges avec tendance à tomber en avant

42. **CHINA** Quinquina - Rubiacées

— grand remède homéopathique des hémorragies
— est indiqué en présence de toute perte de liquide organique, quelle qu'en soit son origine : sang, urines, sueurs, diarrhées, etc...
— troubles en rapport avec problèmes hépatiques
— nervosité
— dyspepsie flatulente
— congestion du foie
— épuisement avec anémie et pâleur du visage
— soif de grandes quantités d'eau froide
— hypersensibilité aux bruits et aux odeurs

* **PRÉCAUTIONS D'EMPLOI :** Ne pas utiliser chez les cardiaques (Dr VANNIER).

43. **CLEMATIS ERECTA** Clématite dressée - Renonculacées

— irritation des muqueuses génito-urinaires
— enflure de la moitié droite du scrotum
— sensibilité du cordon spermatique droit et du testicule droit
— brûlure en urinant
— miction avec jet intermittent, comme si l'urètre était rétréci
— irritation des paupières
— tumeur douloureuse et indurée du sein
— névralgie dentaire violente

* **REMARQUE :** Ce remède a la curieuse propriété de dilater les vaisseaux (aussi bien le canal urinaire que les canaux lacrymaux).

44. **CLEMATIS VITALBA** Herbe aux Gueux - Renonculacées

— draineur veineux en cas de déficience veineuse
— ulcères variqueux superficiels s'étendant en surface
— ptose de l'estomac

45. **COCCULUS INDICUS** Coque du Levant - Ménispermées

— vertiges par mouvements de translation
— mal des voyages (voiture - mer - avion)
— vertiges en se levant du lit
— distension de l'abdomen avec douleurs aiguës
— faiblesse extrême durant les règles
— engourdissement des pieds en étant assis
— migraine avec nausées

46. **COCCUS CACTI** Cochenille

— appréhension avec grande tristesse
— remède de la toux avec mucosités filantes ; toux quinteuse qui réveille le malade vers minuit
— toux coqueluchoïde le matin au réveil
— toux améliorée dans un endroit froid ou en buvant un peu d'eau froide
— affections aiguës de l'appareil respiratoire
— hématuries avec caillots de sang noir

47. **COFFEA** Café - Rubiacées

— sujets hypersensibles à activité cérébrale intense
— personnes à humeur changeante ; tempérament nerveux, impressionnable
— symptômes aggravés par les émotions
— intolérance à la douleur
— insomnie tenace
— douleur dans l'hypocondre droit avec flatulences
— mal de dents soulagé par de l'eau glacée gardée dans la bouche

48. **COLCHICUM AUTUMNALE** Colchique - Liliacées

— diathèse urique
— remède convenant aux goutteux affaiblis
— douleur dans le gros orteil à 2 h du matin
— douleurs dans les petites articulations
— douleurs nocturnes qui se déplacent (erratiques)
— épuisement, prostration, sensation de froid intense
— sensation de froid de glace à l'estomac
— brûlures au creux épigastrique

49. **COLIBACILLINUM** Lysat obtenu à partir de cultures d'Escherichia Coli

— asthénie
— perte de mémoire
— colibacillose
— sent sa tête vide ; emploie souvent un mot pour un autre
— digestions lentes
— urines troubles, de mauvaise odeur
— gonflement unilatéral d'une paupière supérieure
— douleurs dans les petites articulations des doigts, lumbagos

* **REMARQUE :** Ce remède rend de grands services dans tous les troubles urinaires. Débloque les rétentions d'urines (en 7 ou 9 CH ; 8 granules)

50. **COLOCYNTHIS** Coloquinte - Cucurbitacées

— sujets extrêmement irritables, se mettent en colère pour un rien
— mauvais effets de la colère
— vertiges en tournant rapidement la tête (surtout à gauche)
— remède de toute douleur améliorée par la flexion ou la pression
— indiqué dans les coliques calmées en se pliant en deux
— coliques sèches (sans diarrhée)
— toutes sortes de coliques améliorées par la flexion ou la pression : intestinales, hépatiques, menstruelles
— lithiases biliaire et rénale
— lumbagos, sciatiques
— aggravation par le froid et la colère
— crampes douloureuses dans les membres
— sciatique gauche
— douleur dans l'ovaire gauche

51. **CONIUM MACULATUM** Grande ciguë - Ombellifères

— mélancolique, morose, taciturne
— incapable de soutenir un effort mental
— déteste le monde, mais ne peut rester seul
— grand remède des vertiges, de tous les vertiges, surtout ceux aggravés par la position couchée
— faiblesse, paralysie
— impuissance génitale
— éjaculation prématurée lors des rapports sexuels
— induration glandulaire
— seins enflés, durs, douloureux avant les règles
— constipation : va à la selle un jour sur deux
— larmoiement excessif, photophobie intense
— ptosis (chute de la paupière supérieure)
— éructations acides
— désir de sel, aversion pour le lait
— sueurs abondantes dès qu'il s'endort
— oreillons

52. **CUPRUM METALLICUM** Cuivre

— épuisement mental par surmenage et manque de sommeil
— contractures, crampes, convulsions avec grande faiblesse et périodicité des troubles
— convulsions à début et à terminaison brusques
— tremblements, secousses pendant le sommeil
— convulsions des enfants
— convulsions qui débutent par les extrémités : mains, pieds
— crampes d'estomac très violentes
— crampes des écrivains
— coqueluche
— diarrhée cholériforme
— toux spasmodique entre 23 h et 1 h du matin, améliorée par l'eau froide
— abdomen chaud et dur, très sensible au toucher

53. **CYCLAMEN** Cyclamen d'Europe - Primulacées

— sujets mélancoliques, tendance à pleurer
— désir de solitude
— scrupules exagérés de conscience ; pense avoir commis une mauvaise action
— anémies avec migraines
— irrégularités menstruelles
— troubles de la vision
— vertiges avec présence de points noirs devant les yeux, de mouches volantes
— migraine type hémicranie gauche
— aggravation des troubles en plein air
— amélioration dans une chambre chaude

— tout a un goût salé
— diarrhée après avoir bu du café
— hoquet fréquent
— hoquet pendant la grossesse avec bâillement

54. **DIGITALIS PURPUREA** Digitale pourpre - Scrofularinées

— faiblesse cardiaque avec défaillance hépato-rénale
— convient à des sujets à pouls faible, au foie congestionné, œdémateux
— en cas de malaise, le sujet s'immobilise, car il a l'impression que le cœur va s'arrêter de battre s'il bouge
— sensation désagréable de malaise, de vide au creux épigastrique
— aggravation couché sur le côté gauche
— hypertrophie de la prostate
— affections cardiaques
— hypotension : augmente la tension vasculaire
— œdèmes avec suppression de l'urine

* **PRECAUTIONS D'EMPLOI :** Attention ! l'effet de ce remède n'est pas le même suivant la hauteur de dilution. Réserver ce remède de maniement délicat à la prescription médicale.

55. **DROSERA ROTUNDIFOLIA** Drosère - Droséracées

— pense être persécuté - état désespéré
— pense au suicide par noyade
— aggravation par la chaleur du lit, après minuit
— action sur les voies respiratoires
— toux sèches, coqueluchoïdes, spasmodiques
— toux rauque, aboyante
— enrouement et accès de suffocation
— coqueluche
— adénopathie ganglionnaire, abdominale et cervicale

* **PRÉCAUTIONS D'EMPLOI :** Attention à l'emploi de ce remède dans les cas d'otite ou de mastoïdite (surtout en hautes dilutions) (Dr THIBAULT).

56. **DULCAMARA** Morelle sauvage - Solanées

— dégoût des aliments et sensation de satiété soudaine
— aggravation des symptômes par l'humidité
— diarrhées après suppression d'une éruption ou après avoir pris froid
— douleurs rhumatismales
— douleurs articulaires aiguës
— asthme
— herpès
— lymphatisme
— névralgies faciales
— anorexie

57. **DRYMIS** Drymis winteri. Ecorce de Winter

— hémorragies de la ménopause
— régularise les règles abondantes et trop rapprochées
— remède d'urgence des hémorragies utérines

* **REMARQUE :** Remède d'urgence à employer immédiatement dans toute hémorragie utérine en 4 CH, 10 gouttes dans un verre d'eau ; une cuillerée tous les quarts d'heure (Dr VANNIER).

58. **ECHINACEA** Echinacée - Composées

— septicémie chez des sujets déprimés
— furonculose généralisée
— anthrax
— afflux de sang à la tête

— état vertigineux et prostration
— affections cutanées avec état général grave
— mauvais effets de piqûres d'insectes ou de bêtes venimeuses

59. **EUPATORIUM PERFOLIATUM** Herbe à la fièvre - Composées

— sensation de courbature, de meurtrissure, de brisure généralisée
— douleurs des os ; ce remède est "un calmant des os"
— globes oculaires sensibles et douloureux
— remède classique de la grippe
— soif intense d'eau froide
— excellent draineur des sinus (sinusite aiguë ou chronique)
— migraines grippales
— coryza
— larmoiement

60. **EUPHRASIA OFFICINALIS** Euphraise - Scrofulariées

— catarrhe oculo-nasal
— coryza
— conjonctivites
— écoulement nasal doux, mais larmoiement irritant
— tendance constante à clignoter des yeux
— dyspnée aggravée le matin, améliorée couché
— règles douloureuses, brèves, en retard

61. **FERRUM METALLICUM** Fer

— états anémiques
— pâleur, asthénie, tendance hémorragique
— symptômes aggravés la nuit et après les repas
— extrême pâleur de toutes les muqueuses
— épistaxis
— vomissements après minuit
— diarrhée la nuit
— alternance de bouffées de chaleur avec rougeur de la face et de pâleur du visage

62. **FERRUM PHOSPHORICUM** Phosphate ferreux

— affections congestives au début
— congestion pulmonaire - pneumonie
— anxiété la nuit
— sommeil agité, cauchemars
— fièvre avec pouls plein, mou, rapide
— épistaxis le matin
— toux sèche, douloureuse, avec émission involontaire d'urine
— aversion pour la viande et le lait

63. **FLUORICUM ACIDUM** Acide fluorhydrique

— action sur les os, les veines et la peau
— le malade est aggravé par temps chaud ou dans une chambre chaude
— congestion du foie ; ascite des vieux ivrognes
— états variqueux avec démangeaisons
— sensation d'un courant d'air froid soufflant sous les paupières
— nécrose des os longs

64. **FORMICA RUFA** Fourmi rouge

— désire entreprendre une activité, mais ne peut la mener à bien, étant aussitôt fatigué
— infection réno-vésicale
— forme urinaire de la colibacillose
— faiblesse des membres inférieurs
— nausées et vomissements

— flatulence
— diarrhée fétide au réveil et après le petit déjeuner
— céphalée avec vertige, améliorée en se peignant les cheveux
— douleurs rhumatismales qui apparaissent brusquement

65. **FUCUS VESICULOSUS** Varech-Fucacées

— troubles endocriniens
— stimulant de la nutrition générale
— hypertrophie du corps thyroïde
— indiqué dans le traitement de l'obésité
— boulimie
— digestion pénible avec constipation opiniâtre
— céphalée très douloureuse comme si la tête était prise dans un cercle de fer

66. **GELSEMIUM SEMPERVIRENS** Jasmin de Virginie - Apocynées

— grand remède de tous les tremblements
— action sur le système nerveux cérébro-spinal
— sujets hypernerveux, grands émotifs
— faiblesse musculaire avec tremblements
— phénomènes d'origine congestive
— somnolence, prostration
— absence de soif
— le malade a peur que son cœur s'arrête de battre et désire alors marcher pour y remédier
— trac ; diarrhée avant l'épreuve ; troubles d'anticipation
— diarrhée produite par la peur ou l'émotion
— céphalée sus-orbitaire qui alourdit le malade
— aggravation par le temps humide et chaud
— amélioration par le mouvement
— sciatique avec tremblement, améliorée par la marche
— règles en retard et douloureuses

67. **GLONOÏNUM** Trinitrine

— indiqué dans tout afflux de sang à la tête
— syncope par congestion cérébrale (syncope "rouge")
— hypertension artérielle
— insolation
— face rouge et chaude
— bouffées de chaleur avec sensation de pulsations dans tout le corps
— battements violents dans les artères du crâne et du cou
— yeux injectés et proéminents
— symptômes aggravés par la chaleur, améliorés au grand air
— céphalées des hypertendus et de la ménopause
— angine de poitrine avec douleur irradiée au bras gauche avec sensation d'engourdissement

68. **GRAPHITES** Mine de plomb - Graphite

— indiqué chez des personnes grasses, frileuses, constipées, d'humeur triste et mélancolique
— apathie
— tendance à l'obésité
— le sujet a toujours froid
— constipation chronique
— éruptions suintantes
— eczéma suintant autour de la bouche, aux commissures des lèvres, derrière les oreilles, semblable à du miel
— douleurs pires la nuit, aggravées par la chaleur du lit
— mamelons douloureux et gercés
— ganglions chez des enfants gras et constipés
— règles en retard, courtes, peu abondantes, avec prurit vulvaire
— blépharite et conjonctivite
— digestions lentes et pesantes
— active la sécrétion glandulaire

69. **HAMAMELIS VIRGINICA** Noisetier des Sorcières - Saxifragées

— remède de la congestion veineuse : draineur de choix
— convient aux hémophiles, car augmenterait le degré de coagulation du sang
— stase veineuse
— varices
— hémorroïdes
— hémorragies de sang noir qui se coagule difficilement
— ecchymoses au moindre choc
— céphalée avec sensation de battement dans les tempes, suivie d'épistaxis
— douleur intense dans le cordon spermatique, qui s'étend aux testicules
— douleurs des vertèbres cervicales et de la région lombaire
— fatigue et sensation de brisure dans les membres

70. **HELIANTHUS ANNUUS** Hélianthe annuel-Composées

— remède antifébrile et tonique
— convient aux paludéens à grosse rate
— douleur rhumatismale dans le genou gauche en descendant un escalier
— selles molles et noires
— toujours mieux après avoir vomi
— hypertrophie de la rate

71. **HELLEBORUS NIGER** Ellébore noire - Renonculacées

— état de stupeur - perte de connaissance
— faiblesse musculaire
— enfonce sa tête dans l'oreiller ou la roule d'un côté et de l'autre
— cris involontaires et gémissements
— amélioration par la chaleur et en restant tranquille
— porte la main à la tête en poussant des cris
— mouvements automatiques d'un seul bras ou d'une seule jambe
— œdèmes spontanés
— face pâle avec yeux fixes
— aggravation entre 16 h et 20 h

72. **HELONIAS** Hélonias dioïque - Mélanthacées

— draineur de l'appareil génital féminin
— femme abattue, languissante, extrêmement fatiguée
— amélioration par la distraction
— tiraillements et pesanteur dans la région du sacrum
— atonie utérine
— le malade "sent" la présence, l'existence de son utérus

73. **HEPAR SULFUR** Foie de soufre calcaire - Préparation imaginée par HAHNEMANN

— hargneux, boudeur, irritable
— hypersensible à la douleur, le sujet s'évanouit facilement
— hypersensible aux courants d'air
— remède de la tendance à la suppuration : Attention ! Ce médicament inverse son action suivant la hauteur de dilution
  — basses dilutions : hâte la suppuration
  — dilution 7 CH : poursuite de l'action organique dans le sens entamé
  — hautes dilutions : freine la suppuration, danger d'"enfermer" le mal
— aggravation par le froid
— diarrhée d'odeur aigre des enfants
— enrouement suite aux courants d'air
— bronchite chronique
— toux après minuit
— le sujet a des plaies qui cicatrisent mal
— signe particulier : le sujet justiciable de ce remède a la lèvre supérieure qui déborde la lèvre inférieure et est souvent d'un tempérament lymphatique

* **PRÉCAUTIONS D'EMPLOI :** Ce remède d'une grande puissance pharmacologique et d'un maniement délicat est à réserver à la prescription médicale. Il convient, en outre, de l'éviter en cas d'otite ou de mastoïdite (Dr THIBAULT).

74. **HISTAMINUM** Histamine
— désensibilisant
— à employer en hautes dilutions de préférence (9 CH, 12 CH, 15 CH, 18 CH)
— indiqué dans tous les états anaphylactiques (troubles produits par les allergies)
— urticaire, œdème de Quincke, rhume des foins
— asthme

75. **HYDRASTIS CANADENSIS** Hydraste du Canada - Renonculacées
— draineur universel (surtout hépato-biliaire)
— décongestionnant puissant
— convient aux sécrétions muco-purulentes
— sujets amaigris et déprimés
— insuffisance hépatique ; foie congestionné et douloureux
— constipation par abus de laxatifs
— impression de vide au creux de l'estomac
— sinusites

76. **HYOSCYAMUS NIGER** Jusquiame - Solanées
— remède cérébral de phénomènes nerveux
— troubles nerveux spasmodiques
— agitation physique et mentale avec périodes d'abattement
— délire furieux : cherche à s'échapper de son lit
— spasmes musculaires
— convulsions
— manie érotique
— aggravation nocturne
— toux nocturne incessante, se produit dès que le malade est couché

77. **HYPERICUM** Millepertuis - Hypericinées
— draineur des nerfs
— dépression nerveuse consécutive à un traumatisme
— grand remède des nerfs atteints lors des plaies, contusions, interventions chirurgicales ou dentaires (extractions de dents)
— sciatique
— plaies par instruments pointus ou piquants
— colonne vertébrale très sensible au toucher
— céphalée avec battements
— traumatismes de la tête et du coccyx
— oignons et cors douloureux

78. **IGNATIA AMARA** Fève de Saint-Ignace - Légumineuses
— remède constitutionnel des sujets nerveux (surtout féminins)
— hyperémotivité
— hypersensibilité
— aggravation par les chagrins et les émotions
— dépression mentale après chagrins et contrariétés
— humeur changeante
— caractère paradoxal des symptômes : passe du rire aux larmes, digère bien un repas lourd mais un plat léger "passe mal" etc...
— le sujet soupire et bâille
— sensation "d'une boule" qui monte de l'estomac et l'étouffe ou l'étrangle
— le sujet ne supporte pas les parfums, ni l'odeur du tabac
— aérophagie, nervosisme
— palpitations nerveuses
— diarrhée émotive
— toux spasmodique
— incontinence d'urine des jeunes fille à la puberté

79. **INFLUENZINUM** Nosode biothérapique de la grippe

— états grippaux
— action préventive et curative
— prescrit en haute dilution, ferait apparaître les quintes de toux d'une coqueluche ne se décidant pas "à sortir"

80. **IODUM** Iode

— sujet constamment préoccupé; anxieux; inquiet
— ne peut rester en place
— jamais rassasié ; devient anxieux et irritable s'il ne mange pas
— amaigrissement considérable et progressif malgré un appétit conservé
— adénopathie
— hypertrophie ganglionnaire
— dénutrition
— anxiété précordiale
— a toujours chaud; apoplexie
— sujets faibles, plutôt bruns que blonds
— douleur dans le larynx avec enrouement
— douleur dans l'ovaire droit
— diarrhée après avoir bu du lait
— pertes jaunâtres, irritantes, fétides, empesant le linge

81. **IPECA** Ipecacuanha-Rubiacées

— troubles digestifs et respiratoires avec état nauséeux
— hémorragies de sang rouge vif
— remède des spasmes avec nausées
— vomissements n'apportant pas de soulagement
— langue toujours propre
— coliques intestinales avec ou sans diarrhée
— hypersécrétion d'une muqueuse
— aggravation par le froid
— absence de soif
— toux spasmodique avec vomissement mais sans expectoration
— hémoptysie de sang rouge brillant
— règles de sang rouge vif
— selles écumeuses et verdâtres
— affections pulmonaires de l'enfance
— remède de la crise d'asthme (associé à MOSCHUS et SAMBUCUS)

82. **IRIS VERSICOLOR** Glaïeul bleu-Iridées

— hyperacidité gastrique : tout le tube digestif est brûlant
— médicament du pyrosis, des aigreurs d'estomac
— diarrhée avec sensation de brûlure à l'anus
— migraine située au-dessus de l'œil droit, d'origine hépatique, avec nausées et troubles digestifs
— rhino-pharyngites

83. **KALIUM BICHROMICUM** Bichromate de potasse

— irritation des tissus organiques
— action sur les muqueuses avec sécrétion jaune verdâtre qui s'étire en filaments ce qui a donné le qualificatif de "filant" au remède
— douleurs localisées en de petits endroits (que la pulpe du pouce peut recouvrir)
— douleurs aiguës, changeant de place rapidement
— douleurs brûlantes, mais améliorées par la chaleur
— langue sale, gardant l'empreinte des dents
— douleurs brusques et rapides dans les os
— désir de bière
— ulcérations à bords réguliers
— œdème de la luette

— leucorrhée filante, irritante, de couleur jaunâtre
— sciatique gauche améliorée par le mouvement
— angines et rhino-pharyngites avec sécrétion muco-purulente
— syphilis

84. **KALIUM BROMATUM** Bromure de potassium

— ce remède est le "tranquillisant" homéopathique
— convient aux sujets nerveux qui agitent sans cesse les mains et tapotent machinalement (doigts jamais au repos)
— perte de mémoire
— terreur nocturne des enfants
— aggravation la nuit, à la nouvelle lune, par la chaleur
— amélioration par une activité physique ou intellectuelle
— insomnie des nerveux
— acné des personnes grasses
— corrigerait le bégaiement

85. **KALIUM CARBONICUM** Carbonate de potasse

— asthénie, faiblesse générale, œdème
— le sujet se fatigue rapidement, ne soutient pas l'effort
— faiblesse cardiaque
— frilosité
— lumbago
— sueurs abondantes
— douleurs aiguës, piquantes, aggravées par le froid
— douleurs se produisant vers 2 ou 3 heures du matin et qui réveillent le sujet
— bouffissure des paupières supérieures, gonflement de l'angle interne de l'œil
— grand remède du retard des règles
— remède des pubertés difficiles (avec SENECIO et PULSATILLA)
— myalgies dorsales : efficace dans les douleurs des muscles du dos
— distension abdominale
— tout aliment absorbé semble se transformer en gaz
— douleur à la base du poumon droit
— le sujet a la phobie, la crainte des courants d'air
— épistaxis se produisant le matin
— toux vers 2 ou 3 heures du matin
— expulsion en toussant de petites masses rondes et grisâtres de mucosités

86. **KALIUM IODATUM** Iodure de potassium

— tristesse et anxiété
— remède d'action profonde
— indiqué dans les œdèmes et les épanchements des muqueuses
— mauvais effets d'une médication mercurielle
— face pâle, yeux enfoncés, entourés d'un cerne bleuâtre
— yeux bouffis et larmoyants
— nez rouge et enflé
— sensation de constriction à la racine du nez
— coryza avec écoulement abondant
— douleurs osseuses

87. **KALIUM MURIATICUM** Chlorure de potasse

— sécrétion muco-purulente
— remède employé en rhino-laryngologie
— inflammation des oreilles avec obstruction de la trompe d'Eustache
— coryza aigu et chronique

88. **KALIUM PHOSPHORICUM** Phosphate de potassium

— états adynamiques ; sujets épuisés, déprimés, anxieux
— épuisement nerveux après surmenage intellectuel
— indiqué dans la convalescence d'une maladie infectieuse
— terreurs nocturnes des enfants
— prostration après le coït
— déficience nerveuse et musculaire

89. **KALIUM SULFURICUM** Sulfate de potasse

— inflammation des muqueuses
— renforce l'action de PULSATILLA
— perte de l'odorat
— diminution de l'ouïe
— bronchite après rhino-pharyngite
— expectoration verdâtre

90. **KALMIA LATIFOLIA** Laurier de montagne

— douleurs rhumatismales avec lésion cardiaque concomitante
— douleurs fulgurantes, en éclair, comparables à un choc électrique
— aggravation par le mouvement
— douleurs musculaires cervico-brachiales
— les douleurs "descendent", vont de la tête vers les pieds
— névralgie sus-orbitaire droite
— indiqué dans toutes les névralgies avec douleur fulgurante
— raideur des muscles
— pouls battant très lentement

91. **KREOSOTUM** Créosote

— malades asthéniques, prostrés, déficients, amaigris
— fétidité des excrétions avec écoulement irritant, excoriant
— symptômes aggravés par le froid
— tendance aux hémorragies : les plaies saignent abondamment
— pertes sanguinolentes après le coït
— incontinence d'urine pendant le premier sommeil
— diarrhée d'odeur repoussante
— leucorrhée épaisse, visqueuse, fétide, empesant le linge
— déficiences glandulaires
— troubles de la dentition
— pyorrhée alvéolo-dentaire

92. **LAC CANINUM** Lait de chienne dynamisé

— alternance des douleurs d'un côté à l'autre du corps
— douleurs améliorées par des applications froides
— congestion de la glande mammaire
— mal de gorge qui commence et se termine avec les règles
— seins enflés et douloureux avant les règles
— céphalée ou mal de gorge (ou tout autre trouble) qui passe alternativement d'un côté à l'autre du corps.

93. **LACHESIS MUTUS** Venin de serpent - Trigonocéphale

— remède constitutionnel d'action profonde, de grande importance
— caractère versatile : le sujet est tantôt indolent et silencieux, tantôt loquace et de mauvaise humeur
— ces personnes ne peuvent supporter quelque chose de serré autour du cou : on les remarque car ils ont toujours le col ouvert et les vêtements lâches, ayant horreur de toute constriction
— ils aiment vivre les fenêtres ouvertes et se plaignent sans cesse de la chaleur
— remède d'action profonde sur le milieu sanguin
— grand remède de la ménopause
— aggravation des douleurs par le sommeil

— amélioration par un écoulement quelconque (coryza, diarrhée, règles)
— tendances aux hémorragies
— rêve de mort
— manie religieuse
— jalousie sans raison
— vertiges en fermant les yeux
— suite de troubles survenus après le décès d'un proche
— suffocation brusque en s'endormant ou après avoir dormi
— ecchymoses spontanées
— bouffées de chaleur
— troubles après exposition au soleil
— ne peut supporter le contact des draps et du linge sur son corps

* **PRÉCAUTIONS D'EMPLOI :** Certains auteurs le déconseillent dans les cas de cancer ou de leucémie. Avant d'employer ce remède en auto-médication, demander conseil à son médecin homéopathe.

94. **LEDUM PALUSTRE** Ledon des marais - Ericacées

— remède utilisé dans le traitement des rhumatismes et de la goutte
— les douleurs montent des pieds vers la tête et se dirigent de la périphérie du corps vers le centre
— douleurs améliorées par l'eau froide et le repos
— aggravation par la chaleur du lit et le mouvement
— rhumatismes des petites articulations
— les douleurs se déplacent et passent rapidement d'une articulation à l'autre
— ecchymoses des paupières et des conjonctives
— contusions des yeux : le remède de "l'œil au beurre noir"

* **REMARQUE :** contrarierait les mauvais effets de l'alcoolisme.

95. **LILIUM TIGRINUM** Lis tigré de Chine - Liliacées

— sujets mélancoliques, souvent agités, fébriles, précipités dans leurs moindres actes
— remède essentiellement féminin
— états nerveux dépressifs
— dépression mentale profonde avec pleurs et désespoir
— sensation de pesanteur dans le petit bassin
— sensation de constriction du cœur avec irradiation dans le bras droit
— amélioration couché sur le côté gauche
— douleur dans le sein gauche et à l'ovaire gauche
— excitation sexuelle anormale

96. **LYCOPUS VIRGINICUS** Lycope de Virginie - Labiées

— ce remède a la particularité de ralentir les battements trop rapides du cœur
— pouls violent, excessivement rapide, tachycardie
— le sujet est incapable de fixer son attention, passe sans cesse d'une idée à une autre
— agitation nocturne
— cauchemars
— névralgies dentaires principalement dans les molaires inférieures gauches
— hémorroïdes avec perte de sang

* **PRÉCAUTIONS D'EMPLOI :** Ne pas utiliser dans les cas de bradycardie (personnes dont le cœur bat "au ralenti").

97. **LYCOPODIUM CLAVATUM** Pied de loup - Lycopodiacées

— important remède constitutionnel
— mauvais effets du sédentarisme
— sujets intellectuels, cultivés, de caractère irritable et à musculature faible
— proéminence du ventre
— troubles digestifs et hépatiques
— violence du langage ; colères violentes
— mauvaise humeur au réveil

— brûlures intolérables au niveau du pharynx
— urines rouges avec dépôt
— aggravation des maux de 16 h à 20 h
— flatulence excessive
— nez bouché la nuit
— ne peut se coucher sur le côté droit
— mélancolique, hypocondriaque, de caractère pointilleux
— aspect vieillot de l'enfant
— tendance à l'urémie et à l'uricémie
— intoxication par les huîtres
— herpès qui alterne avec d'autres troubles
— constipation avec besoins inefficaces

* **PRÉCAUTIONS D'EMPLOI :** Remède d'action profonde. Manier avec prudence chez les hépatiques ; toujours y associer CHINA 4 CH - Réserver les hautes dilutions à la prescription médicale. Ne pas prolonger son emploi sans avis de son médecin.

  Ne pas utiliser la 30 CH chez les vieillards et les personnes affaiblies (Drs CHAVANON - JOUANNY)

98. **MAGNESIA CARBONICA** Carbonate de magnésie

— douleurs abdominales à forme chronique
— hyperacidité de toutes les excrétions et sécrétions
— odeur aigre et sure du corps
— écoulements acides
— épuisement nerveux
— douleurs névralgiques
— diarrhée verdâtre et écumeuse
— hypersensibilité à l'air froid
— douleurs névralgiques aiguës forçant le malade à se lever et à marcher
— goût sur ; éructations sures
— règles nocturnes de sang épais et noirâtre

99. **MAGNESIA PHOSPHORICA** Phosphate de magnésie

— douleurs crampoïdes, spasmodiques, qui apparaissent et disparaissent brusquement
— douleurs des règles
— troubles spasmodiques ; douleurs, crampes, convulsions
— crampes intestinales forçant le malade à se plier en deux
— crampe des écrivains

100. **MANGANUM** Manganèse

— tristesse et mauvaise humeur
— le sujet n'est bien qu'au lit : veut qu'on le laisse tranquille
— reste couché et ne veut pas quitter son lit
— enrouement constant aggravé le matin et amélioré en fumant
— toux sèche sans expectoration
— rhumatisme des articulations
— enflures avec taches rouges surélevées au pourtour des articulations
— douleurs vives dans les oreilles
— démangeaisons dans les oreilles

101. **MEDORRHINUM** Nosode

— remède de terrain profond
— épuisement prononcé
— nervosité excessive
— sujet toujours précipité, affairé
— le temps, pour ces personnes, passe trop lentement
— bourru et triste dans la journée, moins morose le soir, gai la nuit
— faiblesse de mémoire, perd le fil de la conversation
— dort sur le ventre (le bébé dort ''les fesses en l'air'' - position genu-pectorale)

— amélioration au bord de la mer
— rêves prémonitoires
— faim vorace
— désir insatiable de liqueurs
— leucorrhée irritante
— agitation extrême des jambes et des pieds
— verrues
— taches jaunes sur les mains

* **PRÉCAUTIONS D'EMPLOI :** Ne pas répéter fréquemment les doses.

102. **MERCURIUS CORROSIVUS** Bichlorure de mercure

— reste couché sur le dos avec les genoux repliés et relevés
— faiblesse quand il se tient debout sans bouger
— salivation intense
— lèvres enflées, sensibles et noirâtres
— larmoiement irritant
— déglutition très douloureuse
— vomissements incessants
— albuminurie de la grossesse
— intoxication gravidique
— diarrhée fréquente mais peu abondante
— besoin constant d'aller à la selle
— ténesme rectal
— urine brûlante qui coule goutte à goutte
— photophobie

103. **MERCURIUS CYANATUS** Cyanure de mercure

— indiqué dans le traitement de la diphtérie
— prostration profonde et rapide
— rougeur intense des piliers et du voile du palais
— ulcérations des piliers du palais
— douleurs insupportables dans le rectum
— faiblesse cardiaque
— angines à forme diphtérique

104. **MERCURIUS SOLUBILIS** (parfois **MERCURIUS VIVUS**, de composition très proche) - Mercure

— action profonde sur le système lymphatique
— action sur les muqueuses, les glandes et les os
— salivation excessive, goût métallique
— odeur fétide de la bouche
— langue chargée d'un enduit jaunâtre et gardant l'empreinte des dents
— sueurs d'odeur désagréable, abondantes surtout la nuit et ne soulageant pas le malade
— constipation avec besoin d'aller à la selle mais résultat inefficace
— selles aqueuses, verdâtres avec ténesme violent
— besoins fréquents d'uriner, mais urine peu
— douleurs osseuses nocturnes
— angines, oreillons, varicelle
— faiblesse et tremblements
— le sujet est très lent à répondre aux questions
— intolérance absolue à la lumière vive

105. **MEZEREUM** Daphné morillon - Thyméléacées

— inflammation violente des muqueuses et de la peau
— névralgies de la face
— douleurs osseuses de caractère brûlant
— brûlures intenses dans la bouche, au niveau de la langue et du pharynx
— action sur le système nerveux

— dermatose : eczéma, impétigo
— zona sus-orbitaire
— langue chargée seulement d'un côté

106. **MILLEFOLIUM** Achillée millefeuille - Composées

— remède des hémorragies (hémoptysie, hématémèse, hémorragies après extraction dentaire ou après accouchement)
— forme avec SABINA et SECALE CORNUTUM le trio médicamenteux des métrorragies
— épistaxis (saignements de nez) avec face rouge et enflée
— varices douloureuses de la grossesse
— vertiges quand le sujet bouge lentement et non quand il fait un grand exercice
— hémorragies spontanées ou d'origine traumatique

107. **MOSCHUS** Musc de chevrotin

— antispasmodique et sédatif nervin
— convulsions spasmodiques
— excitation sexuelle considérable
— sujets hyperexcitables
— syncope nerveuse
— crise de nerfs : stoppe en quelques minutes
— asthme
— coqueluche
— hoquet
— laryngite striduleuse

108. **MURIATICUM ACIDUM** Acide chlorydrique

— état adynamique, extrême faiblesse
— malade abattu et prostré, glisse dans son lit
— langue sèche, bouche sèche : langue racornie comme un bout de cuir
— anus très sensible
— selles involontaires en urinant
— formes graves d'infection
— scarlatine, typhoïde

109. **NAJA** Venin de cobra

— action sur le cœur et le système nerveux
— défaillance du myocarde dans les états infectieux
— douleur intense dans la région du cœur avec sensation de mort imminente
— migraine : hémicranie gauche chez les hypotendus
— malades affaiblis pensant au suicide
— toux cardiaque

* **PRÉCAUTIONS D'EMPLOI :** Chez des malades psychiques dépressifs, réserver ce remède à la prescription médicale.

110. **NATRUM CARBONICUM** Carbonate de soude

— grande faiblesse causée par la chaleur de l'été
— mauvais effets de la chaleur de l'été et du soleil
— insolations
— tendance aux entorses
— diarrhée jaune comme de la pulpe d'orange
— écoulement rétro-nasal abondant

111. **NATRUM IODATUM** Iodure de sodium

— état de faiblesse générale
— artériosclérose avec douleurs rhumatismales
— faiblesse cardiaque et dyspnée d'effort

112. **NATRUM MURIATICUM** Chlorure de sodium

— remède constitutionnel très important
— déminéralisation - amaigrissement - dépression
— aggravation par la consolation
— aggravation à 10 h du matin
— fissure médiane de la lèvre inférieure
— herpès labial
— désir anormal de sel
— le malade maigrit tout en mangeant bien
— grande sensibilité au froid
— céphalées chroniques ou périodiques
— sécheresse de la bouche avec soif insatiable
— lumbago chronique

* **PRÉCAUTIONS D'EMPLOI :** Attention à l'emploi de ce remède dans les cas d'urémie ou d'œdème (Dr THIBAULT).

113. **NATRUM SULFURICUM** Sulfate de soude

— important remède constitutionnel
— constitutions hydrogénoïdes (dont les tissus retiennent l'eau)
— sujets affaiblis, bouffis, lents, apathiques
— insuffisants rénaux
— aggravation en milieu humide
— asthme par les changements de temps, l'humidité
— craquements dans les articulations
— tendance aux verrues
— malaises persistants après une chute
— flatulence excessive
— coliques et diarrhée aussitôt après le petit déjeuner
— langue chargée d'un enduit épais et verdâtre
— foie douloureux
— malaises aggravés couché sur le côté gauche

114. **NITRICUM ACIDUM** Acide azotique

— sujets déprimés et faibles qui redoutent l'effort
— ulcération douloureuse sur une muqueuse
— douleur piquante comme par une écharde enfoncée dans la chair
— inflammation des muqueuses et hémorragies
— la douleur apparaît et disparaît brusquement
— amélioration en voiture
— hémorroïdes
— aphtes
— engelures ulcérées
— douleurs pendant et après la selle
— hémorragies utérines
— condylomes, verrues
— sueurs irritantes et excoriantes

115. **NUX MOSCHATA** Noix muscade - Myristicées

— action sur la peau et les muqueuses
— action sédative sur le système nerveux
— humeur changeante
— état de somnolence très marqué ; tendance invincible au sommeil
— paresse des organes excréteurs
— sécheresse des muqueuses
— absence de transpiration
— convient aux hypersensibles et aux névropathes
— aggravation par l'humidité
— tendance à se trouver mal à chaque instant

— extrême sécheresse de la bouche sans soif
— fièvre sans soif et sans sueur
— distension excessive de l'estomac et de l'abdomen

116. **NUX VOMICA** Noix vomique - Logoniacées

— un des plus grands remèdes de la pharmacopée homéopathique avec ARNICA car il répond à de très nombreux symptômes et a une action profonde sur la plupart des organes
— action sur le système nerveux, les voies digestives, la circulation sanguine
— convient aux hommes d'affaires à l'activité cérébrale débordante, mais à l'activité physique presque nulle
— auto-intoxications
— insuffisance hépatique
— troubles digestifs
— somnolence après les repas
— fatigue avec nausées dès le réveil
— aggravation le matin
— spasmes, excitation nerveuse et musculaire
— constipation avec hémorroïdes
— sédentarisme, surmenage
— hypertension artérielle
— lumbago aggravé la nuit, en étant couché
— asthme
— le sujet est de mauvaise humeur le matin
— toujours amélioré par un court sommeil (aime les courtes siestes après les repas)
— sensation d'un poids sur l'estomac
— obligé de desserrer ses vêtements
— besoins d'uriner urgents et inefficaces
— éternuements le matin
— frissons au moindre mouvement
— ne supporte pas le moindre bruit, les odeurs violentes, la lumière vive

117. **OPIUM** Opium - Papavéracées

— asthénie nerveuse
— absence de toute réaction
— troubles s'accompagnant d'assoupissement profond et de perte de connaissance
— assoupi mais ne peut dormir
— constipation opiniâtre
— urémie
— comas
— pesanteur dans la région occipitale avec vertiges
— face congestionnée, bouffie, chaude, mais les extrémités restent froides
— congestions cérébrales
— hémiplégies (glisser immédiatement 8 à 10 granules d'OPIUM 15 CH - ou de la dilution que l'on possède, à défaut, — dans la bouche du malade).

118. **OXALICUM ACIDUM** Acide oxalique

— dissout les dépôts d'acide oxalique
— gros mangeurs sédentaires avec troubles nerveux
— douleurs aiguës et violentes aggravées en y pensant
— douleur aiguë dans le poumon gauche, la région du cœur et l'hypocondre gauche
— douleurs violentes et déchirantes dans les cordons spermatiques
— douleurs dans les os
— engourdissement des membres inférieurs

119. **PENICILLINUM** Penicilline G

— rhumatismes infectieux
— lumbago chronique
— inflammations cutanées ou muqueuses chroniques
— asthénie et frilosité

— sinusite maxillaire droite d'origine dentaire
— remède des personnes ayant régulièrement une température élevée sans origine décelable par les moyens habituels
* **PRÉCAUTIONS D'EMPLOI :** Ne pas employer chez un tuberculeux, même guéri (Dr BERGERET).

120. **PETROLEUM** Pétrole

— facilement anxieux
— pense que sa mort est proche et qu'il doit, par conséquent, mettre de l'ordre dans ses affaires
— pense qu'il est double
— s'imagine qu'une personne est couchée près de lui
— de très mauvaise humeur au réveil
— caractère irritable et querelleur
— se vexe pour un rien
— vertiges en allant en voiture, en chemin de fer ou en bateau
— douleurs apparaissant et disparaissant brusquement
— douleurs aggravées par le froid
— eczémas fissurés
— engelures
— diarrhée se produisant le jour, après avoir mangé du chou ou de la choucroute
— peau sèche, épaisse, rugueuse
— mal de tête occipital

121. **PHOSPHORUS** Phosphore

— anxiété avec dépression
— action sur le sang et le système nerveux
— malades améliorés par le sommeil
— vertiges en se levant
— soif inextinguible pour de l'eau froide
— congestion chronique de la tête
— sensation de vide à l'estomac s'étendant à tout l'abdomen
— enrouement le soir
— toux épuisante avec oppression considérable
— hémorragies fréquentes, abondantes et répétées
— douleurs brûlantes entre les deux épaules et au niveau des mains
— sensibilité à la pression des vertèbres dorsales
— indiqué dans l'hémophilie, car il augmenterait le degré de coagulation du sang
— ictère grave
— médicament de la défaillance du cœur droit
— remède de l'appareil pulmonaire
* **PRÉCAUTIONS D'EMPLOI :** Réserver ce remède à la prescription médicale.

Ne pas utiliser dans les cas de tuberculose (Dr BINET).

En auto-médication, remplacer par PHOSPHORUS TRIIODATUS, phosphore adouci par l'iode, qui présente sensiblement les mêmes indications.

122. **PHOSPHORUS TRIIODATUS** Triiodure de phosphore

— Phosphore atténué par l'iode
— est indiqué dans les hémorragies
— grippe
— toux
— prescrit souvent avant une intervention chirurgicale

123. **PHYTOLACCA** Phytolaque - Phytolacées

— épuisement et courbatures douloureuses avec douleur des muscles
— sensation de meurtrissure
— douleurs névralgiques

— indurations glandulaires
— douleurs osseuses
— besoin irrésistible de serrer les dents
— sensation de corps étranger dans la gorge
— action profonde sur les muqueuses du pharynx
— symptômes aggravés par le froid humide
— amygdalites
— piliers de la gorge rouge sombre
— pharyngite
— douleurs brusques et aiguës la nuit dans l'anus et le rectum
— douleurs précordiales avec irradiation dans le bras droit
— seins sensibles, gonflés, durs, avec nodosités dures et douloureuses
— sciatique avec douleurs en décharges électriques

124. **PICRICUM ACIDUM** Acide picrique

— sujets nerveux, las et déprimés : incapacité absolue de travailler
— maux de tête des intellectuels surmenés
— est obligé de rester couché, ne peut penser ni étudier
— le malade se sent si faible qu'il peut à peine remuer les jambes
— mal de gorge aggravé à gauche
— sensation de brûlure dans la colonne vertébrale et faiblesse dans les reins
— douleur dans l'ovaire gauche
— conjonctivite (surtout l'œil droit)
— besoins d'uriner fréquents, mais peu abondants

125. **PLATINA** Platine

— remède essentiellement féminin
— remède de l'hystérie et des manifestations hystériformes
— troubles nerveux avec excitation génitale intense
— caractère orgueilleux, arrogant, hautain (jeunes femmes fières)
— le sujet voit les choses plus petites que réellement
— affections chroniques de l'ovaire
— constipation par inertie intestinale, plus marquée en voyage
— hypersensibilité des organes génitaux
— les troubles nerveux cessent quand les douleurs apparaissent
— douleurs crampoïdes apparaissant et disparaissant graduellement
— douleur dans l'ovaire droit

126. **PLUMBUM** Plomb

— remède de l'atrophie musculaire ou viscérale
— amaigrissement rapide, faiblesse généralisée, constipation opiniâtre
— tremblement des membres
— coliques à forme crampoïde
— paralysie progressive (avant-bras et doigts)
— incapable de trouver le mot convenable pour s'exprimer
— abdomen rétracté et dur
— face jaunâtre avec liséré des gencives bleuâtre
— selles dures, en boules, noirâtres
— règles très en avance et abondantes
— hypertension artérielle chez les sujets constipés

127. **PODOPHYLLUM** Podophylle - Berberidées

— troubles intestinaux et hépatiques
— diarrhée matinale et abondante
— langue blanche gardant l'empreinte des dents
— haleine fétide
— douleur vive dans l'hypocondre droit, amélioré par les frictions
— amélioration des maux couché sur le ventre
— maux de tête alternant avec diarrhée

— douleur dans l'ovaire droit
— remède indiqué chez les insuffisants hépatiques
— hémorroïdes

128. **PSORINUM** Remède préparé à partir d'une pustule de gale
— médicament constitutionnel important élaboré par HAHNEMANN
— absence de réaction vitale et grande frilosité
— manque de réaction à toute thérapeutique
— malades très couverts en été ; ont une véritable phobie du froid
— éruptions cutanées aggravées l'hiver et améliorées l'été
— sujet triste et anxieux, tranquille dans la journée, agité et inquiet la nuit
— doit se lever la nuit pour manger
— faim pendant la migraine
— diarrhée impérieuse, fétide, la nuit, de 1 h à 4 h du matin
— odeur désagréable du corps
— toux chronique revenant tous les hivers
— leucorrhée de très mauvaise odeur

129. **PULSATILLA** Anémone pulsatile - Renonculacées
— draineur universel : active la circulation veineuse et décongestionne les organes - souvent prescrit pour "nettoyer" l'organisme à la période terminale des maladies infectieuses
— action sur les veines et les muqueuses
— sujet pusillanime, triste et émotif, pleure pour un rien
— convient souvent aux jeunes filles timides, blondes et rougissantes
— remède indiqué par l'extrême variabilité des symptômes
— ne peut s'endormir le soir, mais incapable de se réveiller le matin
— frissons sans fièvre
— perte du goût et de l'odorat
— absence de soif
— toux obligeant le malade à s'asseoir
— incontinence d'urine la nuit
— congestion veineuse des extrémités
— règles en retard et peu abondantes
— indigestion
— dyspepsies
— rhumatismes à forme erratique (qui "se promènent")
— bronchite avec toux grasse, aggravée le soir au lit

* **PRÉCAUTIONS D'EMPLOI :** Attention dans les cas d'otite ou de mastoïdite (Dr THIBAULT). Réserver alors à la prescription médicale.

130. **PYROGENIUM** Viande de bœuf putréfiée
— prostration avec agitation
— états septiques et suppurations graves, surtout au début
— fétidité des excrétions
— odeur putride du corps, de l'haleine, des sueurs ; en général de tout écoulement
— discordance entre la température et le pouls (pouls très rapide mais température peu élevée)
— diarrhée horriblement fétide
— le lit semble trop dur

131. **RANUNCULUS BULBOSUS** Bouton d'or - Renonculacées
— douleurs piquantes aggravées par le moindre contact et par temps humide
— douleurs intercostales
— herpès, éruptions herpétiques
— mauvais effet des boissons alcooliques
— douleurs pressives et piquantes dans les yeux
— douleur piquante dans le dernier espace intercostal droit
— sensation d'avoir sur le corps un linge mouillé et froid

132. **RAUWOLFIA SERPENTINA** Rauwolfia - Apocynacées

— dépression intellectuelle avec périodes d'exaltation
— angoisse, appréhension
— malaise avec sensation vertigineuse et pâleur
— insomnie après minuit ; agitation nocturne : doit se promener dans la chambre
— suffocation et palpitations à l'effort
— douleurs de constriction au thorax
— pyrosis, nausées, flatulences, diarrhées
— frigidité

* **PRÉCAUTIONS D'EMPLOI :** La grossesse serait une contre-indication. La prescription devra être prudente chez des sujets à antécédents colitiques (Dr JULIAN).

133. **RHEUM PALMATUM** Rhubarbe - Polygonées

— remède surtout utilisé en médecine infantile
— acidité des excrétions et sécrétions
— odeur sure de tout le corps
— enfant impatient et criard, agité surtout la nuit
— diarrhée pendant la dentition ; l'enfant crie pour aller à la selle
— coliques périombilicales
— sueurs froides de la face
— diarrhées infantiles

134. **RHODODENDRON CHRYSANTHEUM** Romarin sauvage - Ericacées

— crainte de l'orage et du tonnerre
— rhumatisants et goutteux dont les douleurs passent d'une articulation à l'autre
— douleurs aggravées par temps orageux et par le froid humide
— douleur du gros orteil (accès de goutte)
— névralgie du trijumeau et névralgie dentaire
— ne peut s'endormir s'il n'a pas les jambes croisées
— induration et inflammation des testicules

135. **RHUS TOXICODENDRON** Sumac vénéneux - Térébinthacées

— très indiqué dans le traitement des rhumatismes
— tristesse, ne peut rester à la maison; besoin de marcher au grand air
— rêve de grands exercices physiques, se réveille courbaturé
— courbature avec raideur douloureuse, améliorée par le mouvement, qui, toutefois, aggrave provisoirement les douleurs
— incessante agitation jour et nuit
— besoin de changer constamment de position pour soulager ses douleurs
— aggravation par le milieu humide
— vésicules herpétiques
— langue sèche, blanchâtre, avec un triangle rouge à la pointe
— lumbago aggravé par le repos, amélioré par le mouvement
— engelures
— hypertrophie passagère du cœur (cœur "forcé" des sportifs)
— enrouement avec fatigue des cordes vocales
— eczémas prurigineux
— courbatures avec raideur musculaire
— fièvre après exposition au froid humide
— désir de lait froid
— face enflée et rouge
— raideur douloureuse de la région lombo-sacrée

136. **RICINUS COMMUNIS** Ricin - Euphorbiacées

— insuffisance hépatique avec état nauséeux, pire le matin
— irritations du tube digestif
— nausées et vomissements d'origine hépatique ou vésiculaire
— diarrhée abondante mais sans douleur

— sensation d'une barre sur l'estomac, avec angoisse
— céphalée occipitale avec bourdonnements d'oreilles, vertiges, face pâle et traits tirés
— augmente la sécrétion lactée des nourrices
— gastro-entérite des enfants
— urines peu abondantes, avec albumine

* **REMARQUE :** Troubles de la sécrétion lactée, se méfier de la hauteur des dilutions et respecter la règle suivante :
— insuffisance de sécrétion : basse dilutions, de 3 X à 3 CH
— excès de sécrétion : plus hautes dilutions : 5 CH (Dr ZISSU).

137. **ROBINIA** Robinier - Légumineuses

— diminue la sécrétion de suc gastrique
— calme les effets irritants de l'hyperchlorydrie
— céphalée frontale accompagnée de troubles gastriques, aggravée par le mouvement
— vomissements acides et abondants
— selles acides
— distension abdominale avec flatulence et borborygmes

138. **RUMEX CRISPUS** Patience sauvage - Polygonacées

— action sur tout l'appareil respiratoire, mais principalement sur la trachée et le larynx
— extrême sensibilité à l'air froid
— toux incessante, aggravée par la moindre inspiration d'air froid
— toux provoquée par la pression au creux sus-sternal
— toux pendant la selle et diarrhée le matin de bonne heure
— démangeaison en se déshabillant et par exposition à l'air froid

139. **RUTA GRAVEOLENS** Rue odorante - Rutacées

— fatigue extrême avec sensation généralisée de meurtrissure
— ne peut rester couché tranquille : continuellement à la recherche d'une bonne position dans le lit
— fatigue oculaire après avoir lu
— yeux rouges, douloureux, brûlants, après tout travail minutieux
— sensation de brisure dans la colonne vertébrale et les membres
— lumbago amélioré couché sur le dos
— selles difficiles, demandant beaucoup d'efforts
— douleur au coccyx
— verrues sur la paume des mains
— douleur dans les cuisses en étendant les jambes
— aggravation le matin et par temps humide

140. **SABAL SERRULATA** Palmier d'Amérique - Palmacées

— remède décongestionnant
— hypertrophie de la prostate
— mictions fréquentes la nuit
— douleurs dans les seins chez les nourrices, après chaque tétée
— insuffisance sexuelle des deux sexes
— lumbago après le coït

141. **SABADILLA** Cedaville - Colchicacées

— interprète mal ses sensations, les exagère; hypocondrie
— action sur les muqueuses du nez et de la gorge
— coryza spasmodique et rhume des foins
— inflammations lacrymo-nasales
— céphalée par application soutenue
— brusque vertige la nuit
— fièvre avec frissons constants et absence de soif
— démangeaison à la voûte du palais
— éternuements paroxystiques, "en salves"

— le malade ne supporte pas l'odeur des fleurs ou des fruits
— angine évoluant de gauche à droite
— sensation de corps étranger dans la gorge, avec déglution à vide très douloureuse mais amélioration par les boissons chaudes

142. **SABINA** Genévrier - Cupressinées

— remède féminin très indiqué dans les métrorragies
— irritabilité avec mauvaise humeur et hypocondrie
— ne peut supporter la musique qui la rend nerveuse
— bouffées de chaleur, désire avoir la fenêtre ouverte
— douleurs sacro-lombaires s'étendant du sacrum au pubis, avec irradiation à la face antérieure des cuisses
— douleurs des poignets s'étendant aux coudes - douleur des talons

143. **SAMBUCUS NIGRA** Sureau noir - Caprifoliacées

— en pleine nuit, l'enfant s'éveille brusquement en proie à une suffocation intense
— spasme de la glotte
— sueurs abondantes de la face au réveil
— chez le bébé : rhume de cerveau empêchant de prendre le sein
— asthme des enfants
— asthme des adultes (associé avec IPECA et MOSCHUS)
— laryngite striduleuse
— toux brusque, croupale, vers minuit

144. **SANGUINARIA** Sanguinaire - Papavéracées

— oppression considérable avec anxiété
— faiblesse générale
— troubles vaso-moteurs : le sujet a toujours trop chaud aux mains et aux pieds ; il recherche une place fraîche dans le lit
— variabilité des symptômes : tantôt une céphalée, tantôt une poussée d'eczéma, tantôt une diarrhée... etc...
— congestions locales et douleurs brûlantes
— aggravation la nuit et par temps humide
— extrême sensibilité au froid : grande tendance à prendre froid
— tous les maux arrivent souvent sur le côté droit du corps (latéralité droite très accusée)
— bouffées de chaleur avec rougeur circonscrite des joues
— migraine périodique : œil droit, tempe droite
— battements violents dans la tête : veines temporales distendues
— douleur dans l'épaule droite
— chatouillement incessant de la gorge
— douleur brûlante des mains et des pieds
— nausées non soulagées par les vomissements
— troubles vaso-moteurs de la ménopause
— rhumatisme de l'épaule droite

145. **SAPONARIA OFFICINALIS** Saponaire - Caryophyllées

— excellent remède de drainage de toutes les affections de la peau
— draineur de l'état général
— calme les douleurs du trijumeau gauche
— peut stopper une grippe prise à ses débuts

146. **SECALE CORNUTUM** Ergot de seigle - Graminées

— humeur triste, angoisses constantes et peur de la mort
— froideur anormale de toute la surface du corps
— le malade refuse de se couvrir, car il ressent des douleurs brûlantes que calment des applications froides
— refroidissement et pâleur des extrémités
— hémorragies et troubles circulatoires

— hémorragies de sang noir
— diarrhée expulsée en jet
— crampes violentes des membres inférieurs
— rétention d'urine avec besoins inefficaces

147. **SARCOLACTICUM ACIDUM** Acide sarcolactique

— indiqué dans le surmenage musculaire
— fatigue musculaire après surmenage physique
— fatigue physique et cérébrale avec irritabilité
— maladie infectieuse avec sensation générale de courbature aggravée par le mouvement

148. **SELENIUM RUBRUM** Sélénium rouge

— épuisement physique et mental après excès sexuels, travail intellectuel intense ou maladie grave
— grande tristesse
— fatigue importante de l'organisme
— le malade ne peut se livrer à aucun travail, même léger
— a toujours envie de dormir et est moins bien au réveil
— fatigue des cordes vocales
— enrouement des chanteurs et des orateurs
— névralgie sus-orbitaire gauche chez les buveurs de thé
— impuissance avec pensées lascives et désirs qu'il ne peut réaliser
— sueurs abondantes et jaunâtres
— chute abondante des poils (cheveux - sourcils - pilosité pubienne)

149. **SEPIA** Produit de la sécrétion de la seiche

— remède constitutionnel plutôt féminin
— tristesse et abattement
— indifférence et apathie
— très pessimiste : voit tout en noir
— troubles hépatiques et pesanteur pelvienne
— désir d'être seul ; irrité contre les autres et contre lui-même
— taches jaunâtres à cheval sur le nez
— sensation de vide à l'estomac
— tendance syncopale
— troubles hépatiques améliorés couché sur le côté droit
— sensation pénible de pesanteur dans le bas-ventre
— douleurs aiguës dans l'anus
— douleurs dans la région lombo-sacrée
— pieds froids dans le lit
— constipation et hémorroïdes
— remède de la ménopause

150. **SILICEA** Silice

— médicament constitutionnel
— maigreur due à un défaut d'assimilation et non à une insuffisance alimentaire
— perte de toute énergie morale
— amaigrissement progressif
— manque de chaleur vitale
— le sujet souffre constamment du froid
— déminéralisation des enfants faibles et chétifs
— enfants maigres, rachitiques
— pleure facilement
— ne veut pas qu'on l'approche ou qu'on lui parle
— irritable et de mauvaise humeur ; facilement découragé
— sueurs abondantes
— surmenage par travail intellectuel intensif
— céphalées venant de la nuque et de l'occiput pour se fixer sur l'œil droit
— hypersensibilité au froid ; le sujet s'enveloppe la tête et se trouve mieux
— a une idée fixe : pense sans cesse à des épingles

— selles difficiles à évacuer : selles "à ressort" (sortent et rentrent dans le rectum)
— incontinence nocturne d'urine
— fistule anale
— plante des pieds douloureuse
— sueurs importantes des pieds
— toute petite plaie suppure
— ongles déformés

* **PRÉCAUTIONS D'EMPLOI :** Attention dans les cas de tuberculose (Dr BINET); employé en basses dilutions, pourrait faire "voyager" les petits corps étrangers enkystés dans l'organisme (éclats métalliques, échardes, épines, d'où le danger lorsqu'ils sont situés près des centres vitaux).

En résumé, remède de maniement délicat qu'il est préférable d'utiliser sur prescription médicale.

151. **SOL** Lactose irradiée aux rayons solaires

— intolérance au soleil
— allergies
— s'emploie préventivement et curativement

152. **SOLIDAGO** Verge d'Or - Composées

— excellent draineur universel
— indiqué dans les insuffisances hépatiques et rénales
— dans la bouche, continuel goût amer
— sensibilité douloureuse à la pression au niveau des deux angles costo-lombaires
— asthme périodique avec troubles urinaires

153. **SPIGELIA ANTHELMIA** Spigélie - Loganiacées

— crainte maladive des objets pointus
— médicament toni-cardiaque
— violentes palpitations
— le malade est amélioré couché sur le côté droit, la tête haute
— névralgie du trijumeau : névralgie sus-orbitaire gauche
— médicament du système nerveux et de l'innervation du cœur
— hypertension artérielle

154. **SPONGIA TOSTA** Eponge calcinée

— anxiété la nuit avec sensation de suffocation, avec agitation et peur de la mort
— enrouement avec voix rauque
— toux croupale avec bruit de scie
— sécheresse des muqueuses de l'arbre respiratoire
— hyperthyroïdisme
— cordons spermatiques enflés et douloureux
— testicules augmentés de volume, meurtris, très sensibles au toucher
— palpitations violentes avec afflux de sang à la tête et à la poitrine
— règles en avance et abondantes

155. **STANNUM METALLICUM** Etain

— épuisement avec grande faiblesse dans la poitrine
— manifestations augmentant et diminuant graduellement
— enrouement avec faiblesse dans la poitrine
— aphonie doublée d'une violente irritation de la muqueuse des cordes vocales
— se sent faible et peut à peine parler
— toux caverneuse par accès
— les jambes se dérobent sous le sujet
— règles très abondantes avec sensation de pesanteur pelvienne

156. **STAPHYSAGRIA** Dauphinelle staphysaigre - Renonculacées

— bourru et maussade au réveil
— l'enfant crie pour avoir un objet qu'il rejette aussitôt

— sujet très susceptible, très irritable, faisant des colères "rentrées"
— fatigue procurée par des excès sexuels, de l'onanisme
— idées sexuelles obsédantes
— irritation des organes génito-urinaires
— grande sensibilité des parties génitales
— démangeaisons violentes
— coliques après une colère ou après avoir bu froid
— dents cariées, noirâtres, tombant en morceaux
— eczéma suintant
— verrues pédonculées

157. **STICTA PULMONARIA** Pulmonaire du Chêne - Polygalées

— nervosité avec insomnie
— confusion mentale : il lui semble que ses jambes flottent en l'air
— sensation de plénitude à la racine du nez
— coryzas chroniques
— inflammation de la muqueuse nasale
— toux sèche, incessante et irritante, aggravée la nuit en étant couché

158. **STRAMONIUM** Pomme épineuse - Solanées

— médicament du système nerveux
— agitation extrême et violente, mais absence de douleurs
— terreurs nocturnes
— convulsions provoquées par la vue de la lumière brillante ou de l'eau
— manie aiguë et cauchemars des enfants
— fièvre avec absence de douleurs, malgré la violence des symptômes
— mouvements désordonnés et constants des muscles de la face et des membres
— délire furieux

159. **SULFUR** Soufre

— remède constitutionnel d'une importance capitale
— remède de la diathèse herpétique
— indiqué dans de nombreux cas : hâte la guérison dans les formes aiguës ou "éclaircit le cas" dans les formes chroniques
— remède de l'auto-intoxiqué dont l'organisme essaye de se débarrasser de ses toxines par des "portes de sortie" typiques : eczéma, herpès, asthme, diarrhée, céphalées, etc...
— remède "qui ramène tout à la peau" par son action centrifuge puissante ; cette faculté d'élimination est utilisée pour éviter les risques de complications dans beaucoup d'affections et pour remédier au danger du passage à la chronicité : dans ce dernier cas, il est alors prescrit en période terminale de la maladie
— indiqué également dans les problèmes de circulation artérielle (intoxiqués congestifs)
— souffrances qui reparaissent continuellement
— le malade a constamment chaud : recherche l'air frais ou une place fraîche dans le lit (image devenue classique du sujet SULFUR qui sort ses pieds brûlants des draps)
— douleurs brûlantes
— besoin d'air frais, mais horreur de l'eau
— bouffées de chaleur
— tous les orifices sont rouges
— ne peut supporter la station debout
— diarrhée impérieuse vers 5 h du matin
— langue sèche avec bords et pointe très rouges
— brusque sentiment de faiblesse vers 11 h du matin et besoin de manger
— oppression fréquente ; recherche le grand air
— palpitations fréquentes
— douleur lombo-sacrée accompagnée de courbatures
— peau sèche, squameuse, prurigineuse
— alternance d'éruptions avec d'autres symptômes d'élimination
— démangeaisons vulvaires
— crampes dans les mollets

— hémorroïdes à forme brûlante, piquante, avec démangeaisons
— secousses brusques dans les muscles en s'endormant

* **PRÉCAUTIONS D'EMPLOI :** Attention dans les cas d'otite et de tuberculose. Remède de maniement délicat. Mal employé, peut provoquer de violentes crises d'élimination. (Drs BINET - CHAVANON - TETAU - THIBAULT).

En auto-médication, remplacer par SULFUR IODATUM qui est un SULFUR adouci par l'iode.

160. **SULFURICUM ACIDUM** Acide sulfurique

— sujet pressé, précipité, que tout agace
— sujets nerveux, inquiets, impatients et tristes
— indiqué chez des personnes affaiblies, lymphathiques
— faiblesse avec tremblement intérieur
— les douleurs progressent lentement et disparaissent brusquement
— diarrhées à répétition
— désir de boissons alcooliques
— aversion pour l'odeur du café
— odeur sure de tout le corps malgré des lavages fréquents
— aphtes
— hémorragies de sang noir
— hyperchlorydrie
— ulcères d'estomac
— vomissements de la grossesse

161. **SULFUR IODATUM** Iodure de soufre

— remède constitutionnel de grande valeur
— ce remède est à employer à la place de SULFUR dans tous les cas où une réaction brutale de l'organisme est à craindre, l'IODE atténuant les remèdes, surtout chez des individus suspects de tuberculose ou disposés aux éruptions cutanées
— inflammation de la plèvre
— crise de rhumatisme
— amaigrissement et adénopathie
— hypertrophie chronique des amygdales
— toux violente

* **PRÉCAUTIONS D'EMPLOI :** Attention néanmoins dans les cas d'otite ou de mastoïdite (Dr THIBAULT).

162. **SYPHILINUM** (synonyme : LUESINUM) Nosode

— humeur alternante : exaspéré et nerveux ou indifférent et apathique
— impossibilité de concentrer ses pensées ; perte de mémoire : oublie le nom des gens ou des rues
— crainte la nuit avec épuisement physique et mental au réveil
— éprouve le besoin de se laver constamment les mains
— toujours amélioré à la montagne et aggravé à la mer
— salivation excessive
— les douleurs sont essentiellement nocturnes
— douleurs profondes osseuses ou nerveuses, apparaissant et disparaissant graduellement
— déformations osseuses

163. **TABACUM** Tabac - Solanées

— désespéré, mécontent de lui, irritable
— ne peut concentrer ses pensées
— faiblesse excessive
— besoin de changer constamment de place
— prostration avec nausées, vomissements et sueurs froides
— amélioration au grand air
— extrémités glacées avec sueurs froides
— palpitations violentes
— sensation de froid dans l'abdomen, mais besoin paradoxal de se découvrir
— nausées, mal de mer

— vomissements pendant la grossesse

* **PRÉCAUTIONS D'EMPLOI :** Etre prudent dans sa prescription chez les angoreux, anciens fumeurs (Dr JOUANNY).

164. **TARENTULA HISPANICA** Tarentule

— sujet violent, se met en colère pour la moindre contradiction
— faiblesse généralisée et hyperexcitabilité génitale
— troubles nerveux avec extrême agitation et anxiété
— ne peut rester tranquille : désir de courir, de sauter, de danser
— aggravation par le bruit et la lumière vive
— amélioration par la musique et le grand air
— vertiges la nuit ou en fixant un objet
— vertiges en descendant un escalier
— palpitations violentes avec angoisse
— suffocation : le cœur semble comprimé
— hallucinations : voit des monstres, des animaux dans sa chambre
— céphalée intense : sensation de milliers d'aiguilles piquées dans le cerveau
— excitation sexuelle ; tendance à l'onanisme

165. **TARENTULA CUBENSIS** Mygale

— inflammations graves, septiques avec prostration intense et rapide
— suppurations malignes
— douleurs atroces, piquantes, brûlantes
— amélioration en fumant
— aggravation la nuit et par des boissons froides
— douleurs forçant le malade à marcher
— froid glacial au bout des doigts
— diarrhée
— douleur et agitation dans les jambes
— induration des régions affectées
— coloration bleuâtre de la peau

166. **THUYA** Thuya - Conifères

— médicament constitutionnel de la "SYCOSE" un des trois "miasmes" d'HAHNEMANN
— troubles nerveux, obsessionnels
— tendance aux formations tumorales
— idées fixes
— sensation étrange d'avoir "quelque chose de vivant dans le ventre"
— varicosités sur les ailes du nez, face luisante et graisseuse
— lèvre inférieure pâle avec ligne transversale blanche
— couperose, séborrhée, cheveux gras avec pellicules
— artères temporales visibles, varices, ongles mous et cassants
— verrues, papillomes, condylomes, excroissances diverses
— pointe de la langue très douloureuse
— coryza chronique
— habituellement prescrit comme remède de fond dans toutes les douleurs
— remède classique des verrues
— selles qui remontent partiellement dans le rectum
— diarrhée avec beaucoup de flatulence
— remède des douleurs de l'ovaire gauche et de la région inguinale gauche
— cystite chronique : douleur vive à la fin de la miction
— remède des insuffisances urinaires
— apparition dans le sein gauche d'un noyau induré au cours des règles et qui disparaît à la fin de celle-ci
— leucorrhée épaisse, verdâtre, irritante
— sueurs d'odeur forte
— végétations

* **PRÉCAUTIONS D'EMPLOI :** Ne pas utiliser dans les cas de cancer et de leucémie (Dr BERGERET).

167. **TUBERCULINUM** Tuberculine de Koch

— états tuberculiniques ou tuberculose
— diminution rapide des forces avec amaigrissement
— le sujet se plaint et gémit pour la moindre cause
— extrême faiblesse et désir constant de changer de place
— irritable surtout au réveil, anxieux, mélancolique
— frissons en commençant à s'endormir
— sueurs nocturnes abondantes
— somnolence après les repas
— insomnie de 1 h à 3 h du matin
— douleurs essentiellement variables, changeantes et erratiques
— céphalée des étudiants
— grand désir de respirer de l'air frais
— extrême sensibilité au froid
— hypertrophie chronique des amygdales
— diarrhées vers 5 h du matin
— orgelets à répétition
— règles en avance, tous les 20 jours, très abondantes et durant très longtemps
— difficulté pour uriner, urines troubles

* **PRÉCAUTIONS D'EMPLOI :** Remède de maniement délicat. Eviter en auto-médication. "Contre-indiqué dans les tuberculoses évolutives ; dangereux chez le nourrisson, le vieillard et le lésionnel" (Dr ZISSU).

168. **URANIUM NITRICUM** Nitrate d'urane

— médicament de la glycosurie alimentaire et du diabète
— en basses dilutions (triturations) agit aussi dans l'albuminurie
— œdèmes des paupières inférieures
— orgelet sur la paupière supérieure gauche
— sensation comme s'il avait pris froid
— soif excessive avec grand appétit, et cependant maigrit
— polyurie abondante
— urine fortement colorée, avec sucre et excès d'acide urique

169. **URTICA URENS** Ortie brûlante - Orticacées

— urticaire avec douleurs brûlantes
— prurit intense
— urticaire généralisé
— prurit vulvaire avec démangeaisons
— céphalée congestive aggravée du côté droit
— douleur vive dans les yeux
— douleur dans l'hypocondre gauche (rate) avec fièvre
— douleurs rhumatismales dans les articulations
— goutte

170. **VERATRUM ALBUM** Ellébore blanc - Liliacées

— remède de dépression physique, des états cholériformes
— défaillance cardiaque et état de collapsus grave
— extrême faiblesse, perte de chaleur vitale, sueurs froides au front
— diarrhée, vomissements, coliques violentes, douleurs crampoïdes
— tous les symptômes sont aggravés par l'humidité et le froid
— face très pâle, bleuâtre, froide
— prostration intense avec sensation de froid glacé par tout le corps
— besoin de se plaindre et de se tourmenter sans raison

171. **VERATRUM VIRIDE** Ellébore vert - Liliacées

— ce remède est indiqué dans tous les états de congestion
— congestion cérébrale violente et brusque
— céphalée congestive intense avec face rouge ou livide

— yeux injectés, tête chaude et pesante, battements des artères
— bourdonnements d'oreilles et défaillance dès qu'il se met debout
— langue jaunâtre avec raie rouge en son milieu

* **PRÉCAUTIONS D'EMPLOI :** Ne pas utiliser sans prescription médicale chez les cardiaques (Dr BINET).

172. **VISCUM ALBUM** Gui - Loranthacées

— perte de connaissance
— suffocation en étant couché sur le côté gauche
— impression de pesanteur et de constriction du cœur
— douleurs déchirantes dans les cuisses et les bras
— céphalée pesante avec bourdonnements d'oreilles après avoir pris froid
— vertiges avec sensation de chaleur comme par du feu, des pieds à la tête

* **PRÉCAUTIONS D'EMPLOI :** Réserver à la prescription médicale, car a une action différente suivant sa hauteur de dilution :
  — en basses dilutions (4 CH) : hypertension
  — en moyennes et hautes dilutions (5 CH à 9 CH) : hypotension

173. **ZINCUM** zinc

— remède de l'épuisement nerveux, de la dépression nerveuse
— hyperexcitabilité du système nerveux
— cas chroniques à base nerveuse
— épuisement dû à des études prolongées, des veillées nocturnes ou à des intoxications
— agitation constante des pieds
— grande sensibilité au moindre bruit qui fait sursauter le sujet
— ne peut supporter la moindre quantité de vin
— céphalées produites par l'absorption de vin
— toux spasmodique avant et surtout pendant les règles
— amélioration temporaire par des écoulements (par exemple une femme n'a plus de troubles nerveux durant ses règles) mais une toux peut réapparaître alors "en remplacement"
— douleurs dans l'ovaire gauche
— douleurs profondes et brûlantes dans le dos
— douleur brûlante le long du tibia
— douleur perçante dans le talon, après avoir bu du vin
— démangeaison au niveau du creux poplité (creux situé derrière le genou)

Table des matières

Imprimé en Italie